# Concours d'entrée AS/AP

## Épreuve orale

## *Chez le même éditeur*

**• *Dans la collection « Guides »***

Concours d'entrée AS/AP. Épreuves écrites, par J. Gassier. 2008, 400 pages.

**• *Dans la collection « Prépa Santé »***

Annales corrigées Concours d'entrée Aides-soignants, par J. Gassier. 2006, 128 pages.
Annales corrigées Concours d'entrée Auxiliaires de puériculture, par le CEEPAME. 2008, 192 pages.
Entraînement Concours AS/AP Épreuve écrite. Culture générale, par J. Gassier et M.-H. Bru. 2007, 144 pages.
Entraînement Concours AS/AP Épreuves écrites. Biologie, mathématiques, tests d'aptitude, par J. Gassier. 2007, 288 pages.
Entraînement Concours AS/AP Épreuve orale. Thèmes sanitaires et sociaux, par J. Gassier. 2007, 224 pages.
Entraînement Flash Épreuve orale Concours AS/AP, par G. Benoist. 2006, 96 pages.
Entraînement Flash Mathématiques, par P. Labis. 2007, 96 pages.
Entraînement Flash Tests d'aptitude concours d'entrée auxiliaire de puériculture, par G. Benoist. 2007, 96 pages.

**• *Dans la collection « Mémo-fiches »***

Mémo-fiches Concours AS/AP Épreuves écrites, par J. Gassier. 2008, 320 pages.
Mémo-fiches Concours AS/AP Thèmes sanitaires et sociaux, par J. Gassier. 2008, 256 pages.

GUIDE PRÉPA SANTÉ

# Concours d'entrée AS/AP

## Épreuve orale

*6e édition*

Jacqueline GASSIER

Professeur de sciences et techniques médico-sociales

*Avec la collaboration de*

Tiffany Bert

Psychologue clinicienne
Enseignante à l'Institut Régional
Sport et Santé, Rennes

Martine Vasseur

Enseignante dans un centre
de préparation
aux concours paramédicaux

ELSEVIER
MASSON

**Avec la collaboration de :**

- *Christine Benitah*, directrice du GIHP de l'Île de France.
- *Annick-France Blanchouin*, professeur BSE au LEP de Trappes.
- *Martine Botin-Daneluzzi*, responsable de l'antenne « handicap petite enfance du 92 ».
- *Michel Cadet*, responsable de formation à la CRAMIF de Paris-Île de France.
- *Nathalie Charles*, professeur de STMS au lycée de Rueil.
- *Joëlle Clermont*, puéricultrice du CAMPS de l'hôpital de Neuilly.
- *Christian Collin*, responsable de ALMA-France (Allô maltraitance personnes âgées).
- *Nicole Cuénot*, cadre infirmier, directrice de l'école d'AS de l'hôpital San Salvador d'Hyères.
- *Maryse Fouquereau*, conseillère au planning familial d'Asnières.
- *Evelyne Giroulle*, directrice de l'école maternelle de l'Île de la Jatte à Neuilly.
- *Françoise Glorion*, pédopsychiatre, présidente de JALMALV, association de soins palliatifs.
- *Nicole Kluth*, puéricultrice, surveillante du service maternité de l'hôpital de Colombes.
- *Annie Laffont*, puéricultrice, surveillante du Centre maternel national Paris 14$^{e}$.
- *Nathalie Lauby*, chef de service à la DATIS (Drogue, alcool, tabac, infos-service) de Marseille.
- *Mireille Lecor*, directrice des relations du Travail au Ministère de l'Emploi et de la Solidarité.
- *Florence Leray*, directeur des Ressources humaines de l'hôpital d'Argenteuil.
- *Sylvine Machinot*, diététicienne-chef à l'hôpital Robert Debré à Paris.
- *René Montier*, chef de service à la CNAF d'Île de France.
- *Annie Pinque*, professeur de biotechnologie, santé et environnement au LEP de Neuilly.
- *Philippe Rays*, directeur de l'ASSEHA du 95.
- *Martine Soudani*, gérontologue, responsable du bureau d'aide sociale de la ville de Paris.
- *Valérie de Villers*, directrice de la crèche Bergerat à Neuilly-sur-Seine.
- *Marie Larger*, diététicienne, formatrice dans les écoles d'AS/AP des Hauts de Seine.
- *Jean Larrouy*, pédiatre.

**Remerciements**

Les auteurs remercient très chaleureusement les directeurs d'écoles d'AS et d'AP qui ont envoyé *les sujets de l'épreuve orale* et ont permis l'élaboration de cet ouvrage.

**Illustrations :** Colette Delfau, Vadim Rolland, Guillaume Blanchet
**Maquette :** Vanessa Martineau


ISBN : 978-2-294-70235-8

Elsevier Masson S.A.S. – 62, rue Camille-Desmoulins, 92442 Issy-les-Moulineaux Cedex

# sommaire

## 11. La femme



## 12. La famille



## 13. L'enfant



## 14. Les jeunes



## 15. La personne âgée, handicapée, malade

# Présentation de l'ouvrage

Cet ouvrage a pour objectif d'aider le candidat à réussir l'**épreuve orale d'admission** des concours d'entrée en écoles d'aides-soignants et d'auxiliaires de puériculture.

## 1 Conditions d'admission en écoles d'AS/AP

Les conditions d'accès à la formation conduisant au diplôme professionnel d'aide-soignant ou d'auxiliaire de puériculture sont fixées par les arrêtés du **22 octobre 2005** pour le concours d'aide-soignant et du **16 janvier 2006** pour le concours d'auxiliaire de puériculture.

### 1 *L'organisation du concours (art. 2)*

Les épreuves de sélection sont organisées par les écoles, qui peuvent se regrouper au niveau départemental ou régional pour organiser le concours.

### 2 *Les conditions d'âge (art. 4)*

Pour être admis à suivre la formation, les candidats doivent être âgés de 17 ans au moins.

### 3 *Les conditions de diplôme et les dispenses (art. 6 et 7)*

*Aucune condition de diplôme n'est requise* pour se présenter à la (aux) épreuve(s) écrite(s) d'admissibilité.
Sont *dispensés de l'épreuve écrite d'admissibilité de culture générale* :
- les candidats titulaires d'un titre ou diplôme homologué au minimum au niveau IV ;
- les candidats titulaires d'un titre ou diplôme du secteur sanitaire ou social homologué au minimum au niveau V ;
- les candidats titulaires d'un titre ou diplôme étranger leur permettant d'accéder directement à des études universitaires dans le pays où il a été obtenu ;
- les étudiants ayant suivi une première année d'étude conduisant au diplôme d'État d'infirmier et n'ayant pas été admis en deuxième année.

### 4 *L'épreuve écrite d'admissibilité (art. 6 et 7)*

Les concours aide-soignant et auxiliaire de puériculture ont **une épreuve écrite d'admissibilité de culture générale** d'une durée de *deux heures*, notée sur *20 points*. Cette épreuve se décompose en deux parties :

**a.** À partir d'un **texte de culture générale**, en lien avec le domaine sanitaire et social, le candidat doit :
- dégager les idées principales du texte ;
- commenter les aspects essentiels du sujet sur la base de 2 questions au maximum.

Cette partie est notée sur *12 points* et a pour objet d'évaluer les capacités de compréhension et d'expression écrite du candidat.

**b.** Une série de **dix questions à réponse courte**, qui comprend :
- 5 questions portant sur des notions élémentaires de biologie humaine ;
- 3 questions portant sur les 4 opérations numériques de base ;
- 2 questions d'exercices mathématiques de conversion.

Cette partie a pour objet de tester les connaissances du candidat dans le domaine de la biologie humaine ainsi que ses aptitudes numériques. Elle est notée sur *8 points*.

• Pour le **concours d'auxiliaire de puériculture il y a une épreuve supplémentaire obligatoire pour tous** : un test ayant pour objet d'évaluer les aptitudes suivantes :
- l'attention ;
- le raisonnement logique ;
- l'organisation.

Cette épreuve, d'une durée d'*une heure trente*, est notée sur *20 points*.

### 5 *L'épreuve orale d'admission (art. 8 et 9)*

Peuvent se présenter à l'épreuve orale d'admission les candidats ayant obtenu une note égale ou supérieure à 10/20 à l'épreuve écrite (aux deux épreuves écrites pour le concours d'auxiliaire de puériculture).

• Elle consiste en un entretien avec le jury de *20 minutes*, précédé de *10 minutes* de préparation.

• Elle est notée sur *20 points* et se divise en *deux parties* :
- présentation d'un exposé à partir d'un thème relevant du domaine sanitaire et social et réponse à des questions (notée sur *15 points*) ;
- discussion avec le jury sur la connaissance et l'intérêt du candidat pour le métier (notée sur *5 points*).

## 2 Contenu de l'ouvrage

L'ouvrage est axé sur l'épreuve orale d'admission [1] et traite les deux parties de l'épreuve.

• La **partie 1** porte sur **l'exposé à partir d'un thème relevant du domaine sanitaire et social ;** elle comprend :
- une **méthodologie détaillée** pour apprendre à traiter le sujet, à présenter son exposé et à construire ses réponses en fonction des questions posées ;
- du **cours illustré** sur 15 thèmes sanitaires et sociaux afin de pouvoir répondre aux sujets proposés,
- de l'**entraînement à partir d'annales de concours.**

• La **partie 2** est axée sur la discussion du candidat avec le jury ; elle comprend :
- un chapitre présentant les **professions** et les **formations** d'aide-soignant et d'auxiliaire de puériculture afin d'aider le candidat à discuter avec le jury ;
- un chapitre consacré à la construction de son **projet professionnel** avec des conseils pour connaître le terrain et analyser son parcours ;
- un chapitre avec de nombreux conseils pour apprendre à **se présenter** le jour du concours et à bien **communiquer** avec le jury.

**Grâce à sa méthodologie et à ses chapitres de cours pédagogiques et bien structurés, suivis d'annales, ce guide propose aux candidats tous les outils pour réussir le concours d'entrée.**

---

1. L'épreuve écrite d'admissibilité est traitée dans l'ouvrage *Concours d'entrée AS/AP Épreuves écrites* de J. Gassier, Masson.

# 1. *Exposé : domaine sanitaire et social*

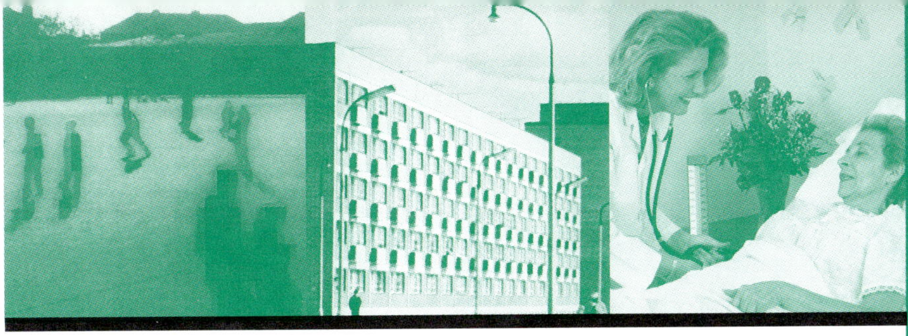

# 1 Méthodologie pour l'exposé de culture générale



Le jour de l'épreuve, un examinateur vous remettra une feuille sur laquelle figurera le sujet, vous disposerez alors de 10 minutes pour préparer votre exposé. Le sujet donné sera relatif au *domaine sanitaire et social*, et le jury attendra de vous que vous puissiez en parler de manière cohérente et réfléchie. Cela sous-entend que vous devrez être capable de mobiliser des connaissances, et par là de prouver votre intérêt pour les questions d'ordre sanitaire et social, et d'apporter une réflexion au sujet. En effet, il ne s'agit pas d'une simple interrogation pour vérifier vos notions, votre présentation orale du sujet laissera transparaître un raisonnement de « futur professionnel » de la santé. Cette partie est notée sur *15 points.*

## 1 Comment se présente le sujet

Les sujets peuvent revêtir différentes formes. Vous pourrez être amené à traiter :

- des *« énoncés-phrases »*, sous forme d'une question, d'une affirmation ; par exemple : « Que signifie pour vous « bien vieillir » ? », « Lire des histoires à un très jeune enfant, c'est le guider vers le monde des livres. Commentez. »
- des *articles de presse* (ou extraits), des petits textes, suivis généralement de questions ; ils illustrent un thème concret et les questions posées vous invitent à faire une petite étude de texte puis à développer vos idées.
- des *études de cas ou de situation*, suivies ou non de questions ;
- des *visuels* (symboles, images, affiches, dessins, etc.) suivis ou non de questions ou à compléter. On peut également vous demander d'imaginer une histoire à partir du visuel, ou encore, s'il y a des personnages, d'inventer des dialogues ; il faut bien entendu rester cohérent et en rapport avec les thèmes sanitaires et sociaux.

Les sujets sont ainsi faits pour que vous puissiez adopter une attitude critique et argumentée, et aboutir à une discussion avec le jury.

### 1 *Le sujet peut être un fait objectif*

Selon la consigne vous devrez :

- soit faire part d'une *prise de position* nuancée et argumentée ; n'exposez jamais des opinions tranchées, votre avis ne doit pas répondre à une logique manichéenne : (bon/mal, noir/blanc) ; un professionnel ne se laisse pas guider par l'affectif ou ses premières impressions, il prend de la distance, se pose des questions, analyse l'ensemble des dimensions d'un problème et les confronte à ses connaissances ;

- soit *commenter* le sujet et l'*expliquer* tout en n'oubliant pas de développer l'idée abordée.

### 2 Le sujet peut être une opinion

Une opinion donnée sur un thème, par exemple un témoignage subjectif, une expérience singulière. Vous vous engagerez alors dans un *débat* en reprenant les arguments émis, en les développant et en les illustrant d'exemples. Vous prendrez enfin position et expliquerez votre choix.

## 2 Comment se forger une culture sanitaire et sociale

Il est évident que pour cet exercice qu'est l'exposé, il va vous falloir faire un travail de fond tout au long de votre préparation. Ce travail, nécessaire et logique, témoigne de votre motivation à réussir et de votre intérêt pour les questions relatives à votre futur milieu professionnel. De plus, il permettra au jury de tester vos capacités à intégrer et à analyser des données et donc à être apte à suivre la formation.
Il n'est pas question de bachoter, mais plutôt d'enrichir vos connaissances. Cette démarche est avant tout pour vous car elle répond à votre premier engagement de futur aide-soignant ou auxiliaire de puériculture : être à l'écoute, attentif aux actualités, se renseigner, prendre des informations, se documenter. Tout bon professionnel qui veut être au courant de ce qui se fait adopte cette curiosité, c'est donc dès à présent, si ce n'est déjà commencé, le moment pour vous de prendre cette bonne habitude !

### 1 Se documenter

La diversité de vos sources sera une richesse, il ne faut donc négliger aucun support. Il existe de nombreux moyens de s'informer :

- **la presse écrite**. Vous avez à votre disposition la presse d'information générale (l'ensemble des quotidiens, certains magazines hebdomadaires) et la presse spécialisée (*La Revue de l'aide-soignante et* la revue *Soins, pédiatrie, puériculture*, entre autres), qui pourront vous être utiles dans vos recherches ; n'oubliez pas non plus de lire les magazines que vous recevez : de votre ville, de votre mutuelle, de la CAF, d'associations diverses... Pensez aussi à consulter les brochures que l'on trouve chez le médecin, le pharmacien, dans les centres de PMI. Enfin la presse de distraction et loisirs peut, si elle ne répond pas toujours aux exigences d'information, faire naître des interrogations et des réflexions actuelles ;
- **la presse radiophonique**. Il faut vous mettre dans de bonnes dispositions d'écoute, vous pourrez alors profiter des journaux d'information à tout moment de la journée, certaines stations proposent des émissions spécialisées, des débats très intéressants. Il existe, comme pour la télévision, des grilles de programmation, consultez-les et faites la sélection des émissions susceptibles de vous aider dans vos apprentissages ;

- **la télévision**. Là aussi l'écoute active sera nécessaire. Faites votre sélection, prenez des notes et du recul : êtes-vous d'accord avec ce qui est dit, quels sont les angles d'analyse, les points de vue sont-ils diversifiés ? Il existe des émissions instructives, des reportages illustrant des réalités, des débats à propos des thèmes de société, comme par exemple *Envoyé Spécial*, *Le journal de la santé*, *Les maternelles*...
- **Internet**. C'est un outil de documentation avantageux, mais il faut rester vigilant et vérifier la provenance des sources. Faites notamment attention sur les forums, car la crédibilité des informations n'est pas toujours assurée.

Quelques sites utiles :

- les sites des différents ministères : www.sante.gouv.fr, www.social.gouv.fr, www.education.gouv.fr, www.environnement.gouv.fr, www.jeunesse-sports.gouv, www.justice.gouv.fr, www.droitsdesjeunes.gouv.fr, www.legifrance.gouv.fr, etc.
- les sites pour les professionnels de santé : www.espaceinfirmier.com, www.aide-soignant.com, www.caducee.net ;
- les livres, le cinéma, les manifestations culturelles.

### 2 *Se créer des fiches de synthèse*

Les fiches, outil que vous avez déjà peut être utilisé, ont plusieurs avantages. Elles vous permettent de développer une rigueur, une méthode, un esprit de synthèse et des capacités de rédaction et restent un des meilleurs moyens pour mémoriser les informations. La mémorisation est facilitée puisque vous avez, après analyse, retranscrit les éléments pertinents d'une manière propre et adaptée pour vous. Veillez à :

- choisir le format et l'organisation des fiches qui vous conviennent ;
- mettre des titres ;
- relever les informations essentielles et les enrichir en cherchant et notant par exemple des définitions de termes ;
- indiquer la source (il est important de pouvoir citer ses références) ;
- dater vos fiches ;
- les consulter régulièrement et vérifier si elles sont à jour, l'actualité est riche et changeante !

## 3 Traiter le sujet et présenter son exposé

Vous disposez de 10 minutes de préparation une fois que le sujet vous est donné et vous disposez ensuite de 10 minutes pour le présenter oralement. Ces minutes sont courtes et nécessitent donc une organisation. Il n'est pas toujours facile de réaliser cet exercice en un temps aussi réduit. Nous vous conseillons de vous y entraîner régulièrement jusqu'à respecter ce temps imparti. Grâce à cet entraînement, vous allez acquérir des réflexes de mobilisation des connaissances et une méthode efficace qui vous donneront plus d'aisance le jour J. Le jury saura apprécier un exposé construit – il redoute les candidats où les propos vont dans tous les sens – et notera votre capacité à respecter les consignes.

## 1 Faire un plan

Après avoir lu le sujet, (n'hésitez pas à le relire plusieurs fois afin de vous assurer d'avoir bien compris ce que l'on vous demande), inscrivez les mots-clés, réécrivez la consigne, reformulez. Notez à chaud toutes les idées qui vous viennent, isolez les termes et faites des associations. Posez-vous des questions selon la méthode du QQQOCP[1] et répondez-y : de *quoi* parle-t-on ? De *qui* ? *Quand* ? *Où* se déroule l'action ? *Comment* ? Quels sont les moyens, les causes, les conséquences ? *Pourquoi* ? (quels sont les objectifs ?).

Listez les informations que vous avez rassemblées et organisez la présentation et les enchaînements ; vous allez construire le fil conducteur de votre exposé.

Prenez une nouvelle feuille et rédigez de manière organisée et lisible votre plan.

Selon le sujet et la consigne, vous choisirez le type de plan à adopter :

- le *plan thématique* : vous organisez les idées par domaine d'appartenance, celles relatives au domaine sanitaire, social, économique, environnemental, culturel, religieux, etc.
- le *plan analytique* : vous présentez les causes, les conséquences et les solutions proposées ou apportées à un problème ;
- le *plan linéaire* : vous abordez avec chronologie l'évolution d'une situation ;
- le *plan alternatif* : vous envisagez le sujet en termes d'avantages/inconvénients.

## 2 Réfléchir à l'introduction et à la conclusion

Prenez soin de réfléchir à votre introduction et à votre conclusion, il est très utile de les rédiger synthétiquement. Cela vous permet de faire preuve d'une bonne expression verbale, et vous serez plus à l'aise pour débuter votre exposé ! Proscrivez les banalités.

- Votre introduction définit le sujet, aborde clairement ce dont vous allez parler et délimite votre exposé. De plus, vous énoncez le plan.
- Votre conclusion doit reprendre les éléments essentiels développés et dégager une idée finale. Vous pouvez apporter une ouverture, l'originalité plaît, mais il faut préserver une certaine logique !

## 3 Exposer oralement

Entraînez-vous devant la glace, devant vos amis, votre famille, auprès de deux personnes pour vous habituer à déplacer votre regard. Une fois que vous avez fini, demandez-leur de réagir, discutez-en ensemble. Ce sera un bon exercice et vous affinerez ainsi votre prestance orale. Soyez attentif aux réactions du jury, ne vous enfermez pas dans votre exposé, vous devez être à l'écoute des éventuelles questions, demandes d'approfondissement, etc. Prêtez attention à leurs mimiques et attitudes, c'est un indicateur pour le déroulement de votre présentation. S'il fait mine de ne pas comprendre, vous pouvez interroger le jury, ou reformuler votre propos. Cette partie du concours doit représenter un échange, il est important de bien impliquer les professionnels qui vous évaluent. Répondez aux questions de manière claire, concise et pertinente.

1. La méthode du QQQOCP est une méthode « mnémotechnique » de raisonnement, qui signifie quoi, qui, quand, où, comment, pourquoi. Il faut toujours placer le pourquoi au début de l'analyse.

# 2 TEST Que savez-vous sur… les maladies d'incidence sociale ?

*Cochez la ou les bonnes réponses*

**1. Les MCV[1] sont des maladies touchant :**

*a) principalement les pays développés* ❐
*b) certains pays émergents* ❐
*c) marginalement les pays en voie de développement* ❐
*d) tous les pays développés ou non* ❐

**2. L'athérosclérose atteint :**

*a) le tube digestif* ❐
*b) les veines* ❐
*c) les capillaires* ❐
*d) les artères* ❐

**3. En France, le nombre de décès par infarctus est, par an, de l'ordre de :**

*a) 300 000* ❐
*b) 800 000* ❐
*c) 50 000* ❐
*d) 600* ❐

**4. L'athérome correspond à :**

*a) une tumeur maligne* ❐
*b) un dépôt de lipides dans l'artère* ❐
*c) une baisse de la pression artérielle* ❐

**5. Le sida est :**

*a) une endémie* ❐
*b) une épidémie* ❐
*c) une pandémie* ❐

**6. Pour prévenir le cancer, la méthode la plus adaptée est :**

*a) une surveillance médicale régulière* ❐
*b) la pratique d'un sport* ❐
*c) une bonne hygiène corporelle* ❐
*d) l'information (projection de films à l'école maternelle)* ❐

**7. En France, la syphilis :**

*a) a totalement disparu* ❐
*b) existe très marginalement* ❐
*c) est une maladie résurgente* ❐
*d) est en forte recrudescence* ❐

**8. L'alcoolisme est responsable :**

*a) d'accidents du travail* ❐
*b) de cancers du sein* ❐
*c) de maladies cardio-vasculaires* ❐
*d) du sida* ❐

**9. Les causes des infections sexuellement transmissibles sont :**

*a) une plus grande liberté sexuelle* ❐
*b) des voyages à l'étranger* ❐
*c) un excès d'hygiène* ❐
*d) la prise de médicaments* ❐

**10. Le sida est causé par :**

*a) une bactérie résistante* ❐
*b) le virus VIH* ❐
*c) une anomalie de l'immunité* ❐

**11. La tuberculose est une maladie qui :**

*a) n'est présente que dans très peu de pays* ❐
*b) est résurgente dans de nombreux pays* ❐
*c) a quasiment disparu en France (d'où la suppression du BCG en 2007)* ❐
*d) fait peu de victimes dans le pays où elle sévit* ❐

**12. Le cannabis est :**

*a) la drogue la plus répandue dans tous les pays européens* ❐
*b) parmi les moins chères des substances illicites* ❐
*c) en augmentation constante en termes de consommation* ❐

**13. Fumer un narguilé (chicha) :**

*a) est inoffensif* ❐
*b) s'avère toxique, mais moins que la cigarette* ❐
*c) est plus nocif que la cigarette* ❐
*d) revient à fumer deux paquets de cigarettes* ❐
*e) présente les mêmes dangers de dépendance que le tabac* ❐

## Corrigé du QCM

1) *d*
2) *d*
3) *c*
4) *b*
5) *c*
6) *a*
7) *c et d*
8) *a et c*
9) *a et b*
10) *b*
11) *a, b et c*
12) *a, b et c*
13) *c, d et e*

1. Maladies cardio-vasculaires.

2

# Les maladies d'incidence sociale

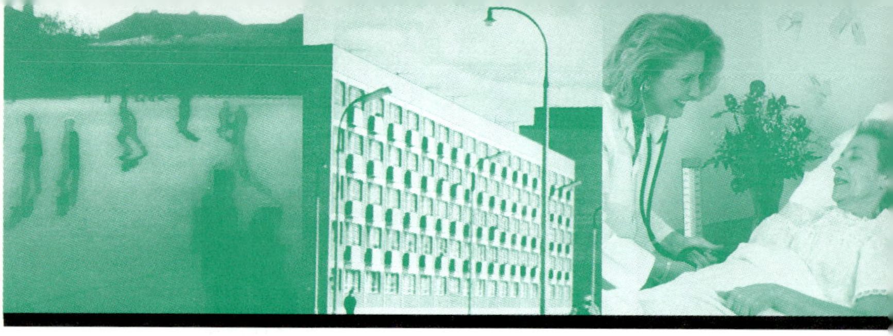

**Le saviez-vous ?**

➤ ***Le cancer*** *est responsable de 14 % des décès annuels dans le monde.*

➤ ***L'athérosclérose*** *est plus fréquente chez l'homme que chez la femme (8 pour 1). La femme est, en effet, protégée par les hormones qu'elle secrète jusqu'à la ménopause.*

➤ ***La syphilis*** *est connue en Occident depuis plus de 20 siècles.*

➤ ***La tuberculose*** *est responsable de la mort de 30 % des séropositifs (40 % en Afrique).*

➤ ***Les drogues*** *consommées illégalement sont à 95 % d'origine végétale.*

➤ ***L'alcoolisme*** *est responsable de 10 à 20 % des accidents du travail.*

➤ ***Le tabac*** *a été découvert en 1492 par Christophe Colomb à Cuba.*

➤ ***L'enseigne McDonald's*** *est présente dans 120 pays.*

➤ ***Nous mangeons chaque année*** *34 kg de sucre, 11 de plus qu'il y a cinq ans.*

➤ ***Il y a en France*** *deux fois plus d'enfants obèses qu'il y a dix ans.*

## 1 Les maladies cardio-vasculaires

Les maladies cardio-vasculaires (MCV) représentent la première cause de mortalité en France, alors que c'est dans ce secteur que la médecine a le plus progressé.

### 1 *Définition*

Les MCV sont les maladies atteignant le cœur et/ou les vaisseaux.

### 2 *Données statistiques*

- Depuis 1990, il y a eu plus de décès liés à une MCV qu'à toute autre cause. D'après l'OMS, ce genre de maladie augmente dans le monde et devient une véritable pandémie ne connaissant aucune frontière.
- Décès : 165 000 par an dont 50 000 par infarctus (soit la première cause de mortalité en France avec 32 % du total des décès ) ; 25 % de ces décès affectent des personnes de moins de 75 ans.
- Morbidité : prévalence de 150 000 infarctus par an, 130 000 accidents vasculaires cérébraux et 700 000 insuffisances cardiaques.
- 7 millions de personnes sont atteintes d'hypertension artérielle en France ; environ 3 millions sont diabétiques.

### 3 *Descriptif*

L'*athérosclérose* (fig. 1) atteint principalement les grosses et moyennes artères. Elle débute par un dépôt de lipides (*cholestérol*) dans la paroi artérielle à l'occasion d'une lésion. Ce dépôt est appelé « *athérome* » [1]. Peu à peu l'artère durcit et son diamètre diminue, ce qui ralentit la circulation sanguine. Ce phénomène

1. Le terme « *athérosclérose* » vient d'athérome.

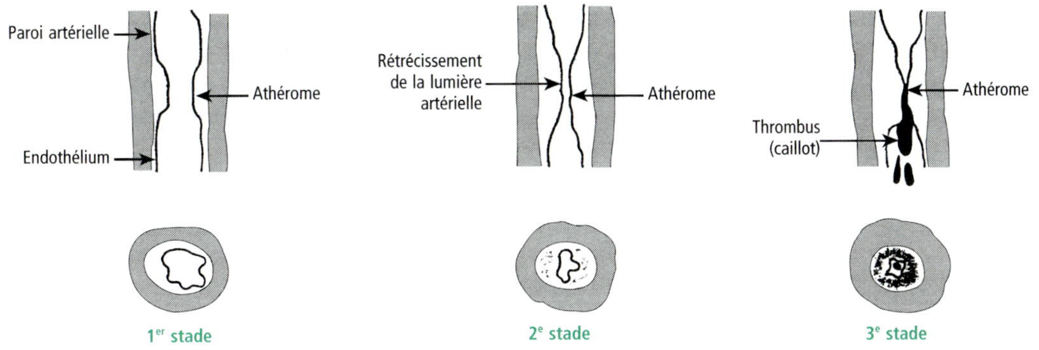


Fig. 1 – L'évolution d'une athérosclérose (coupes longitudinale et transversale) à 3 stades du développement de l'athérome.

peut se compliquer par la formation d'un caillot en raison de la perturbation du flux sanguin dans l'artère.

### a. Les facteurs favorisants

- **L'âge** : elles sont plus fréquentes chez le sujet âgé.
- **Le sexe** : elles sont plus fréquentes chez l'homme.
- **L'hérédité** : certaines familles sont prédisposées à l'hypercholestérolémie, à l'hypertension artérielle ou au diabète.
- **Un mode de vie néfaste** :
  - le tabagisme ;
  - l'alcoolisme ;
  - l'obésité ;
  - l'alimentation déséquilibrée : trop riche en acides gras saturés, et trop pauvre en acides gras insaturés ;
  - la sédentarité ;
  - le stress ;
  - l'association pilule + tabac.

### b. L'hypertension artérielle

- Elle peut être à l'origine d'une insuffisance cardiaque ou d'une hémorragie cérébrale.
- Elle est favorisée par une alimentation trop riche en sel.

### c. Les maladies moins courantes

- Les malformations cardiaques congénitales (maladie bleue).
- Le rhumatisme articulaire aigu, la polyarthrite rhumatoïde (très invalidante).
- L'insuffisance cardiaque (2 % de la population).

## 4 Problème : l'incidence sociale

Le coût humain, social et économique des MCV est énorme :
- première cause de décès ;

• cause importante de consultations et d'hospitalisations ;
• à l'origine de handicaps (hémiplégie), de problèmes familiaux (rejet, surprotection), de problèmes financiers (arrêts de travail prolongés, invalidités, refus de prêts par les assurances).

### 5 *Les solutions préventives*

#### a. Le programme national de réduction des risques cardio-vasculaires (2002-2005)

Ce programme vise six objectifs prioritaires :
• affiner le suivi épidémiologique ;
• promouvoir la prévention cardio-vasculaire en agissant sur les facteurs de risques ;
• encourager les patients à être acteurs de leur santé ;
• apprendre à porter secours et à reconnaître les signaux d'alerte ;
• améliorer l'organisation des soins, notamment la rapidité de la prise en charge et la bonne orientation du patient ;
• inciter au respect des bonnes pratiques cliniques et thérapeutiques.

#### b. Les trois stades de la prévention

La prévention se réalise à 3 niveaux différents :
• *actions de prévention primaire* : il convient d'éviter au mieux l'apparition des facteurs de risque en informant et en éduquant la population sur l'hygiène de vie, l'équilibre alimentaire, l'exercice physique régulier, les effets néfastes du tabac et de l'alcool ;
• *actions de prévention secondaire* : elles consistent à dépister précocement, lors de bilans de santé ou d'examens médicaux, les facteurs de risque, l'hypercholestérolémie et l'hypertension artérielle et à proposer des mesures d'hygiène de vie et des traitements adaptés ;
• *actions de prévention tertiaire* : il convient d'éviter la survenue de complications ou de récidives d'une maladie cardio-vasculaire déjà déclarée, par des moyens nombreux et variés :
– traitement d'entretien et suivi médical,
– hospitalisation à domicile,
– rééducation motrice ou psycho-intellectuelle,
– reconversion professionnelle.

## 2 Les cancers

Le cancer est un des grands maux du siècle dans les pays industrialisés.
L'augmentation du nombre de cancers est liée au fait que les gens vivent de plus en plus vieux. En effet, au cours des décennies précédentes, les gens mouraient avant d'avoir développé un cancer. De nombreux spécialistes attribuent cette augmentation à notre surexposition à un grand nombre de produits chimiques.

### 1 *Définition*

Un cancer correspond à la multiplication anarchique de cellules qui échappent à un mécanisme régulateur. On obtient alors *une masse de cellules anormales* au sein d'un organe (*cancer primitif*).

En l'absence de traitement, les cellules vont envahir les tissus voisins et se localiser à distance sous forme de métastases, au niveau des os, du cerveau, des poumons... Le *cancer* est alors *généralisé*.

## 2 Données statistiques

- **En Europe** : un individu sur quatre aura un cancer dans sa vie.
- **En France**, on comptabilise :
  - 150 000 décès par an ;
  - 300 000 nouveaux cas diagnostiqués par an ;
  - une mortalité par cancer 20 % plus élevée que dans le reste de l'Europe ;
  - 13 milliards d'euros de coûts directs et indirects.

En 10 ans, le cancer aura tué autant que la Première Guerre mondiale !

## 3 Descriptif

### a. Les cancers les plus fréquents en France

Citons par ordre de fréquence décroissante [1] :
- le cancer du poumon : 27 164 décès – 27 743 nouveaux cas par an ;
- le cancer de l'intestin : 15 973 décès – 36 257 nouveaux cas par an ;
- le cancer du sein : 11 637 décès – 41 845 nouveaux cas par an ;
- le cancer de la prostate : 10 004 décès – 40 209 nouveaux cas par an ;
- le cancer des lèvres, de la bouche, du pharynx : 5 090 décès – 15 385 nouveaux cas par an.

### b. Les causes les plus fréquentes de cancer

Sur trois cancers :
- un est dû au tabagisme ;
- un est dû à l'alimentation (trop pauvre en fruits et en légumes, trop riche en graisses animales) et à l'excès d'alcool ;
- un est dû à l'environnement (hydrocarbures, radioactivité, amiante, exposition excessive au soleil) : 60 000 nouveaux carcinomes et 7 000 nouveaux cas de mélanome chaque année.

### c. Le mécanisme biologique

L'examen d'une cellule (*biopsie*) fait apparaître une cellule anormale qui se reproduit et envahit les tissus voisins. La tumeur dite *maligne* se forme peu à peu. Ces cellules envahissent ensuite les autres organes. Elles créent des *métastases* qui vont former de nouvelles tumeurs.

### d. L'évolution de la maladie

La maladie évolue en plusieurs stades :
- *le cancer avec une extension locale* : formation de la tumeur ;
- *le cancer avec une extension régionale* : envahissement progressif des tissus environnants ;
- *le cancer avec métastases* : foyers cancéreux secondaires se développant à distance dans d'autres organes, exemple : métastases osseuses ou neurologiques du cancer du sein.

1. Chiffres de l'année 2003.

Les symptômes sont variés selon l'organe atteint :
- souvent, au début de la maladie, il n'existe aucun signe ;
- puis peuvent survenir des saignements, fatigue, toux, grosseur anormales… ;
- à un stade évolué, il existe souvent des douleurs importantes et une altération de l'état général avec amaigrissement.

Aujourd'hui, l'espérance de guérison s'améliore avec un cancer sur deux guéri chez la femme et trois sur quatre chez les enfants [1]. La prévention et la recherche doivent permettre de poursuivre dans cette voie.

## 4 Traitements et solutions

### a. Traitements

Le plus souvent, il faut ôter la tumeur et nettoyer les tissus avoisinants (intervention chirurgicale). Ensuite, on entreprend un traitement qui dépend du type de cancer et de son stade d'évolution (radiothérapie, curiethérapie, chimiothérapie).
L'hormonothérapie est utilisée pour certains cancers dits « hormonosensibles », c'est-à-dire ayant leur croissance favorisée par des hormones (cancer du sein ou de la prostate notamment). Cette thérapie vise à rendre inopérantes les hormones qui agissent sur la croissance d'une tumeur en utilisant des antagonistes des hormones.

### b. Solutions

- **Mise en place d'un Plan de mobilisation nationale** dont l'objectif global est de réduire de 20 % la mortalité par cancer d'ici 2007.
  Les axes de ce plan sont les suivants :
  - *prévenir* (notamment prévention du tabagisme, renforcement de la prévention des cancers professionnels, promotion de l'hygiène alimentaire) ;
  - *dépister* (en priorité généraliser le dépistage du cancer du sein, puis faciliter celui du cancer de l'utérus, du cancer colo-rectal et du mélanome) ;
  - *soigner* (tous les malades doivent bénéficier d'un traitement adapté et d'un suivi dans le cadre d'un réseau de soins) ;
  - *accompagner* (information, accompagnement psychologique) ;
  - *enseigner* (formation adaptée de tous les professionnels médicaux ou paramédicaux) ;
  - *comprendre et découvrir* (développer la recherche afin de mieux comprendre les causes et détecter précocement).
- **Création d'un Institut national du cancer en 2005**, qui a un rôle de coordination, d'expertise et de ressource (financement de programme thématique).
- **Recherche médicale :** elle reste au centre du dispositif avec l'Institut national de la santé et de la recherche médicale (INSERM), le Centre national de la recherche scientifique (CNRS), les hôpitaux de référence et la création de **Cancéropôles** au niveau régional et interrégional (labellisés par l'Institut national du cancer). C'est la première fois que ces organismes publics mettent en commun leurs compétences !
  Certains facteurs sont incontournables, mais d'autres peuvent et doivent être évités. Ils font d'ailleurs l'objet d'une campagne de sensibilisation.
- Le manque d'activité physique est une des causes d'apparition de certains cancers sur laquelle il est facile d'agir.

1. Cette amélioration de la guérison est intimement liée à un dépistage précoce.

- De même, l'alimentation joue un rôle majeur en terme de prévention, car les minéraux et micronutriments ont un effet protecteur sur la vie des cellules. Selon les scientifiques, une consommation quotidienne et variée de fruits et légumes pourrait réduire de 20 à 30 % le nombre de cancer des voies digestives, respiratoires et du pancréas. Or, la France compte 60 % de « sous-consommateurs » de fruits et légumes. De plus, nous ne consommons qu'une moyenne de 285 g/jour de ces aliments, alors qu'il en faudrait entre 400 et 800 g.
- À l'inverse, l'excès de certains aliments est à éviter : viande, huiles et graisse, ainsi que le sel ; or, notre consommation moyenne est trop importante par rapport aux normes requises.

#### c. Les résultats, les problèmes persistants

Le bilan du plan cancer 2003-2006 met en évidence des résultats plutôt positifs tant sur les améliorations locales (cancéropôles) que nationales (recherches et coordination).
L'Institut national du cancer (INCA) a insisté au cours de l'été 2007 sur la prévention des cancers de la peau avec la campagne contre la « *toast attitude* » et contre le tabac avec la campagne « *toxic corp* : le tabagisme tue un fumeur sur deux, l'industrie du tabac compte sur vous pour les remplacer. »
Cependant, malgré les améliorations liées au plan Cancer, les experts s'inquiètent de la persistance de certaines lacunes :
- le dépistage des tumeurs n'est pas assez répandu et pas assez fiable ;
- il n'y a pas de véritable registre épidémiologique ;
- l'équipement d'imagerie est obsolète, voire dangereux ; dans certains centres, des patients ont reçu de trop fortes doses de rayons du fait d'un mauvais calibrage et d'une mauvaise maîtrise des appareils de radiothérapie ;
- les patients ne sont pas pris en charge de façon cohérente (perruque non remboursée, accès exorbitant aux prêts ou à une assurance-vie).

### 5 *L'avenir*

Les cancérologues s'inquiètent de l'apparition de nouveaux cancers ou de comportements favorisant ces maladies.
- Ainsi, les femmes, en augmentant leur consommation de tabac, participent à l'accroissement du nombre de personnes atteintes par des cancers des voies respiratoires. Le cancer du poumon est devenu la 3e cause de décès chez les femmes.
- De même, les cancers cutanés liés aux UVB et UVA représentent actuellement un risque de 1/100. La surexposition avant l'âge de 15 ans est aggravante, tandis que le bronzage sous lampe provoque 50 à 70 % des cancers de la peau.
- Enfin, notre usage massif de produits chimiques laisse envisager que de nouvelles pathologies – dont un grand nombre de cancers – pourraient voir le jour dans les années à venir.

## 3 Les troubles mentaux

La maladie mentale est devenue une préoccupation majeure de la politique de santé publique. En effet, les troubles mentaux ont des conséquences majeures sur les plans humain et économique, d'autant plus qu'ils peuvent être à l'origine d'autres fléaux sociaux (alcoolisme, tabagisme, toxicomanie, délinquance).

Depuis une dizaine d'années, on peut noter une nette augmentation du recours aux soins. Cela s'explique par l'accroissement des souffrances psychiques, mais aussi par le changement des attitudes et représentations de la psychiatrie. Il n'est plus honteux de consulter.

## 1 Définition

Les troubles mentaux sont des troubles de l'affectivité, et/ou du comportement social, qui ont des répercussions sur la vie personnelle, familiale et sociale de l'individu.

## 2 Données statistiques

- Un tiers des hospitalisations est motivé par un trouble mental.
- 11,3 % des Français adultes consomment régulièrement un médicament psychotrope, principalement pour les motifs suivants :
  - 50 % : état dépressif ;
  - 25 % : angoisse ;
  - 25 % : troubles du sommeil.

Les enfants et les adolescents sont de plus en plus concernés par les troubles psychiatriques. En 10 ans, le nombre de jeunes suivis en psychiatrie infanto-juvénile est passé de 254 700 à 432 000.

## 3 Descriptif

### a. Les troubles névrotiques

Il s'agit de troubles du comportement ou de symptômes dont le patient est conscient, entraînant des répercussions sur sa vie affective ou sociale.
Exemples : névrose d'angoisse, névrose phobique, névrose obsessionnelle.

### b. Les troubles psychotiques

Il s'agit de maladies psychiatriques graves se manifestant par une perte de contact avec la réalité (le patient *n'est pas conscient* de ses troubles). Le délire (du latin *delirare* = sortir du sillon) en est un symptôme majeur.
Exemples : schizophrénie, paranoïa, psychose hallucinatoire chronique.

### c. Les états dépressifs

Il s'agit de troubles de l'humeur, associant tristesse, douleur morale intense, ralentissement psychique et moteur, fatigue, troubles de l'appétit et du sommeil. Il existe un risque de tentative de suicide, lié à la souffrance morale.
Ce trouble est très courant. 121 millions de personnes en souffriraient de par le monde. 5,8 % des hommes et 9,5 % des femmes connaissent un état dépressif. Mais ces chiffres varient selon les populations, avec une prévalence plus forte dans les pays industrialisés.

### d. Les tentatives de suicide et les suicides

Le risque de suicide existe dans de nombreuses pathologies mentales : dépression, schizophrénie, toxicomanie, psychopathie et dans certains troubles névrotiques.
- Dans 90 % des cas, il existe un lien entre le suicide et une pathologie mentale.
- Dans d'autres cas, il existe une cause sociale : perte d'emploi, situation de rupture, isolement, deuil.

### e. Les troubles mentaux d'origine organique

Dans certains cas, les troubles sont liés à une atteinte organique du système nerveux : traumatisme (ex. : accident), maladie infectieuse (ex. : encéphalite), maladie neurodégénérative (ex. : Alzheimer).

## 4 Exemple : la maladie d'Alzheimer

La maladie d'Alzheimer est une maladie dégénérative du cerveau évoluant vers un état de démence. Cette maladie est en très nette augmentation. Elle a été désignée grande cause nationale par le gouvernement en 2007.

### a. Les statistiques

Elle concerne :
- 5 % des personnes de plus de 65 ans ;
- 25 % des personnes de plus de 80 ans.

10 % des cas concernent des personnes de moins de 65 ans, les « malades jeunes » chez qui la maladie a pu se manifester dès l'âge de 40 ans.
En France, on estime qu'il y a près d'un million de personnes atteintes de maladie d'Alzheimer et de maladies apparentées. Il y a dix ans, leur nombre était évalué à 546 000, l'augmentation est donc de 30 %. Cette maladie fait 220 000 nouveaux cas chaque année.

### b. Les causes

L'origine de cette maladie reste toujours inexpliquée et sa progression ne peut être arrêtée. D'ailleurs, il n'y a aucun test ni examen simple et sûr pour diagnostiquer avec certitude la maladie d'Alzheimer. Seul l'examen du cerveau après le décès peut confirmer le diagnostic à 100 %. Cependant, les scientifiques ont réussi à déterminer que cette maladie :
- n'est pas un stade normal du vieillissement, mais est plus fréquente avec l'âge : la plupart des personnes atteintes ont plus de 65 ans, mais la maladie frappe parfois avant 50 ans ;
- n'est pas due au stress ;
- n'est pas contagieuse ;
- frapperait plus souvent les femmes que les hommes ;
- pourrait être aggravée par des maladies vasculaires cérébrales.

La maladie provoque une dégénérescence de certaines cellules nerveuses. Le cerveau se modifie et ne fonctionne plus comme avant. Il a de plus en plus de difficultés à analyser les informations venant du monde extérieur et à les utiliser de façon adaptée.

### c. Les symptômes

- Perte de la mémoire récente et troubles du comportement (modification des émotions et de l'humeur).
- Puis disparition graduelle de toutes les facultés intellectuelles (incapacité d'apprentissage, difficultés de communication) et physiques (incontinences, difficultés motrices diverses).
- Enfin, état de dépendance totale.

Le malade s'isole et ces dérèglements peuvent l'amener à se mettre en danger : déambulation, perte de sommeil, oubli de s'alimenter, conduite d'un véhicule…
Les modifications comportementales n'apparaissent pas du jour au lendemain, elles s'installent graduellement et ne sont remarquées que par la famille qui les vit au quotidien.
La durée d'évolution de la maladie est de 8 ans en moyenne.

### d. La prise en charge

Malgré l'absence d'une cure, des traitements récents permettent de freiner l'évolution à condition d'être commencés de façon précoce. L'attitude autour du patient est essentielle : pour les soignants ou les proches, prendre soin de ce type de malade n'est pas facile. Ils doivent être attentifs aux besoins et aux désirs du patient et adapter leur propre comportement.

- Le patient doit être traité avec dignité et respect. Il est avant tout à considérer comme une personne. Cela se traduit dans la vie de tous les jours par la façon de l'aider à s'habiller ou à aller aux toilettes, la façon de parler de lui en sa présence, avec d'autres…
- Il a besoin d'affection et d'amour. Il faut donc trouver d'autres moyens comme le contact de la main, un sourire, parler d'une voix douce.
- Son environnement familier est important, ainsi que le maintien de ses activités préférées.
- La communication est primordiale : il faut l'aider à rester en contact avec les personnes qui l'entourent et apprendre à décrypter les nouveaux modes d'expression qu'il développe.
- De bons résultats ont été observés, même sur des patients à un stade très avancé, du fait d'un environnement positif et attentif (équipe formée et très disponible, visite d'enfants…).

## 5 *Facteurs favorisant les troubles mentaux*

### a. Chez l'enfant ou l'adolescent

Certains problèmes familiaux peuvent être à l'origine de troubles mentaux (carence éducative, carence affective, angoisse, sentiment d'insécurité, échec scolaire).

### b. Chez l'adulte

Des conditions d'existence très difficiles peuvent être à l'origine de troubles mentaux (solitude, difficultés financières graves, mauvaises conditions de travail, sentiment de dégradation physique lié à un accident, à une maladie grave ou à la vieillesse).

## 6 *Les problèmes*

### a. Statistiques : une situation préoccupante

Plus d'un million de personnes sont suivies pour des troubles psychiatriques, dont 290 000 enfants et adolescents.

### b. Importance des suicides

Le nombre des décès par suicide s'élève encore à près de 11 000 morts par an, et il y a 160 000 tentatives. L'Inserm a indiqué le 2 février 2006, à l'occasion de la journée nationale de prévention du suicide, une baisse de 1 500 décès volontaires. C'est le suicide des jeunes qui a particulièrement diminué (– 40 %), ainsi que celui des personnes âgées (– 15 %). En revanche, l'attention s'étant moins portée sur les 30-60 ans, c'est la tranche d'âge la plus concernée, avec 55,7 % du taux total des suicides. C'est depuis des années la catégorie la plus touchée, alors que la société reste très silencieuse sur cette tranche d'âge.

### c. Des incidences sociales importantes

La Sécurité sociale prend en charge les frais de consultation, d'hospitalisation, de traitement ambulatoire (médicaments, psychothérapie), les indemnités d'arrêts de travail, les pensions d'invalidité, les frais de réinsertion professionnelle...

## 7 *Les solutions*

### a. Des mesures spécifiques de prise en charge des malades mentaux

Le malade mental est considéré comme un malade comme les autres. Il doit être soigné le plus souvent possible en ambulatoire dans des structures extrahospitalières ; c'est le cas pour 8 patients sur 10.

### b. Des structures de réinsertion

- Foyers de postcure, préparant à un retour vers l'autonomie et la vie professionnelle.
- Appartements thérapeutiques.
- Structures hospitalières pour les adolescents suicidaires.

### c. Des professionnels en grand nombre

- Psychologues et psychiatres (psychothérapie individuelle en entretien de face à face).
- Psychanalystes (thérapie reposant sur l'interprétation des mots, non prise en charge par la Sécurité sociale).
- Orthophonistes (thérapies des troubles du langage).
- Psychomotricité (techniques corporelles, relaxation).
- Ergothérapie (réinsertion grâce à des activités manuelles).

### d. Des mesures visant à diminuer la consommation des psychotropes

- Les médecins doivent être sensibilisés aux problèmes de cette surconsommation.
- Les patients doivent être plus écoutés.
- Le grand public doit connaître les inconvénients d'une telle surconsommation.

### e. Des mesures d'ordre général

- Refonte de la société afin d'éviter l'exclusion des personnes hors normes.
- Réduction du temps de travail pour donner à chacun le temps de vivre.
- Lutte contre le chômage et les inégalités sociales.
- Meilleure insertion des personnes âgées.
- Réforme du système scolaire pour une pédagogie plus positive et plus valorisante pour l'enfant.

# 4 Les infections (ou maladies) sexuellement transmissibles

Avant la Seconde Guerre mondiale, les *infections* (ou maladies) *sexuellement transmissibles*, appelées IST ou MST [1], (essentiellement syphilis et gonococcie) constituaient un

1. Aujourd'hui, le terme « infection » tend à remplacer le terme « maladie », mais le grand public utilise encore le terme maladie, qui a donné le sigle MST.

redoutable fléau. Aujourd'hui, l'efficacité des traitements disponibles a considérablement amoindri l'importance de ces infections. Cependant, l'intervention récente de nouvelles formes de IST réactualise ce problème.

## 1 Définition

Ce sont des infections causées par des micro-organismes. Elles sont contagieuses et transmises principalement lors de rapports sexuels.

## 2 Données statistiques

Environ 500 000 infections sexuellement transmissibles sont diagnostiquées chaque année. Ces chiffres demeurent très sous-estimés car ces maladies ne sont pas toujours signalées par les intéressés.

## 3 Descriptif

On distingue quatre types d'infections, selon qu'elles sont provoquées par une bactérie, un virus, un parasite ou un champignon.

### a. Les infections d'origine bactérienne

- **Les *chlamydiae*** sont les plus fréquentes ; elles se traduisent :
  - chez l'homme par l'inflammation de l'urètre ;
  - chez la femme par l'inflammation chronique du col de l'utérus pouvant favoriser le cancer, des salpingites, des grossesses extra-utérines, une stérilité.
- **Les gonococcies** sont à l'origine de vulvo-vaginites ou d'écoulement purulent au niveau de la verge.
- **Le chancre mou et la syphilis** diminuent grâce à l'efficacité des antibiotiques.

Mais la syphilis, qui avait quasiment disparu depuis 1990, est en recrudescence. Extrêmement contagieuse, elle touche actuellement la population homosexuelle et bisexuelle, et revient suite à l'abandon des mesures de protection.
L'Institut national de veille sanitaire (l'InVS) a estimé entre 2 600 et 5 200 le nombre de nouveaux cas pour 2004, et les premières données pour 2005-2006 n'indiquent pas d'amélioration.

### b. Les infections d'origine virale

- **L'hépatite B et l'hépatite C** sont en nette recrudescence, totalisant 800 000 malades dont la moitié l'ignore. Elles peuvent, si elles deviennent chroniques, être à l'origine du développement d'une cirrhose ou d'un cancer du foie.
- **L'herpès génital** constitue une gêne considérable dans les rapports sexuels. Il est douloureux et récidivant.
- **Le papillomavirus** cause l'apparition de petites tumeurs au niveau de l'anus ou du col de l'utérus. Sans traitement, il favorise le développement de cancers.

### c. Les infections d'origine parasitaire

Les infections à *Trichomonas* sont à l'origine de pertes blanches chez la femme et d'urétrites chez l'homme.

### d. Les infections provoquées par un champignon

Le champignon *Candida albicans* est une cause fréquente de vulvo-vaginites.

### 4 Les problèmes

Les personnes ayant des rapports sexuels non protégés et des partenaires multiples : homosexuel(le)s, prostitué(e)s, héroïnomanes (contamination par voie sanguine), adultes jeunes et célibataires, grands voyageurs sont particulièrement vulnérables.

#### a. Nette recrudescence des infections sexuellement transmissibles

- **Causes**
  - Une plus grande liberté sexuelle.
  - Une plus grande précocité sexuelle.
  - Une hygiène intime insuffisante.
  - Une moins grande vigilance, l'abandon des préservatifs.
  - Le manque de campagnes d'information.
  - Le développement du tourisme.
- **Conséquences**
  - Augmentation des stérilités.
  - Augmentation des cancers du col de l'utérus.
  - Insuffisances hépatiques.
  - Cancers du foie.

#### b. Inadaptation du dispositif de lutte

- **La réglementation** impose aux médecins la *déclaration aux DDASS* de quatre types d'infection avec obligation de soins. Elle ne couvre que 40 % de celles-ci. Elle est peu efficace.
- **Des dispensaires antivénériens gratuits et anonymes** ont été mis en place, mais ils sont rarement utilisés et tendent à disparaître.

### 5 Les solutions

- **Le dépistage systématique** de la syphilis (examen prénuptial, premier examen prénatal, dons du sang) et de l'hépatite B et C (dons du sang).
- **L'éducation sanitaire** (école, armée, médias...) pour responsabiliser l'individu en l'amenant à utiliser un préservatif, et à avoir une surveillance médicale régulière pour permettre le dépistage et le traitement précoce de toute infection.
- **La vaccination contre l'hépatite B.**
- **La recherche d'autres vaccins.**

## 5 Le sida

### 1 Définition

Sida signifie *syndrome d'immunodéficience acquise.* Il est dû à l'infection de l'organisme par le rétrovirus VIH.

Ce virus est transmis :

- **par voie sexuelle** (sperme, sécrétions prostatiques et vaginales) ;
- **par voie sanguine** (transfusion de sang infecté, échange de seringues contaminées, piqûres accidentelles lors des soins) ;
- **par voie fœto-maternelle** (transmission de la mère au fœtus).

Ce virus VIH s'attaque au système nerveux central et surtout aux lymphocytes T4. Il entraîne un effondrement des défenses immunitaires.

## 2 Données statistiques

- Le sida est une pandémie (épidémie mondiale).
- D'après le rapport ONUSIDA 2006, 39,5 millions de personnes sont touchées par le VIH ; 4,3 millions de personnes ont été nouvellement contaminées, 2,9 millions sont mortes. Le rapport indique, qu'en 2006, 5,2 millions de personnes n'ont pas eu accès aux traitements.
- **Selon l'OMS, une personne est contaminée toutes les 7 secondes !**
- En France, on dénombre entre *61 000 et 67 500 cas* depuis le début de l'épidémie : 37 500 à 40 800 personnes sont décédées ; 30 000 vivent aujourd'hui avec le virus et 100 000 seraient séropositives. En 2004, une personne sur deux ayant un diagnostic de sida ignorait auparavant sa séropositivité. Chaque année, on compte 6 000 nouvelles contaminations.
- 74 % des médicaments anti-VIH sont toujours sous monopole.

## 3 Descriptif

Le sida évolue en plusieurs phases très espacées dans le temps.

### a. La contamination

La personne est contaminée par le virus, par voie sexuelle ou sanguine.

### b. La dissémination (après 48 heures)

Le virus migre dans les ganglions et est très peu présent dans le sang. Le dépistage n'est pas possible.

### c. La primo-infection (entre 10 à 40 jours)

Le virus se multiplie activement et apparaît dans le sang. Il devient détectable par des techniques spécifiques de laboratoire (il n'y a pas encore d'anticorps).

### d. L'infection chronique (après 30 jours)

Les anticorps anti-VIH apparaissent dans le sang et le dépistage sérologique est possible : la personne est séropositive. Il n'y a aucun symptôme et la maladie peut rester silencieuse pendant de nombreuses années.

### e. Le stade sida

Il existe un effondrement des défenses immunitaires (lymphocytes T4 en chute importante). La personne développe alors :

- des infections à répétition, souvent graves (tuberculose, pneumocystose, diarrhées infectieuses, toxoplasmose cérébrale…) ;
- des cancers (sarcome de Kaposi, lymphome) ;
- un amaigrissement important ;
- des problèmes neurologiques.

## 4 Les problèmes

### a. La géographie du sida

Aucun continent n'est épargné par le sida, cependant :

- 95 % des personnes touchées vivent dans un pays en voie de développement ;
- dans certains pays d'Afrique, la prévalence dépasse 20 % chez les 15-49 ans ;
- la pandémie s'étend en Asie centrale, Chine, Europe de l'Est ;
- la France est un des pays occidentaux les plus atteints, mais 4 régions (Île-de-France, PACA, Guyane et Antilles) regroupent 60 % des cas de sida.

### b. Les victimes du sida

Toute personne peut être concernée par le sida.

- **Dans le monde,** les nouveaux cas de contamination touchent essentiellement les femmes et les jeunes : un tiers des personnes vivant avec le sida ont entre 15 et 24 ans.
- **En France,** les nouveaux cas de contamination touchent [1] :
  - 49 % de personnes hétérosexuelles ;
  - 25 % de personnes homosexuelles ;
  - 11 % d'usagers de drogue par voie intraveineuse.

Les femmes représentent 43 % des nouvelles infections contre 37 % en 1997.

**Le « *relaps* »** : ces dernières années, les associations de lutte contre le sida ont dénoncé le « *relaps* », terme anglais pour désigner le relâchement des mesures de prévention vis-à-vis du sida. La baisse de la vigilance des autorités sanitaires et de la population a amené une recrudescence des contaminations.

Le « *relaps* » s'explique par la lassitude des individus vis-à-vis de la prévention, et d'avoir à associer à la sexualité la notion de danger mortel. De plus, l'information sur les nouveaux traitements – tri- puis plurithérapies – a semé la confusion dans l'esprit de certains qui ont cru qu'il existait un traitement permettant la guérison, alors qu'il ne permet que de vivre avec la maladie plus longtemps.

### c. Les malades et leurs difficultés

- **Les problèmes de soins** : les malades en phase de sida déclaré souffrent de problèmes multiples (fatigue intense, infections répétées, problèmes digestifs et neurologiques...) et les structures de soin sont en nombre insuffisant pour les prendre en charge.
- **La détresse psychologique** : elle est intense devant la proximité de la mort et l'injustice puisqu'ils sont victimes d'une personne responsable de leur contamination.
- **La marginalisation** : ces malades réveillent de multiples peurs (contamination, homosexualité, toxicomanie) qui sont cause de leur isolement.
- **L'exclusion de l'emploi** : les absences répétées, la fatigue, l'incapacité d'assumer ses tâches sont autant de prétextes à licenciement.
- **L'exclusion d'assurances complémentaires** (assurance décès, complémentaire maladie) : certaines compagnies refusent d'assurer ce type de malades. Elles refusent aussi de payer l'assurance décès en cas de mort par sida.

1. Année 2002.

### d. Les incidences sociales du sida

- **Du point de vue éthique**, le sida favorise des attitudes sécuritaires, voire discriminatoires, pouvant conduire à des solutions méritant d'être publiquement débattues (dépistage obligatoire, levée du secret professionnel envers la famille et la Sécurité sociale, création de sidatoriums...).
- **Du point de vue économique**, le sida coûte très cher, notamment depuis l'apparition de la multithérapie.
- Vues l'urgence et l'ampleur de la situation, la réunion de l'OMC à Doha accordait, en novembre 2001, aux pays en voie de développement, l'autorisation de lever le monopole de brevet sur un médicament en émettant une licence obligatoire. Depuis, moins de 10 pays ont utilisé cette licence et pour seulement un ou deux médicaments sur les 18 traitements existants. Cependant, la fondation de l'ancien président des États-Unis a signé un accord avec certaines entreprises pharmaceutiques pour réduire de 25 à 50 % les prix de 16 antirétroviraux génériques dans 70 pays en voie de développement.

## 5 *Les solutions*

### a. Le développement de la recherche médicale

- Collaboration entre l'ANRS (Agence nationale de recherche pour le sida) et le CNRS (Centre national de la recherche scientifique).
- Développement des trithérapies (plus de 20 molécules aujourd'hui). L'arrêt du traitement entraîne une prolifération du virus (pas de guérison).
- Deux nouvelles classes de médicaments s'avèrent prometteuses pour les patients en échec thérapeutique : les anti-intégrases et les inhibiteurs de CCR5. Ces derniers agissent en empêchant le virus d'entrer dans la cellule hôte, alors que les anti-intégrases bloquent l'insertion de l'ADN proviral dans le noyau de la cellule hôte. Ces molécules devraient être commercialisées fin 2007 ou courant 2008.

### b. Le développement de la prévention

- Création du Conseil national du sida, de l'Agence nationale de lutte contre le sida, et de nombreuses associations (Act-up, Aides).
- Multiplication des distributeurs de préservatifs. Baisse du coût.
- Incitation au dépistage volontaire (anonyme et gratuit).
- Éducation des toxicomanes (vente libre de seringues, développement des traitements de substitution).
- Réorganisation de la transfusion sanguine.
- En mars 2007, une campagne intitulée « Bisounours contre le Sida » a été lancée afin d'insister sur les discriminations dont sont victimes les personnes atteintes du sida, discriminations qui les incitent à expérimenter des comportements à risque. Une campagne estivale « L'été favorise les nouvelles rencontres, protégez-vous » a également renforcé les campagnes précédentes, notamment au moyen d'un clip en 3-D.

### c. Une meilleure prise en charge des malades

La prise en charge fait des progrès considérables.

- Les séropositifs et les malades bénéficient d'une prise en charge à 100 % des soins pour affection longue durée.
- En cas d'arrêt de travail, ils bénéficient des indemnités journalières et d'un congé de longue maladie.
- Les malades non assurés sociaux peuvent bénéficier de l'aide médicale gratuite.

- Les malades en phase aiguë sont accueillis dans des services hospitaliers non spécialisés pour éviter la ségrégation.
- Les hospitalisations de jour et à domicile se développent.
- Des appartements thérapeutiques sont créés pour accueillir les malades nécessitant des soins particuliers.

# 6 La tuberculose

La tuberculose, que l'on pensait avoir éradiquée ces dernières années, est en nette recrudescence. Chaque année, 8 millions de personnes dans le monde développent la maladie. Un tiers de la population mondiale est infecté.

## 1 Définition

La tuberculose est une maladie infectieuse atteignant les poumons et les voies aériennes. Elle est due au Bacille de Koch (BK). Elle est essentiellement contagieuse par voie aérienne.

## 2 Données statistiques

La tuberculose touche surtout les continents asiatique et africain.
Cette maladie occasionne 5 000 décès par jour.
Selon l'OMS, si rien n'est fait d'ici 20 ans, 1 milliard de personnes pourraient être infectées, 200 millions contracteraient la maladie et 35 millions en mourraient.

## 3 Les facteurs favorisants

- Le contact proche et fréquent avec un individu contagieux (promiscuité).
- Le vieillissement de la population (personnes âgées non vaccinées).
- L'apparition de bacilles résistant aux traitements habituels.
- L'augmentation du nombre de personnes atteintes par le sida qui diminue leurs défenses immunitaires.
- Le développement du tourisme dans des pays exposés (ex. : Afrique).
- L'augmentation du nombre de personnes ayant de mauvaises conditions d'alimentation, d'hygiène, de logement, et une fréquente consommation d'alcool.

## 4 Les problèmes

- La tuberculose ne se remarque pas tout de suite, en particulier chez les jeunes enfants, les personnes âgées, les personnes démunies et fragilisées.
- L'augmentation des personnes en situation d'exclusion ne permet pas d'identifier la maladie.
- Le premier contact avec le germe est parfois asymptomatique et peut se signaler comme une simple fatigue.
- Seuls quelques symptômes indiquent la chronicité : une toux persistante et rebelle, de la fièvre, des expectorations...
- L'Organisation mondiale de la santé (OMS) estime que d'un point de vue de santé publique, un traitement incomplet ou mal suivi est pire que pas de traitement du tout, car un traitement mal suivi n'élimine pas l'infection tout en

provoquant chez le malade l'apparition de bacilles résistants aux antibiotiques. Lorsqu'ils peuvent être traités, ces cas de tuberculose résistante sont 100 fois plus coûteux que les cas de tuberculose pouvant être traités par les traitements standard. Ces personnes disséminеront alors des bactéries résistantes aux antibiotiques et contribueront à l'émergence, déjà particulièrement inquiétante, des bacilles multirésistants aux antibiotiques.

### 5 Les solutions

#### a. La vaccination par le BCG

La vaccination par le BCG depuis 2007 n'est plus obligatoire en France pour les enfants sauf pour ceux venant d'un pays à risque ou vivant dans un milieu à risque.
Elle reste vivement conseillée :
- *pour le personnel de santé* ;
- *pour le personnel des industries alimentaires* ;
- *pour les enseignants.*

#### b. Le dépistage

Le dépistage est essentiellement lié à la radiographie.
*La radiographie pulmonaire* est obligatoire et exigée pour toute personne ayant une fonction publique, en particulier dans les services de soins et d'enseignement.

#### c. La surveillance des populations à risque

Certaines personnes sont à haut risque de tuberculose, en particulier :
- les personnes âgées, non vaccinées, vivant en collectivité ;
- les malades atteints du sida ;
- les individus en situation précaire souffrant de dénutrition (SDF) ;
- les personnes immigrées, non vaccinées dans leur pays d'origine ;
- l'entourage familial d'un malade tuberculeux.

#### d. L'engagement mondial

En 2000, 400 organismes privés et publics se sont regroupés autour de l'OMS pour un partenariat baptisé « Halte à la tuberculose ». Ses objectifs :
- pour 2005, 70 % des personnes diagnostiquées et 85 % d'entre elles traitées ;
- pour 2015, réduction de la prévalence et des décès de 50 % ;
- pour 2050 : quasi-éradication de l'épidémie.

À l'occasion du sommet de Davos, fin janvier 2006, la Grande-Bretagne, le Nigéria et Bill Gates se sont engagés à lutter contre la maladie en fournissant 56 milliards de dollars pour la prochaine décennie, soit 3 fois plus que l'initiative « Halte à la tuberculose. »

## 7 Les drogues et la toxicomanie

### 1 Définition

La toxicomanie correspond à l'usage intensif et répété de drogues. La drogue est aujourd'hui un phénomène social dont l'évolution est très préoccupante et contre lequel on doit lutter sans relâche. Elle entraîne des troubles graves, souvent irréversibles, sur tout l'organisme et réduit l'espérance de vie.

## 2 Données statistiques

Tableau 1 – Évolution de la saisie de drogue et importance de la consommation

| | Consommation en 2003 | Évolution par rapport à 2002 | Nombre de consommateurs |
|---|---|---|---|
| Cocaïne | 4 173 kg | + 14,3 % | 150 000 |
| Héroïne | 545 kg | + 14,46 % | 200 000 |
| Ecstasy | 2 211 727 comprimés | – 2,54 % | 150 000 |
| Cannabis | 82 392 kg | + 44,58 % | 3,3 millions |

Source : ministère de l'Intérieur.

Le cannabis est la drogue la plus répandue dans tous les pays européens et sa consommation a considérablement augmenté pour atteindre 65 millions de consommateurs.

De même, la consommation de cocaïne des Européens a atteint un pic jamais atteint (3 % de la population, soit 10 millions de consommateurs).

L'ensemble des drogues ont vu leur prix baisser de 50 % en 5 ans.

En France, 8 000 personnes meurent chaque année d'une overdose, ce chiffre pourrait être trois fois plus élevé.

## 3 Descriptif

Tableau 2 – Les principales drogues illicites[a] et leurs effets sur l'organisme

| Principales drogues | Voie | Effets toxiques sur l'organisme |
|---|---|---|
| – Cannabis :<br>• haschisch (shit)<br>• marijuana (herbe)<br>– Huile (usage plus rare) | – Fumé sous forme de « joint »<br>– Ou ingestion | – Légère euphorie immédiate<br>– Diminution de l'attention<br>– Somnolence<br>– Dépendance faible<br>– Toxicité générale faible |
| – Héroïne | – Intraveineuse<br>– Inhalation | – Agitation, extase (le flash)<br>– Dépendance forte<br>– Toxicité générale forte : dégradation de l'état général |
| – Cocaïne<br>– Crack (dérivé) | – Nasale | – Excitant physique et intellectuel<br>– Toxicité générale forte : troubles psychiques (paranoïa) |
| – Ecstasy<br>– LSD | – Ingestion | – Hallucinations<br>– Dépendance psychique forte<br>– Toxicité générale forte : troubles psychiques, folie |

a. Classées par ordre d'importance de la consommation.

## 4 Les problèmes

### a. Une montée de la consommation

Selon l'Observatoire européen des drogues et toxicomanies, le consommateur type est une personne plutôt jeune, socialement intégrée, qui travaille ou étudie et ayant des revenus. Pour les jeunes, sorties réussies riment avec consommation de drogue et d'alcool.

- **Le cannabis**

  Il y aurait 1 million de consommateurs réguliers de cannabis, près de 5 millions de consommateurs occasionnels et 10,9 millions d'expérimentateurs.

  Le cannabis est la première substance illicite consommée par les jeunes. La consommation des jeunes en France est l'une des plus élevées d'Europe et concerne 50 % des jeunes de 17 ans. Il s'agit le plus souvent de garçons, appartenant à toutes les catégories sociales. Ils sont aussi grands consommateurs d'alcool (on parle alors de « polyconsommation » : drogue, alcool, tabac, médicaments).

  Il n'y a que de très rares consommateurs de cannabis après 45 ans.
- **La cocaïne**

  Sa consommation se « démocratise ».
- **L'héroïne**

  On dénombre 200 000 héroïnomanes, issus en majorité des jeunes de bas niveau scolaire, sans emploi (milieux défavorisés). La ghettoïsation des banlieues crée une véritable économie parallèle de la drogue et contribue à son extension. Les produits sont de plus en plus « purs » et en quantité de plus en plus importante. Ce phénomène est en train de devenir un fléau majeur de notre société.
- **Le crack**

  Le crack est un mélange de cocaïne et de bicarbonate de soude. Il provient des Antilles. C'est la « drogue du pauvre » car son coût n'est pas très élevé. Sa consommation progresse avec la misère et l'exclusion. Le crack génère une dépendance rapide, et des comportements très violents.
- **L'ecstasy**

  C'est une drogue de synthèse en provenance des Pays-Bas. Elle est particulièrement recherchée dans les *rave-party*. C'est une drogue conviviale, peu chère. Aussi attire-t-elle les lycéens, étudiants et jeunes (en général).
- **Le cristal ou crystal**

  Il s'agit d'un mélange de méthédrine et d'amphétamine ; c'est un puissant stimulant et hallucinogène qui conduit très rapidement à la dépendance. Cette drogue est redoutable car elle est de très mauvaise qualité. Or, son prix très modique l'amène à être de plus en plus consommée.

### b. Des conséquences sociales inquiétantes

- **La drogue menace l'ordre public**

  La consommation de drogue pousse les jeunes à voler pour s'en procurer. Certains, certaines, vont même jusqu'à se prostituer. Elle pousse à adopter un comportement marginal souvent violent. Elle menace la démocratie car elle enrichit les trafiquants et favorise la corruption et les trafics en tous genres.
- **La drogue menace aussi la santé publique**

  Sa consommation entraîne vite une dégradation de l'état physique et psychique. Elle est à l'origine d'infections graves (intraveineuses) et favorise l'hépatite B et C, et l'infection par le virus du sida. L'overdose est encore responsable de centaines de décès [1].

## 5 Les solutions : le renforcement de la prévention

### a. L'information

On assiste dans les médias à des campagnes de prévention à l'intention des parents, mais aussi à l'intention des jeunes. Parfois, cela aboutit à la création de comités d'environnement social, dans les quartiers sensibles. Tout le monde peut avoir accès au Numéro vert (gratuit) **Drogue Info Service** n° 113.

### b. La création de structures spécialisées (centres méthadone)

Ces structures sont utiles lorsque le toxicomane a recours à la méthadone *(drogue de substitution)*. Il existe aussi des structures d'aide à la réinsertion (foyers, communautés), et à la réinsertion professionnelle (Fonds Platini, SOS Drogue International...).

Produit de substitution, le *Subutex*, qui supprime le symptôme de manque sans procurer de « flash », a un accès plus facile, sur ordonnance, afin d'encourager les usagers d'opiacées à décrocher. Mais cette facilité d'accès a amené à un trafic ; certains se faisant prescrire plusieurs ordonnances de *Subutex* pour les revendre dans la rue. Pourtant, les études indiquent que le *Subutex* et la méthadone ont fait preuve de leur efficacité comme traitement de substitution aux drogues opiacées, permettant de réduire de 80 % les morts par overdose de 1994 à 2000, de réduire les contaminations par le virus du sida et de stabiliser la progression de l'hépatite C.

Il existe également plus de 260 centres de soins spécialisés pour toxicomanes (CSST).

### c. L'injonction thérapeutique

Cette décision judiciaire vise à permettre aux drogués de décrocher de leur addiction, en remplaçant la peine qu'ils encourent par une obligation de soins.

### d. L'action auprès des jeunes

La drogue est un *poison mortel* : il faut à tout prix l'éviter. C'est en observant les jeunes et en ayant une attitude ouverte que les adultes pourront percevoir les premiers signes annonciateurs de désenchantement, voire de désespoir ; ils pourront ainsi aider le jeune avant qu'il ne soit trop tard. Les professeurs, les familles, les éducateurs sont les premiers interpellés pour créer un dialogue constructif. Par ailleurs, on doit susciter chez les jeunes des « passions saines » : encore une fois, le sport se place en première ligne.

Il faut aussi bien informer les jeunes sur l'action des drogues. L'information des jeunes doit être faite par des personnes en qui ils ont confiance. Qu'il s'agisse de conférences, débats ou conseils, de lectures traitant de ce problème, d'actions dans les quartiers sensibles, l'information doit être claire, précise, objective, et concrète.

Dans chaque département, les jeunes peuvent contacter le centre de consultation, d'évaluation et d'accompagnement pour une consultation anonyme et gratuite.

1. 120 décès par an en moyenne depuis 1999.

# 8 L'alcoolisme

## 1 Définitions

### a. Alcoolisme

« Est alcoolique tout individu qui consomme l'alcool de manière répétitive, avec exagération et qui présente des troubles de santé caractéristiques. »
C'est un état d'intoxication chronique qui s'accompagne *d'alcoolo-dépendance*, entraînant aussi une tolérance de plus en plus grande à l'alcool qui conduit l'individu à augmenter sa dose quotidienne.
Les alcoologues proposent d'élargir la définition de l'alcoolisme en mettant en évidence la dépendance, quelles que soient la fréquence et la quantité.

### b. Ivresse

« L'ivresse est due à un abus de boisson alcoolisée. Elle est le plus souvent passagère, mais peut conduire à l'alcoolisme chronique. »
Sous sa formule la plus sévère, l'ivresse peut provoquer un coma, voire la mort.
Il faut savoir que de nombreux alcooliques n'ont jamais été ivres.

## 2 Données statistiques

- **La France est dans le peloton de tête des pays consommateurs d'alcool**, avec une consommation de 11,7 litres par habitant. Il y a en France 13,1 millions d'usagers réguliers.
- **L'alcoolisme touche tous les milieux sociaux** (alcoolisme mondain), mais surtout les milieux défavorisés (chômeurs, SDF...).
- **Le nombre de buveurs excessifs est en augmentation** parmi les femmes (une femme sur dix) et parmi les jeunes (consommation excessive de bière, en particulier).

On estime à 5 millions le nombre des consommateurs à problème, dont 2 millions sont dépendants de l'alcool.

## 3 Descriptif

### a. Statistiques : consommation d'alcool par habitant (fig. 2)

### b. Effets nocifs de l'alcoolisme sur l'organisme

L'alcoolisme chronique a des répercussions graves sur tous les organes.

- **Effets sur l'appareil digestif :**
  - l'œsophage : inflammations, ulcères ou cancers ;
  - l'estomac : inflammations, ulcères ou cancers ;
  - le foie : cirrhose (durcissement).
- **Effets sur l'appareil circulatoire :**
  - les globules blancs : pouvoir diminué (ainsi l'alcool fait le lit d'infections multiples...) ;
  - le cœur : il s'enrobe de graisse (risque d'infarctus) ;
  - les artères durcissent : l'alcool augmente le risque d'athérosclérose.
- **Effets sur l'appareil nerveux :**
  - tremblements : des mains, des lèvres... ;

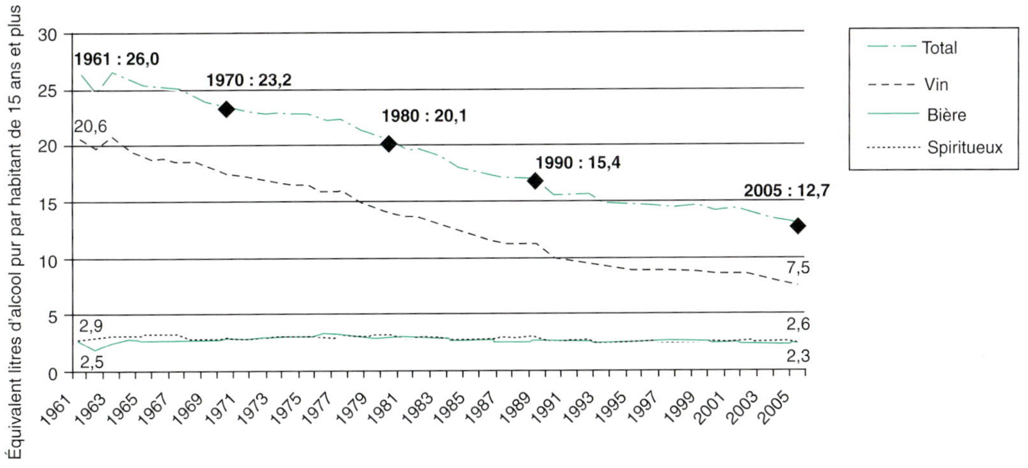


Fig. 2 – Consommation d'alcool sur le territoire français en litres d'alcool pur par habitant âgé de 15 ans et plus (1961-2005)
*Source : OMS de 1961 à 1989 ; groupe IDA 1990 et 1999, groupe IDA de insee de 2000 à 2005.*

- troubles des organes des sens : vue, ouïe, odorat, goût diminués ;
- troubles du comportement : colère, irritabilité... (60 % des crimes se font sous l'emprise de l'alcool...).

## 4 Les problèmes

### a. Une importante cause de mortalité

La dernière estimation fait état de 45 000 décès par an, liés directement à l'alcool (cirrhose, cancer des voies aérodigestives, soit 23 000 décès) ou indirectement (accident de la route, domestique, accident du travail).

### b. Une importante cause de morbidité

L'alcoolisme chronique entraîne des répercussions graves sur tous les organes.

### c. Une importante cause d'accident et de délits

- Accidents de la route (40 % sont mortels)[1].
- Accidents du travail.
- Accidents familiaux (maltraitance, carences affectives et éducatives).

L'alcoolisme contribue à la criminalité (coups et blessures, viols, incestes, dégradations, incendies).

### d. L'alcoolisme coûte cher à la collectivité

L'impact sur le système de soins serait de 17,5 milliards d'euros par an, en coûts directs et indirects.

1. 2001 : 1 400 000 accidents, dont 500 mortels.

### e. La prévention se heurte à des intérêts économiques

La lutte contre l'alcoolisme se heurte à de multiples intérêts économiques (producteurs, négociants, industriels du tourisme, exportateurs...). Elle se heurte même aux intérêts de l'État, qui perçoit des taxes sur les alcools. C'est peut-être ce qui explique que les dispositions contre l'alcool aient été assouplies (publicités, réintroduction des buvettes…).

### f. « *binge drinking* » ou biture expresse

Nouvelle pratique à la mode chez les jeunes adultes et chez les adolescents, voire les préadolescents, la consommation d'alcool en quantité massive et très rapide pour obtenir un état d'ivresse le plus rapidement possible. Ce genre de pratiques répandues chez les Anglo-Saxons a malheureusement trouvé ses marques en France. De plus, la consommation d'alcool est de plus en plus fréquente dans les collèges. L'âge des consommateurs baisse de façon inquiétante.

## 5 *Les solutions*

### a. Mesures sociales

- Limitation de la publicité en faveur de l'alcool (en particulier interdite lors des manifestations sportives).
- Nombreuses actions des « Alcooliques Anonymes ».
- Sanction sévère de la conduite en état d'ivresse (*cf.* d. Mesures répressives).
- Extension de l'alcootest à titre préventif.
- Création de centres d'hygiène alimentaire et d'alcoologie (LHA) pour assurer l'accueil et le suivi des patients.
- Lutte contre l'exclusion et la pauvreté pour aider les plus défavorisés (SDF, chômeurs, habitants des quartiers difficiles).
- Les bouteilles pourraient bientôt comporter des messages d'avertissement comme sur les paquets de cigarettes.

### b. Mesures économiques

- Réduction du nombre de débits de boissons.
- Publicité en faveur de la consommation de jus de fruits.
- Réglementation de la distribution des boissons alcoolisées (interdite aux moins de 16 ans, entre 22 heures et 6 heures).
- Augmentation du prix de l'alcool. Le gouvernement a élevé le montant des taxes prélevées par l'État sur la bière, les alcools forts et les « premix » (soda + alcool fort). Cette hausse n'a pas concerné le vin (qui représente 60 % de la consommation).

### c. Mesures éducatives

- Organiser des cours d'information à l'école.
- Encourager le sport et la culture pour les jeunes désœuvrés (les meilleures antidotes à l'alcool).
- Faire des campagnes de publicité (presse, radio, télé...) contre l'alcool.
- Faire respecter la loi Évin du 10 janvier 1991 relative à la lutte contre le tabagisme et l'alcoolisme.

#### d. Mesures répressives : répression de la conduite en état d'ivresse

Conduire avec une imprégnation alcoolique supérieure à 0,80 grammes d'alcool par litre de sang est un délit jugé par le Tribunal correctionnel qui peut infliger une amende importante, deux ans de prison ferme et l'annulation du permis de conduire.

## 9 Le tabagisme

Fumer, même occasionnellement, entraîne des risques pour la santé et peut faire glisser progressivement vers l'abus de tabac, c'est-à-dire le *tabagisme*, ce qui produit des effets pernicieux sur l'organisme.

### 1 *Définitions*

#### a. Tabagisme actif

Intoxication par le tabac correspondant à une toxicomanie légale avec dépendance physique et psychologique à la nicotine.

#### b. Tabagisme passif

Intoxication involontaire due à une exposition prolongée à la fumée du tabac.

### 2 *Données statistiques*

La cigarette tue 66 000 personnes par an en France (1 décès sur 9).
Les projections en 2025 annoncent 125 000 morts avec un décuplement chez les femmes (40 000 décès).
Le coût social du tabac pour la collectivité est estimé à 10 milliards d'euros, dont 3 milliards en dépenses médicales directes.
La France compte 9 millions de fumeurs d'au moins 10 cigarettes par jour.
La moitié des fumeurs a moins de 25 ans.
En France, plus de 5 000 décès seraient dus au tabagisme passif.

**Disproportion dans l'appréciation du danger**
« Les gens s'arrêtent de manger du bœuf dans quelques cas d'encéphalopathie spongiforme, mais continuent à fumer tout en connaissant parfaitement les effets mortels du tabac », s'insurge le professeur G. Lagrue.

### 3 *Descriptif*

#### a. Composition du tabac

La fumée de tabac est un mélange de plusieurs substances nuisibles :
- *l'oxyde de carbone* : effets nuisibles sur les globules rouges ;
- *l'acide cyanhydrique* : effets nuisibles sur tous les organes ;
- *les goudrons* : effets cancérigènes ;
- *la nicotine* : effets euphorisants (proches de ceux produits par l'opium).

### b. Modes de consommation du tabac

Le tabac se consomme en France sous forme de cigarettes blondes ou légères (35,6 % de la part du marché). Celles-ci sont aussi nocives que les cigarettes brunes car le fumeur pour satisfaire son besoin en nicotine, fume davantage et inhale les bouffées. En outre, on consomme plus de tabac à pipe et de tabac à rouler.

## 4 Les problèmes

### a. Effets du tabagisme sur l'organisme

- **Effets sur l'appareil respiratoire :**
  - *larynx* : laryngites fréquentes ;
  - *bronches* : bronchite chronique ;
  - *poumons* : cancer bronchique avec un risque de 335 cas pour 100 000 personnes chez les fumeurs de plus de 40 cigarettes par jour. Le risque existe aussi chez le fumeur passif avec 14 cas pour 100 000.
- **Effets sur l'appareil circulatoire :**
  - *le cœur* : maladie coronaire et infarctus. Ce risque est multiplié par 100 chez les femmes qui fument et prennent une contraception orale ;
  - *les artères* : artérite des membres inférieurs ;
  - *les globules blancs* : pouvoir microbicide diminué.
- **Effets sur l'appareil urinaire :** cancer de la vessie.
- **Effets sur le fœtus :** augmentation du rythme cardiaque et risque de prématurité aggravé. 28,9 % des femmes enceintes de 25 à 35 ans fument pendant leur grossesse !

Une étude médicale a établi la prévision suivante : un fumeur sur deux ayant commencé à fumer adolescent mourra prématurément d'une pathologie due au tabac. Il perdra en moyenne 18 années de vie.

### b. La progression du tabagisme féminin et du tabagisme chez les jeunes

Le nombre de femmes fumeuses augmente (29 % des filles de 16 à 17 ans déclarent fumer régulièrement). Le tabac augmente le risque cardio-vasculaire chez la femme surtout si elle utilise la pilule. Il y a aussi un risque d'ostéoporose après la ménopause. Les jeunes fument plus souvent et plus tôt (10 % de plus chaque entrée en 6$^{e}$).

Les cigarettiers ont lancé une contre-offensive de taille aux efforts des campagnes anti-tabac avec la mise sur le marché des « cigarettes bonbons ». Avec leur couleur fluo, ou rose, leur packaging avant-gardiste et surtout leur parfum rappelant celui des friandises : vanille, fraise, chocolat, caramel... ces cigarettes séduisent déjà beaucoup de lycéens et de collégiens. Ces nouvelles cigarettes laissent un goût sucré sur les lèvres et leur coût est un peu moins important que celui des cigarettes normales.

### c. La prévention se heurte à des intérêts économiques

Le tabagisme coûte cher à la collectivité, mais il fait vivre de nombreuses personnes (agriculteurs, négociants, buralistes...). Les impératifs économiques et la lutte contre le tabagisme paraissent parfois antagonistes.

## 5 Les solutions

### a. Mise en place d'une stratégie complète de lutte contre le tabagisme

Cette stratégie entre dans le Plan de mobilisation nationale contre le cancer 2003 :
• *accès au tabac rendu plus difficile* :
– interdiction de vente au moins de 16 ans,
– augmentations régulières des prix,
– retrait de la vente des petits paquets de 10 cigarettes ;
• *interdiction de fumer dans les lieux publics* : *application de la loi Évin 1991* (voir ci-après) ;
• mise en place d'opérations « École sans tabac » ;
• application de l'interdiction de la publicité sur le tabac (loi Évin 1991) ;
• mobilisation des associations de lutte contre le tabac ;
• développement de l'aide à l'arrêt du tabac ;
• lutte contre le tabagisme des femmes enceintes ;
• financement de campagnes d'information ;
• utilisation des taxes pour le financement des campagnes de prévention et des soins.

### b. Renforcement de la loi Évin

La loi Évin du 10 janvier 1991 relative à la lutte contre le tabagisme et l'alcoolisme a permis une réelle avancée en termes de santé publique. Les principales mesures, dont l'application reste à renforcer, sont :
• l'interdiction de la publicité en faveur du tabac ;

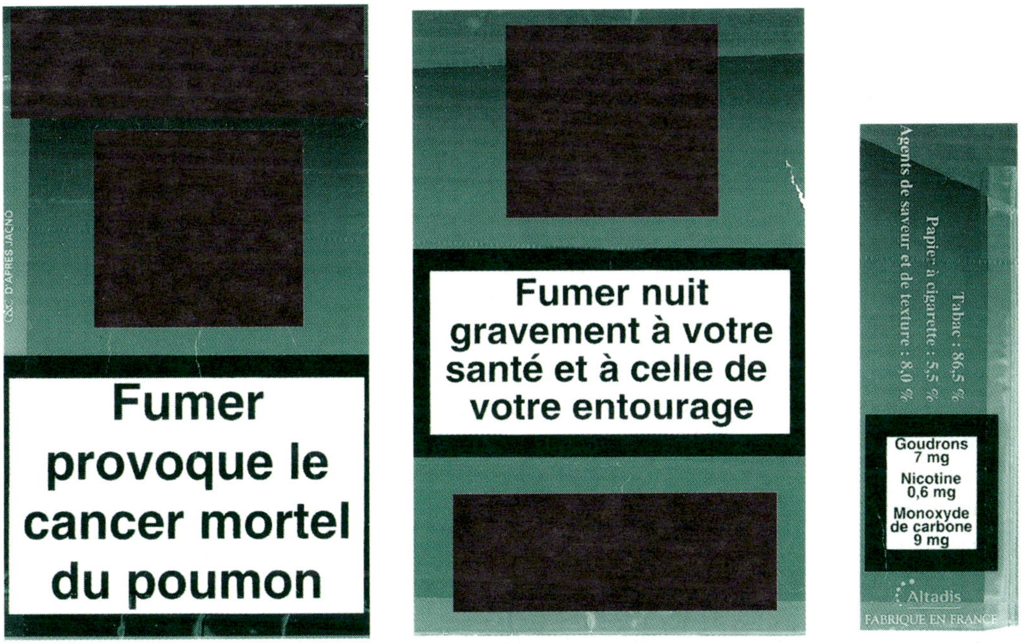


Fig. 3 – Tabac : le signalement du DANGER est lisible sur le paquet !

• l'inscription sur les paquets de la teneur en nicotine et en goudrons et des messages de prévention très dissuasifs (fig. 3).

Depuis le 1er février 2007, la législation durcit la loi Evin en interdisant de fumer dans tous les lieux publics, sans laisser la possibilité de pièce ou de zone fumeur. Pour ne pas trop froisser certains professionnels, cette loi ne s'appliquera qu'en janvier 2008 pour les restaurants, bars-tabac ou discothèques.

Dans certains pays européens, la législation imposant l'absence totale de tabac dans tout lieu public est déjà passée (Irlande, Italie...) sans créer de préjudices économiques, notamment aux restaurateurs, contrairement à leurs craintes.

# 10 Les troubles du comportement alimentaire : obésité, anorexie, boulimie

Intimement liées à notre mode de vie et à l'émergence de valeurs du paraître, ces maladies inquiètent par l'ampleur qu'elles prennent.

## 1 Définitions

### a. Obésité

L'obésité correspond à une augmentation excessive de la masse grasse de l'organisme, dans une proportion telle qu'elle peut avoir une influence sur l'état de santé. Elle est définie comme un indice de masse corporelle $\geq 30$ (en comparaison, l'excès pondéral correspond à un IMC $\geq 25$). L'indice de masse corporelle (IMC) ou indice Quetelet se calcule en appliquant la formule :

$$\text{Poids (kg)}/\ (\text{Taille} \times \text{Taille (m)})$$

Le poids exprimé en kilos étant divisé par la taille au carré exprimée en mètres.

### b. Anorexie

L'anorexie signifie la perte de l'appétit. L'anorexie mentale est une restriction volontaire de l'alimentation avec un amaigrissement massif. L'anorexique a le désir de tout maîtriser, de tout contrôler avec une valorisation narcissique de la minceur.

### c. Boulimie

La boulimie se caractérise par la répétition de crises boulimiques. Il s'agit d'absorption massive, en un temps très court, d'aliments non choisis, sans plaisir ni faim, ni rassasiement, suivie de vomissements.

On parle aussi de *compulsion alimentaire « frénétique »*, qui ressemble à la crise boulimique, mais les aliments sont choisis, avec une connotation de plaisir. Cet accès n'est généralement pas suivi de vomissements. Il est question de *grignotage pathologique* quand la consommation se fait en un temps assez long, par petites quantités répétées, d'aliments choisis, sans sensation de faim et avec une connotation de plaisir très modérée.

## 2 Données statistiques

- L'OMS parle à présent d'une épidémie mondiale, le nombre d'obèses ayant doublé en 10 ans pour atteindre 400 millions de personnes en 2005, tandis que 1,6 milliard sont en surpoids.
- La France compte actuellement près de 5,9 millions d'adultes obèses, 12,4 % des adultes sont concernés par l'obésité en France (2006).
- 20 à 50 % des enfants en surpoids ou obèses avant la puberté et 50 à 70 % des adolescents obèses le resteront à l'âge adulte. Peu de chiffres sont disponibles concernant les enfants obèses puisque les études récentes (dont ObEpi 2006) concernent les personnes de plus de 15 ans. Néanmoins, on estime qu'un enfant sur 5 est en surpoids sur l'ensemble de l'Europe avec des proportions plus importantes dans les pays méditerranéens. De plus, les spécialistes estiment que 18 % des Français sont obèses, dont 4 % d'enfants.
- L'anorexie concerne 9 fois sur 10 une jeune femme entre 14 et 23 ans. Plus le début est précoce (10-11 ans) ou tardif (après 23 ans) plus le pronostic est sévère. L'anorexie mentale amène une mortalité de 10 %.
- La boulimie touche principalement les femmes : elle ne concerne qu'un homme pour 10 femmes. Elle débute souvent entre 20 et 35 ans et est 10 fois plus fréquente que l'anorexie mentale.

## 3 Causes

### a. Causes de l'obésité

L'obésité est due à différents facteurs. Certains ne peuvent être évités :

- héréditaires ;
- pathologiques.

Mais d'autres sont liés à notre mode de vie :

- sédentarité ;
- surconsommation d'aliments gras et sucrés ; l'urbanisation a amené une disponibilité alimentaire plus importante. En vingt ans, notre consommation de boissons sucrées a doublé : 50 litres/personne/an.

Le mode de vie et le niveau socioéconomique sont des facteurs déterminants très importants.

Le grignotage représente 20 % des apports énergétiques des adolescents qui sont 90 % à le pratiquer.

### b. Causes de l'anorexie et de la boulimie

Ces pathologies sont également multifactorielles, mais peuvent être liées :

- aux exigences de paraître de la société : la taille mannequin est omniprésente dans les médias (publicités, films, émissions) ;
- aux exigences propres à certaines activités (sport, danse, gymnastique au sol) ;
- au phénomène des régimes très largement répandu à tout moment de la vie (avant ou après les fêtes, avant les vacances d'été...). Les petites filles ou les adolescentes ayant des problèmes avec leur image et leur poids ont très souvent une mère qui suit ou a suivi un ou plusieurs régimes ;
- à un mal-être de l'adolescent(e), voire de l'adulte, notamment à des relations familiales problématiques.

## 4 Conséquences

### a. Physiques

L'enfant ou l'adulte obèse souffre des pathologies liées au surpoids, qui principalement fatiguent le cœur et entraînent divers troubles cardiovasculaires, et amènent souvent diabète, hypertension ou encore apnée du sommeil. À cela s'ajoutent les difficultés à se mouvoir intensément (courir, faire du sport) ou normalement (marcher, se lever...).
En ce qui concerne l'anorexie ou la boulimie, les problèmes physiques sont extrêmement graves, car les carences et mauvais traitements infligés au corps peuvent rapidement s'avérer mortels (chute du taux de potassium suite aux vomissements à répétition).

### b. Sociales

Vivre en étant obèse est également une source de mal-être, aussi bien pour les jeunes que pour les adultes. Leur apparence ne répond pas aux critères esthétiques actuels qui sont mis en avant et passent souvent avant toute autre qualité des individus.
Le surpoids est mal vu de la société. Il amène à des moqueries de la part des plus jeunes, ce qui met l'enfant obèse à l'écart.
Quant aux adultes, ils ont aussi tendance à traiter durement la personne obèse, voire à agir de manière discriminatoire à son égard : la personne obèse est mal vue, elle est considérée comme ne faisant aucun effort, se laissant aller ; aussi est-elle peu embauchée.
Quant aux personnes anorexiques ou boulimiques, leur problème alimentaire les isole des relations sociales, voire professionnelles : soit leur mauvais rapport à la nourriture les amène à refuser les invitations et les prive de sorties amicales, soit leur état physique les empêche de pratiquer une activité professionnelle, ce qui renforce leur isolement.

### c. Psychologiques

Toutes ces pathologies amènent à des dépressions et à la mésestime de soi, et sont très difficiles à vivre pour les personnes qui en sont atteintes. Le dégoût de soi, la honte que ces personnes éprouvent peuvent les amener au suicide.

## 5 Les solutions

### a. Contre l'obésité

- Après le premier « programme national nutrition santé » 2001-2005 (PNNS1), la France a débloqué un budget de 47 millions d'euros pour le PNNS2 2006-2010. Faisant suite aux premières mesures, le PNNS2 s'est fixé comme objectifs d'améliorer le dépistage et la prise en charge de l'obésité, de réduire de 20 % le surpoids de la population et d'augmenter de 25 % l'activité physique.

De plus, la France a signé (avec les autres États membres) la Charte européenne de lutte contre l'obésité qui insiste sur la nécessité de s'attaquer en priorité à l'obésité infantile et précise plusieurs moyens de prévention. Il s'agit de :

- contrer la promotion des produits énergétiques (boissons et alimentation) par une réglementation plus stricte ;
- limiter l'utilisation des graisses, du sel et du sucre dans les produits transformés ;
- inciter à la consommation de fruits et légumes ;
- favoriser les activités physiques et sportives.

- **Au niveau individuel** : des cures sont proposées aux adolescents. Il s'agit de séjours complets durant lesquels on incite l'enfant à se dépenser et on le rééduque par rapport à son comportement alimentaire.

### b. Contre l'anorexie et la boulimie

La prise en charge de ces pathologies est bien plus problématique car elles se transforment rapidement en problèmes relevant de la psychiatrie.
La société et le monde médical ont du mal à appréhender ces types de pathologies, et encore plus à les traiter. Le grand public a du mal à comprendre qu'il puisse y avoir un problème alors que la cure est simple : il suffit de manger (contrairement à d'autres maladies dont le traitement n'a pas été trouvé).
Les soins psychiatriques, consultations et thérapies comportementales sont les solutions les plus répandues. La guérison totale et définitive est rare, les rechutes fréquentes.
Pour les adolescentes ou préadolescentes, des internements en centre avec contrat de reprise de poids sont proposés : aucun contact familial ou amical n'est possible avant d'avoir repris un certain poids. Mais ces méthodes traitent les symptômes, non la cause profonde de ces pathologies.
Les Maisons de l'adolescent (dont la très médiatisée Maison de Solenn, du nom de la fille de Patrick Poivre d'Arvor, inaugurée en 2005) proposent leur aide par rapport à de nombreuses pathologies et au mal-être, dont ces problèmes alimentaires.

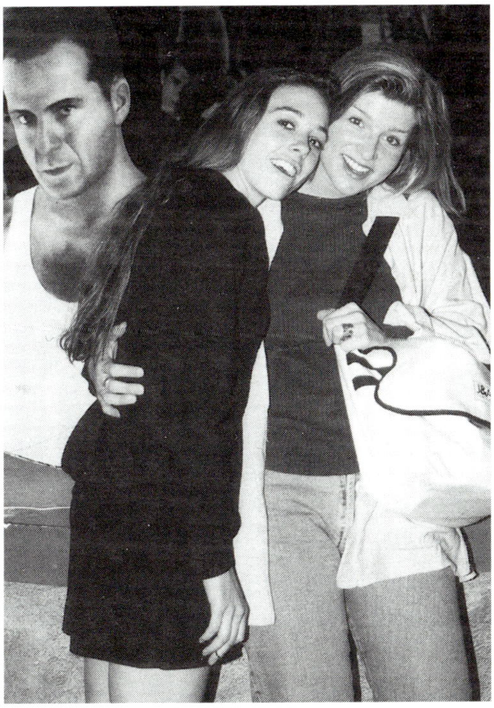

Au cours des soirées organisées par les jeunes, la consommation de drogues, licites ou illicites, tend à se développer ; une prévention vigilante est mise en place, elle doit être comprise et respectée.

# Annales ?

## 1. EAS[1] de l'IFRAD de Paris

« Une prévention simple peut permettre d'éviter des maladies pénibles pour l'individu et coûteuses pour la société. » Joël de Rosnay.
Choisissez dans un domaine que vous connaissez, une action de santé illustrant le mieux cette pensée.

## 2. EAP[1] de l'Hôtel-Dieu de Marseille

Les maladies cardio-vasculaires représentent une grande cause de mortalité dans nos pays développés. Comment expliquez-vous ce phénomène ? Argumentez au moyen d'exemples.

## 3. Institut de formation AS d'Aix-en-Provence

Qu'évoque pour vous cette phrase : « *Tabac - Alcool - Cancer : le mauvais tiercé !* » (Une affiche est remise au candidat, voir document ci-contre).

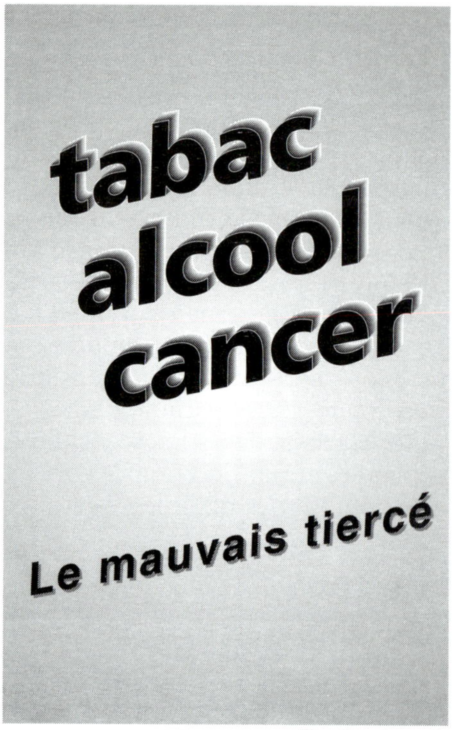


*Droits réservés*

## 4. École du CH de Prades

Les jeunes et le sida. Commentez.

## 5. EAS de Gisors

La tuberculose est une maladie en recrudescence. Qu'en pensez-vous ?

## 6. EAS de Mortagne-au-Perche

On sait que le cannabis est de plus en plus répandu, il concerne aussi bien les jeunes que les moins jeunes (voir document ci-contre).
**1.** Quels sont les réels dangers du cannabis sur l'organisme ?
**2.** Pourquoi les jeunes et les moins jeunes sont-ils consommateurs de cannabis ?

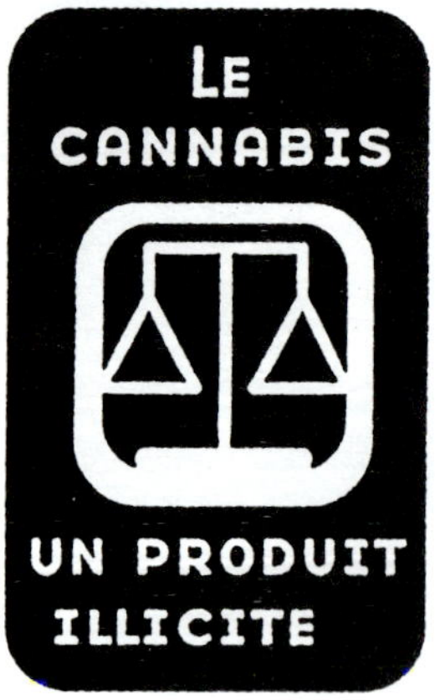


## 7. EAS du CH de Mortagne-au-Perche

**1.** En fonction de vos connaissances sur la toxicomanie, dites ce que vous inspire ce slogan ?
**2.** Que savez-vous des conséquences des drogues sur la santé ?
**3.** Quels sont les meilleurs moyens pour en informer la jeunesse ?

## 8. EAS du CH du Santerre (Montdidier)

« Je fume… c'est mon droit, c'est ma liberté. »
**1.** Que pensez-vous de cette phrase ?
**2.** Expliquez.

---

1. EAS et EAP : lire partout : École d'aide-soignant et École d'auxiliaire de puériculture.

# EN PARLER C'EST DÉJÀ UN GRAND DÉPART !

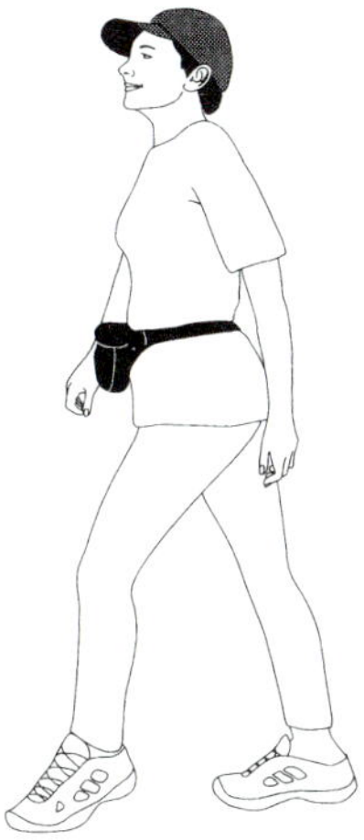

➤ *Colloque*
Jeunes
Drogue
Justice
Prévention
Répression

➤ *Sport, fête, infos*
Tournoi de Futsal,
Temps Milk Bar, Roller

➤ *DROPIE :*
lieu d'échanges au lycée

**Semaine européenne de prévention des toxicomanies**

## 9. EAS du CH de Mortagne-au-Perche

**1.** Qu'est-ce qui fait courir les jeunes chez Mc Donald's ?

**2.** Expliquez les avantages et les inconvénients de cette pratique alimentaire.

## 10. EAS de Machecoul

Beaucoup de top-modèles sont anorexiques et la majorité pèse 23 % de moins que le poids moyen des femmes.

Votre fille, adolescente, s'entretient avec vous à ce sujet. Que lui dites-vous ?

## 11. EAS de Saint-Vallier

***Obésité***

Des chiffres alarmants. L'obésité, qui frappe 25 % des Américains, gagnerait la France. Une enquête récente de la Sofres révèle qu'elle toucherait au moins 8 % de la population âgée de plus de 15 ans.

C'est un sérieux problème de santé publique, car l'obésité, favorisant de graves maladies (diabète, hypertension artérielle, infarctus du myocarde, goutte...), cause aujourd'hui en France plus de morts que les accidents de la route et le sida réunis.

Commentez.

# 3 TEST Que savez-vous sur…
# l'hygiène individuelle ?

*Cochez la ou les bonnes réponses*

**1. Le sommeil a :**

*a) 3 cycles* ❐
*b) 2 cycles* ❐
*c) 4 cycles* ❐

**2. La chaleur est accablante surtout :**

*a) lors des premières chaleurs car le corps n'est pas habitué aux températures élevées* ❐
*b) lorsque la chaleur persiste longtemps et se maintient jour et nuit* ❐
*c) par temps humide, sans vent* ❐
*d) accompagnée d'une pollution atmosphérique* ❐

**3. Pour la population générale et dans un contexte nutritionnel, l'apport d'alcool par jour ne devrait pas :**

*a) dépasser 2 verres* ❐
*b) dépasser 3 verres* ❐
*c) dépasser 4 verres* ❐
*d) être limité* ❐

**4. La décongélation d'un produit peut se faire de préférence :**

*a) sous l'eau chaude* ❐
*b) au réfrigérateur* ❐
*c) au micro-ondes* ❐
*d) sur un radiateur* ❐

**5. Depuis le 28 février 2007 des messages sont imposés aux annonceurs de certains produits alimentaires. Parmi ces messages on trouve :**

*a) Pour votre santé, mangez au moins 5 fruits et légumes par jour* ❐
*b) Pour votre santé, pratiquez une activité physique régulière* ❐
*c) Pour votre santé, évitez de manger trop gras, trop sucré, trop salé* ❐
*d) Pour votre santé, évitez de grignoter entre les repas* ❐

**6. Le lavage de mains est :**

*a) moins important que celui du corps* ❐
*b) fait matin et soir* ❐
*c) fait plusieurs fois par jour* ❐

**7. Le lavage des dents :**

*a) prévient la carie* ❐
*b) donne une bonne haleine* ❐
*c) se fait avant les repas* ❐

**8. Les groupes d'aliments sont au nombre de :**

*a) huit* ❐
*b) dix* ❐
*c) six* ❐
*d) douze* ❐
*e) neuf* ❐

**9. L'alimentation d'une personne sportive doit être riche en :**

*a) produits sucrés (chocolat, biscuits)* ❐
*b) céréales et féculents* ❐
*c) lipides* ❐

**10. La DLC est :**

*a) le délai légal de conservation* ❐
*b) la date limite de consommation* ❐
*c) le délai légal de la contamination* ❐

**11. Parmi les matières grasses suivantes, il convient de préférer la consommation :**

*a) de graisses d'origine animale (beurre, crème…)* ❐
*b) d'huiles d'origine végétale (olive, tournesol…)* ❐
*c) d'huiles de friture* ❐

**12. Une pathologie bucco-dentaire peut favoriser :**

*a) les maladies cardio-vasculaires* ❐
*b) les néphrites* ❐
*c) les algies faciales* ❐
*d) les rhumatismes articulaires aigus* ❐

**13. À l'inverse, un dentiste peut dépister à la vue des lésions dans la bouche :**

*a) aucune pathologie* ❐
*b) un diabète* ❐
*c) des désordres endocriniens* ❐
*d) une IST* ❐
*e) des troubles du comportement alimentaire* ❐

**Corrigé du QCM**

*1) c*
*2) a, b, c et d*
*3) a*
*4) b et c*
*5) a, b, c et d*
*6) b et c*
*7) a et b*
*8) c*
*9) b*
*10) b*
*11) b*
*12) a, b, c et d*
*13) b, c, d et e*

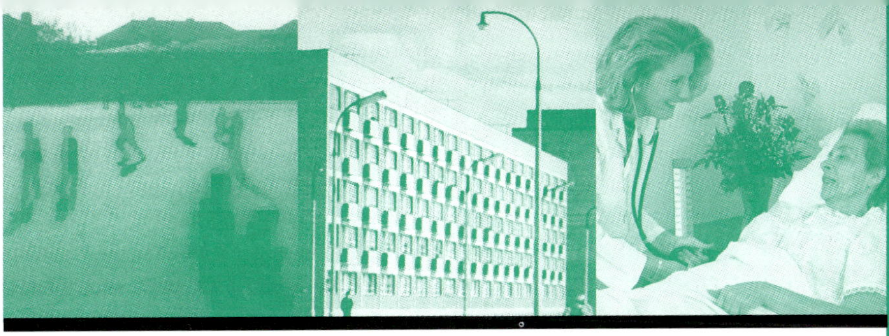

# 3 L'hygiène individuelle



## 1 L'hygiène corporelle et vestimentaire

### 1 Définition

L'hygiène corporelle et vestimentaire se définit comme la capacité de l'individu à conserver son corps et ses vêtements propres quotidiennement.

### 2 Descriptif et solutions

#### a. La douche ou le bain

La douche ou le bain sont des pratiques d'hygiène essentielles. Ils s'administrent de préférence le soir pour deux motifs : ôter les salissures accumulées dans la journée et bénéficier des effets calmants préparant au sommeil.

#### b. Le lavage des mains

Les mains se salissent beaucoup plus que le reste du corps et véhiculent des microbes. Il faut donc les laver souvent, et en particulier :

- *avant les repas,* pour éviter de souiller les aliments ;
- *après le repas,* pour dégraisser les doigts ;
- *après s'être mouché ;*
- *après avoir touché des objets souillés ;*
- *après être passé aux toilettes.*

Les ongles doivent être taillés court et brossés régulièrement.

#### c. Les soins de bouche

Il est conseillé de pratiquer matin et soir le lavage des dents (prévention des caries).

#### d. Les soins des cheveux

La chevelure doit être lavée 2 à 3 fois par semaine. Elle doit être brossée tous les jours (matin et soir, au moins).
Les peignes et brosses doivent être bien entretenus à l'eau et au savon (javellisés de temps en temps).

**Le saviez-vous ?**

- ➤ ***Le savon*** *est obtenu à partir de matières grasses animales (suif) ou végétales (huile de palme) traitées par un produit basique (soude).*
- ➤ ***Les savonneries*** *se développent à Marseille dès le XVe siècle.*
- ➤ ***L'hygiène corporelle*** *de l'adulte (bain ou douche) se justifie plus le soir que le matin.*
- ➤ ***Les nutriments non énergétiques*** *(vitamines et sels minéraux) doivent, pour la plupart, être consommés en association plutôt qu'isolément.*
- ➤ ***Une pilule survitaminée,*** *c'est ce que prennent chaque jour 40 % des Américains (10 % des Français).*
- ➤ ***Certaines matières grasses*** *(les acides gras trans), notamment les margarines augmentent de 132 % le risque de souffrir de troubles cardio-vasculaires contre 32 % pour les mêmes quantités de gras saturé (beurre).*
- ➤ ***Le temps*** *que nous passons à dormir représente environ un tiers de notre vie.*
- ➤ ***Le sommeil perdu*** *ne se rattrape jamais.*
- ➤ ***Les biscottes*** *ne font pas maigrir : à quantité égale, elles renferment trois fois plus de lipides que le pain.*
- ➤ ***La présence de matières grasses*** *dans les produits congelés ou surgelés limite leur durée de conservation.*
- ➤ ***Le manque de sommeil,*** *chez l'enfant, correspond à 60 % des retards scolaires (école primaire).*
- ➤ ***Le sommeil du fœtus*** *ne dépend pas du sommeil de sa mère. À l'accouchement, le nouveau-né se réveille au moment des contractions utérines les plus fortes qui entraînent l'expulsion.*

#### e. Les soins des pieds

Ils concernent aussi bien les ongles (à couper et brosser), la couche cornée qui peut s'écailler et les déformations des pieds (durillons et œils-de-perdrix) que la sueur. Chaussures et chaussettes doivent être changées tous les jours.
L'hygiène corporelle est importante pour l'intégration sociale. Il est souvent dit que « la propreté est le dernier rempart contre la clochardisation ». Aussi, les populations les plus démunies, notamment celles des SDF, ont-elles vu des structures s'intéresser à ce problème. Ainsi, des associations comme *Point d'eau* proposent douches et machines à laver le linge.

#### f. L'hygiène vestimentaire

Elle complète l'hygiène de la peau et est indispensable au confort. Les vêtements doivent être :
• *propres et renouvelés très souvent* car ils absorbent sueur et poussières (les sous-vêtements sont changés chaque jour) ;
• *perméables à l'air :* il faut permettre à la peau de « respirer » ;
• *doux au toucher* c'est-à-dire ne pas provoquer d'irritations et d'allergies : le coton et la laine, matières naturelles, sont recommandés ;
• *adaptés à la température ambiante, à la saison et aux activités*, car avoir trop chaud provoque la sueur chez l'adulte et des malaises chez l'enfant ;
• *entretenus correctement :* le lavage peut se faire en machine à laver.
Les conséquences d'une mauvaise hygiène vestimentaire peuvent être la propagation des parasites, des maladies contagieuses et d'une mauvaise protection de la peau contre les variations de température et d'humidité.

## 2 L'hygiène alimentaire

### 1 *Définition*

L'hygiène alimentaire se définit comme la capacité de conserver une alimentation équilibrée et adaptée aux besoins nutritionnels propres à son âge, à son état de santé et à ses conditions de vie.

### 2 *Les besoins nutritionnels*

Au cours de la croissance et de l'âge adulte, les besoins nutritionnels sont importants et doivent répondre à certains principes.

#### a. Besoins en nutriments énergétiques (tableau 1)

Ces nutriments procurent l'énergie nécessaire au bon fonctionnement de l'organisme.

- **Glucides :** sucre, féculents, fruits, légumes.
- **Lipides :** huiles, graisses de constitution, beurre.

#### b. Besoins en nutriments plastiques (tableau 1)

Ces aliments sont nécessaires à la constitution de l'organisme.

- **Protéines :** viande, poisson, œuf.
- **Lipides de constitution.**

Tableau 1 – Les nutriments énergétiques et aliments plastiques

| Nutriments énergétiques | Sources alimentaires | Rôle |
|---|---|---|
| *Les protéines* | – *Protéines animales* :<br>• lait et produits laitiers<br>• viande, poisson, œuf<br>– *Protéines végétales* : céréales | – Fabrication des tissus du corps<br>– Croissance (apport d'acides aminés) |
| *Les glucides* | – *Glucide complexe* : sucre des féculents (l'amidon)<br>– *Glucides simples* :<br>• sucre du lait : le lactose<br>• sucre des fruits : le fructose<br>• sucre ordinaire : le saccharose | – Énergie musculaire<br>– Fonctionnement cérébral |
| *Les lipides* | – *Les lipides animaux* :<br>• lait et produits laitiers<br>• viande, poisson, œuf<br>– *Les lipides végétaux* : huiles végétales (tournesol, olive, arachide...) | – Chaleur<br>– Absorption des vitamines liposolubles (A, D, E, K)<br>– Croissance cérébrale (apport d'acide linoléique et linolénique) |

Les diététiciens ont notamment mis à la mode les oméga 3 et 6 de la famille des lipides ; il s'agit d'acides gras polyinsaturés (AGPI) qui jouent un rôle protecteur contre certaines maladies neurologiques et cardio-vasculaires et luttent contre l'anxiété et les méfaits du stress.

### c. Besoins en nutriments non énergétiques (tableau 2)

Ces nutriments ne sont pas source d'énergie, mais ils sont indispensables à la bonne utilisation des nutriments.

- **Minéraux et oligo-éléments :**
  - calcium : lait et produits laitiers ;
  - fer : viande, œuf et abats.
- **Vitamines :**
  - A, D, E, K : lait, laitage, poisson, œuf, huile ;
  - C : fruits et crudités ;
  - B : féculents.
- **Fibres.**

### d. Intérêt de l'équilibre alimentaire

L'alimentation doit être équilibrée, c'est-à-dire apporter tous les nutriments nécessaires à notre organisme.

Une alimentation équilibrée permet :

- d'assurer une bonne croissance pendant l'enfance et l'adolescence ;
- de prévenir certaines maladies de l'âge adulte, en particulier les maladies cardio-vasculaires, l'obésité... ;
- de lutter contre les carences responsables de maladies dites nutritionnelles.

Tableau 2 – Les nutriments non énergétiques

| | Sources alimentaires | Rôle |
|---|---|---|
| ***Les sels minéraux et les oligo-éléments*** n'apportent aucune calorie mais sont indispensables à la croissance :<br>– calcium<br>– fer | <br><br><br>– Lait, produits laitiers<br>– Foie, viande, légumes verts | <br><br><br>– Ossification<br>– Anti-anémique |
| ***Les vitamines*** sont essentielles à la vie. Elles aident à l'utilisation des autres aliments.<br>*– Les liposolubles :*<br>• vitamines A<br>• vitamine D<br>• vitamine E<br>• vitamine K<br>*– Les hydrosolubles :*<br>• vitamine C<br>• vitamines B (B1, B2, B6, B12) | <br><br><br>– Lait (+ carottes et légumes verts)<br>– Poisson<br>– Foie (+ huiles végétales)<br>– Œuf<br><br>– Fruits acides (+ crudités)<br>– Féculents (+ lait, poisson, foie, œufs) | – Métabolisme des lipides, protéines, glucides<br><br>– Croissance physique et cérébrale<br><br><br>– Antihémorragique<br><br>– Anti-infectieux<br>– Croissance physique et cérébrale |
| ***L'eau*** : l'apport est très important | – Eau des boissons<br>– Eau des aliments | – Transport des aliments et évacuation des déchets |
| ***Les fibres*** | – Fruits<br>– Légumes | – Régulation du transit |
| Cette liste n'est pas exhaustive. Nous avons volontairement simplifié le tableau pour une mémorisation plus facile. Prenons l'exemple des *sels minéraux,* il faudrait citer aussi : le phosphore, le potassium, le sodium, le magnésium, le soufre… ; dans les *oligo-éléments* : le cuivre, le zinc, le fluor, l'iode, le chrome, le manganèse, le sélénium, le vanadilium… | | |

## 3 *Descriptif : les différents aliments*

### a. Les principaux groupes d'aliments

Les aliments sont classés en six grands groupes. Les aliments d'un même groupe possèdent des caractéristiques communes, ce qui permet de les remplacer l'un par l'autre et donc de varier les menus (tableau 3).

### b. Les principales équivalences

- **Équivalences énergétiques :**
  - 1 g de protide fournit 4 kcal (environ 17 kJ),
  - 1 g de glucide fournit 4 kcal (environ 17 kJ),
  - 1 g de lipide fournit 9 kcal (environ 38 kJ).
- **Équivalences protidiques :** 10 g de protéines sont apportés par 50 g de viande = 50 g de poisson = 40 g de jambon = 1 œuf.
- **Équivalences calciques :** 150 mg de calcium sont apportés par 125 ml de lait = 100 g de fromage frais = 1 yaourt.

L'utilisation de ces équivalences dans la ration alimentaire journalière permet de varier les menus en remplaçant un aliment par un autre de la même catégorie, ce qui permet de respecter les goûts des personnes dont nous avons la charge.

Tableau 3 – Les principaux groupes d'aliments et leurs apports nutritionnels

| Les groupes d'aliments | | APPORTS NUTRITIONNELS | |
|---|---|---|---|
| | | **Nutriments énergétiques** | **Nutriments non énergétiques** |
| 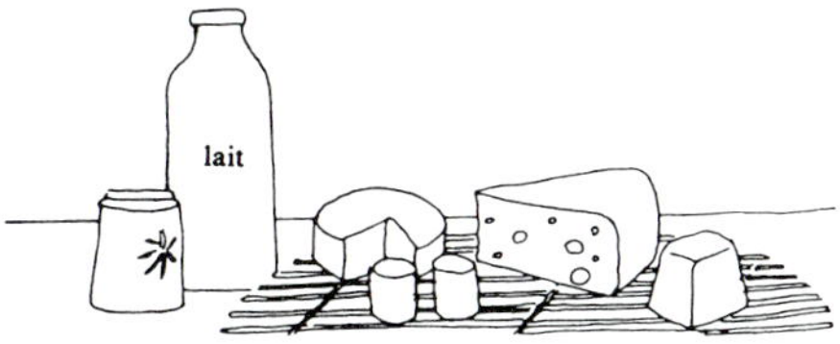 | LAIT ET PRODUITS LAITIERS | – Protéines animales<br>– Lipides animaux | – Vitamines A, B, D, E<br>– Minéraux (Ca, Ph) |
| 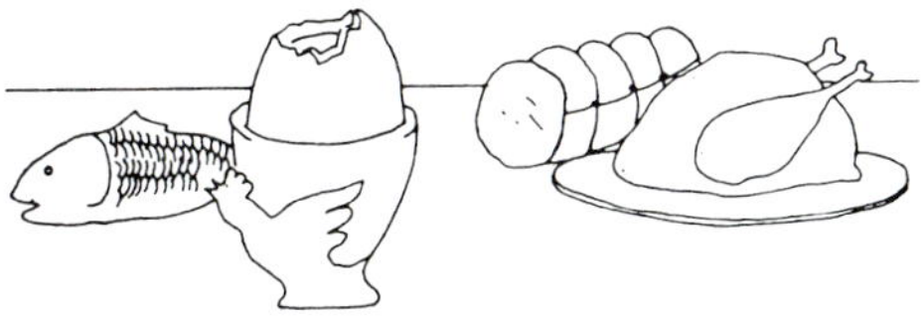 | VIANDE, POISSON ET ŒUF | – Protéines animales<br>– Lipides animaux | Vitamines A, B, D |
| 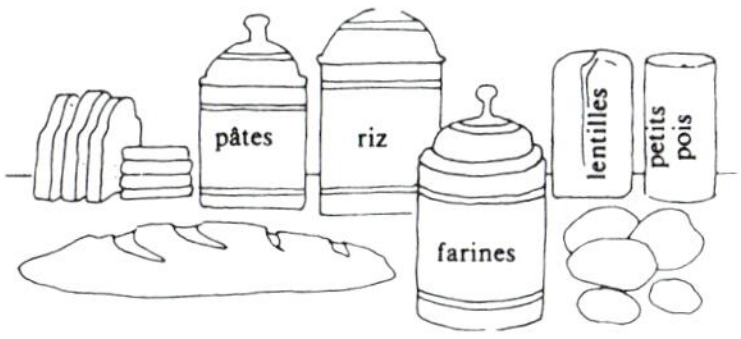 | FÉCULENTS | – Glucides complexes<br>– Protéines végétales | – Vitamine B<br>– Fibres<br>– Minéraux |
| 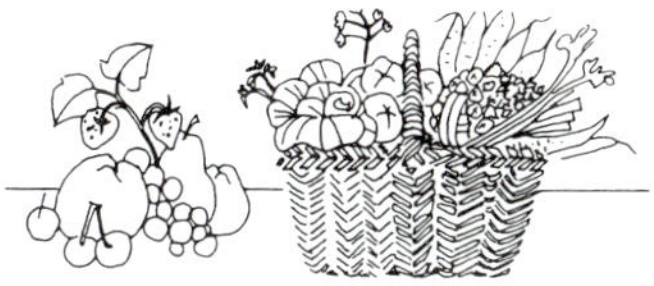 | VÉGÉTAUX FRAIS (fruits et légumes) | – Glucides complexes<br>– Protéines végétales<br>– Lipides végétaux | – Vitamines C, A<br>– Fibres<br>– Minéraux<br>– Eau |
| 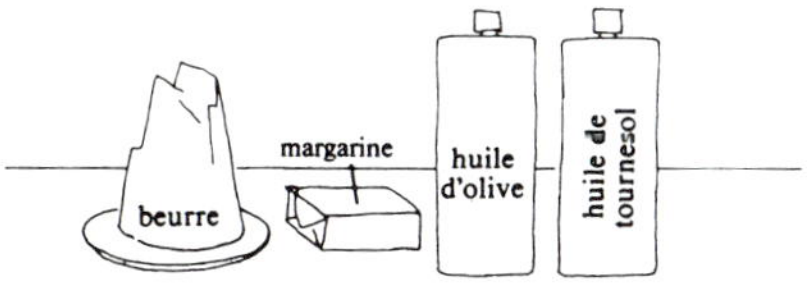 | CORPS GRAS (d'origine animale et végétale) | – Lipides animaux<br>Lipides végétaux | Vitamines A, D, E, K |
| 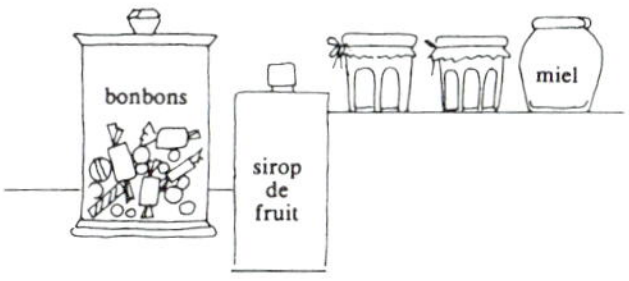 | PRODUITS SUCRÉS | Glucides simples | Saccharose (sucre) |
| 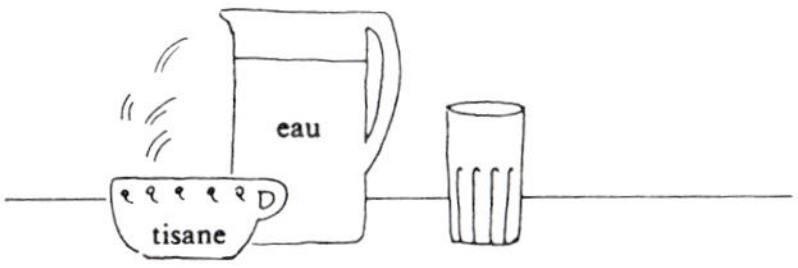 | EAU (apports variables) | | Minéraux |

## 4 Les problèmes

### a. Les maladies nutritionnelles

Les maladies nutritionnelles sont des maladies résultant de déséquilibres alimentaires ; certains éléments peuvent être pris en excès ou au contraire en quantité insuffisante.

- **Conséquences des excès en :**
  - *graisse* (alimentation hyperlipidique) : risques d'obésité, d'hypertension ;
  - *sucre* (alimentation hyperglucidique) : risques d'obésité, de caries ;
  - *sel* : risques d'hypertension, troubles rénaux.
- **Conséquences des carences en :**
  - *fer* : anémie ;
  - *calcium* : rachitisme ;
  - *vitamine C* : infections, scorbut (rare) ;
  - *vitamine D* : rachitisme.

Certains éléments de notre alimentation peuvent s'avérer extrêmement néfastes. C'est le cas des acides gras trans AGT (margarines et huiles hydrogénées). Développés au début du XX^e^ siècle, ils étaient alors considérés comme un substitut idéal au beurre, et donc meilleurs pour la santé que les graisses saturées qui augmentent le mauvais cholestérol. Or, dans les années 1990, il a été clairement établi que ces AGT augmentent le risque de MCV quel que soit l'âge du consommateur. Les AGT font pire que les graisses saturées puisqu'en plus de provoquer du « mauvais cholestérol » ils diminuent le « bon cholestérol » qui, lui, limite le risque d'obstruction des vaisseaux. D'après l'Institut national de la recherche agronomique (INRA), une consommation de 5 g d'AGT par jour augmente de 25 % le risque de MCV. Ces AGT sont présents dans de très nombreux aliments, mais ne sont pas obligatoirement affichés sur les étiquettes en France.

### b. Les intoxications

Les aliments étant vendus en grande quantité par l'intermédiaire de la grande distribution (supermarchés), les problèmes susceptibles d'être rencontrés sur un produit peuvent faire des victimes sur tout le territoire. Cela s'est déjà produit avec des aliments contenant un trop grand nombre de listéria (rillettes) ou des bactéries impropres à la consommation (l'*Escherichia coli* O157-H7 présente dans des steaks hachés).

### c. Quelques régimes alimentaires

Tableau 4 – Exemples de menus adaptés aux maladies nutritionnelles

| Menu hypercalorique | Menu hypocalorique | Menu en cas de constipation | Menu en cas de diarrhée |
|---|---|---|---|
| – Jus de fruit<br>– Œufs brouillés ou viande<br>– Légumes verts + pommes de terre vapeur<br>– Tarte aux pommes | – Poisson blanc grillé ou à la vapeur<br>– Carottes ou haricots verts<br>– Yaourt maigre<br>– Fruit frais | – Jus de fruit<br>– Bouillon de légumes<br>– Endives au jambon<br>– Yaourt<br>– Pruneaux<br>– Eau ++ | – Poisson grillé<br>– Riz au safran<br>– Fromage cuit<br>– Banane |
| + eau + pain complet à chaque repas | | | |

### d. Les alicaments

L'industrie agroalimentaire, par le biais de la publicité et d'un marketing tonique, a fait entrer dans l'esprit des consommateurs la notion d'alicament (contraction d'aliment et de médicament) pour vendre, plus cher, des produits aux prétendues vertus thérapeutiques : lait enrichi au calcium, jus de fruit enrichi aux vitamines, margarine aux différents oméga. Les scientifiques collaborent à cette vente en cautionnant le discours publicitaire, en faisant sponsoriser leurs recherches. Ce marché est en pleine expansion (+ 20 % par an). Mais la réglementation européenne interdit de prétendre que les produits ont un impact sur la prévention, le traitement ou la guérison des maladies. Les industriels et leurs publicitaires doivent donc utiliser une rhétorique subtile, ou prouver ce qu'ils affirment par des tests réalisés par l'Agence européenne des aliments. Dans d'autres pays (États-Unis, Japon...) les alicaments sont vendus avec des messages publicitaires très explicites (anti-cancer, anti-sida...).

## 5 *Les solutions*

### a. Reconnaître les différentes gammes de produits alimentaires

- **Première gamme** : les produits frais du marché (brut).
- **Deuxième gamme** : les produits pasteurisés, stérilisés ou appertisés (conserves).
- **Troisième gamme** : les produits surgelés.
- **Quatrième gamme** : les produits frais « prêts à l'emploi ».
- **Cinquième gamme** : les produits frais ou cuisinés conservés sous vide.

### b. Respecter les conditions de stockage et les dates limites de consommation

Tous les aliments gardent leur saveur, leur valeur nutritionnelle, à condition de bien *respecter les conditions de stockage et les dates limites de consommation.*

### c. Respecter les règles de décongélation des produits surgelés

En collectivité, la décongélation est réglementée ; elle doit :
- précéder immédiatement la remise en température (+ 63 °C maximum) et être incluse dans un délai d'une heure ;
- se faire toujours au réfrigérateur (+ 3 °C), ou au four micro-ondes (avant recuisson). En aucun cas, elle ne doit s'effectuer à température ambiante ou sous l'eau ;
- précéder l'utilisation du produit par le consommateur.

### d. Vérifier l'étiquetage des produits alimentaires

- **L'étiquetage des produits alimentaires ne doit pas être trompeur.**

*L'article 2 de la directive européenne* précise que « l'étiquetage et les modalités selon lesquelles il est réalisé ne doivent pas être de nature à induire l'acheteur en erreur ». Doivent être mentionnés :
- *les caractéristiques de l'aliment* (nature, identité, qualité, origine, mode de fabrication) ;
- *les effets sur la santé ;*
- *la présentation de l'aliment.*

- **L'étiquetage des produits alimentaires doit comporter un certain nombre de mentions obligatoires.**

*Selon l'article 3 de la directive européenne, l'étiquetage doit mentionner :*

- *la dénomination du produit*

La dénomination du produit permet à l'acheteur de connaître non seulement la nature du produit, mais aussi de le distinguer des produits avec lesquels il pourrait être confondu (ex. : la confiture tous fruits, la confiture pur sucre, pur fruit). La dénomination précise l'état physique ou le traitement spécifique subi par le produit (ex. : pasteurisé, stérilisé, concentré, épluché).

- *la liste des ingrédients*

Les ingrédients doivent être indiqués par ordre de poids décroissant, ainsi que les additifs utilisés lors de la fabrication (sauf pour certains produits laitiers).

- *la quantité nette du produit*

Cette mention permet d'évaluer le rapport prix/poids.

- *les conditions de conservation*

Il faut distinguer la DLC (date limite de consommation) (*à consommer avant* est quelquefois inscrit sur l'emballage) et la DLUO (date limite d'utilisation optimale) inscrite sur l'emballage (*à consommer de préférence avant le*...).

- *les coordonnées du fabricant*

De même, la réglementation européenne impose aux fournisseurs de matières premières de présenter des certificats garantissant l'origine des produits.
Les autorités nationales de contrôle ont ainsi la possibilité d'effectuer des vérifications afin de s'assurer du respect de ces obligations : contrôles des documents et tests en laboratoire sur des échantillons prélevés dans les lots.

### e. Connaître les caractéristiques et le mode de conservation des eaux du commerce

#### Eau de source

C'est une eau potable embouteillée sur le lieu de captage, *sans traitement*. Elle se conserve en bouteille non ouverte (conservation à température ambiante, date d'utilisation optimale).

#### Eau minérale

C'est une eau dotée de *propriétés thérapeutiques* en provenance d'une source dont l'exploitation a été autorisée par décision ministérielle. Seule l'eau faiblement minéralisée est recommandée pour un usage courant ou les biberons. Elle se conserve en bouteille non ouverte, à température ambiante. Une fois la bouteille ouverte, l'eau est à boire dans la journée ou à conserver au réfrigérateur 48 heures maximum.

## 6 Les OGM

Ce terme désigne un « organisme génétiquement modifié ». Un gène est transféré dans une cellule de l'organisme qu'on veut améliorer. Cette cellule produit une protéine qu'elle ne fabriquait pas auparavant.
La réglementation européenne impose l'indication sur l'étiquette de la présence d'un gène étranger. Notons que les aliments qui ont subi des traitements thermiques ou industriels ne sont pas soumis à cet étiquetage. Idem pour les additifs (protéines, lécithine de soja, amidon de maïs) qu'on trouve dans certains produits. Les spécialistes de la santé et de l'environnement redoutent une multiplication des allergies aux aliments à base de ces produits.

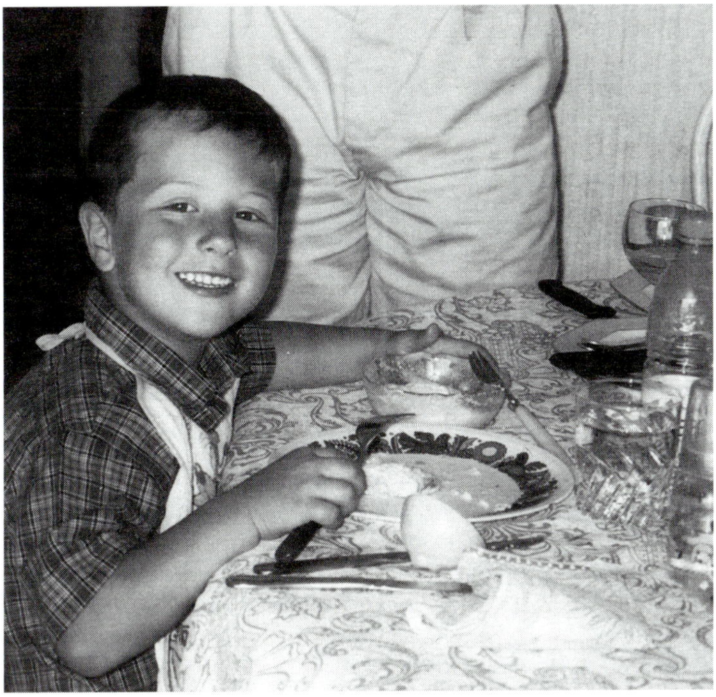

L'enfant a besoin d'une alimentation équilibrée faisant une grande place aux *produits laitiers*. *L'eau* doit être présente à tous les repas (on choisira de préférence une eau de source).

## 3 L'hygiène de vie

L'hygiène est la science qui apprend à « conserver la santé de l'être humain ». Sous sa forme traditionnelle, l'hygiène reste « individuelle » et passe par l'hygiène de toutes les fonctions de l'organisme, dont celle de nos « appareils », qui est étroitement associée aux notions d'anatomie et de physiologie.

### 1 *Définition*

L'hygiène de vie est indispensable pour maintenir l'organisme en bon état et améliorer son rendement. Elle comporte deux aspects :
- l'hygiène de l'appareil nerveux ;
- l'hygiène de l'appareil locomoteur.

### 2 *Descriptif : l'hygiène de l'appareil nerveux*

#### a. Le respect du sommeil

Le sommeil permet de restaurer la substance nerveuse encombrée de déchets. Un manque de sommeil au-delà de 48 heures est nocif, et l'insomnie conduit à la fatigue nerveuse avec tous les troubles qu'elle engendre.

### Les rythmes du sommeil

Le sommeil est caractérisé par des phases différentes communes à l'adulte et à l'enfant de plus de 2 ans (tableau 5).

*NB* : on doit savoir reconnaître *les signaux de l'endormissement* (ou première phase) et aller se coucher quand le besoin se fait sentir. Cette phase passée, il faut attendre 90 minutes au moins pour qu'elle se renouvelle.

Tableau 5 : Le sommeil est rythmé par quatre phases communes à l'adulte et l'enfant de plus de deux ans

| Phases | Caractéristiques | Durée |
|---|---|---|
| **Phase 1 :**<br>**L'endormissement**<br>*Le cerveau émet un message.*<br>*Ce stade manqué, il faut attendre le cycle suivant : 1 h 30 environ, pour s'endormir.* | *– L'adulte se frotte les yeux, bâille.*<br>*– L'enfant cherche à se blottir contre quelqu'un ou quelque chose.* | *10 minutes (environ)* |
| **Phase 2 :**<br>**Le sommeil lent ou calme**<br>*C'est la phase de réparation de la fatigue physique. Le calme est indispensable. (Il y a sécrétion d'une hormone de croissance chez l'enfant.)* | Le sommeil est profond et très calme :<br>*– visage détendu ;*<br>*– pas de mouvements ;*<br>*– ralentissement respiratoire ;*<br>*– baisse de la température du corps.* | *90 minutes (environ)* |
| **Phase 3 :**<br>**Le sommeil rapide ou paradoxal**<br>*C'est la phase de réparation de la fatigue nerveuse. Elle est importante pour l'équilibre psychologique. C'est aussi la phase du rêve.* | Le sommeil est profond mais plus agité :<br>*– respiration irrégulière ;*<br>*– mimiques du visage ;*<br>*– mouvements du corps ;*<br>*– sueur…* | *20 minutes (environ)* |
| **Phase 4 :**<br>**La période intermédiaire**<br>*C'est une phase très courte de disposition à l'éveil. À ce stade, il est possible de réveiller un enfant si cela est indispensable.* | Le dormeur présente :<br>*– mouvements du corps ;*<br>*– profonds soupirs ;*<br>*– augmentation du tonus musculaire ;*<br>*– perception des bruits extérieurs.* | *10 minutes (environ)* |

### La durée et la régularité du sommeil

- L'adulte doit dormir suffisamment, au moins 7 à 8 heures par nuit, l'adolescent 9 à 10 heures et l'enfant 10 à 12 heures en moyenne. La durée peut varier un peu selon les besoins de chacun (et selon l'âge pour l'enfant).
  Lors du sommeil, certaines fonctions biologiques sont à leur maximum, notamment la production d'hormones de croissance pendant l'enfance et l'adolescence. C'est la raison pour laquelle le besoin de sommeil à cet âge est important et doit être respecté.
- Le sommeil le plus réparateur s'effectue principalement pendant la phase de sommeil lent profond.

- Il importe de se coucher, si possible, tous les soirs à la *même heure*, ce qui régularise le sommeil (le centre nerveux régulateur du sommeil est sensible à l'habitude).
- La sieste est une période riche en sommeil lent profond qui procure le sommeil réparateur. Elle améliore les performances et la concentration, aussi certaines entreprises avant-gardistes n'hésitent-elles pas à proposer des temps de sieste pour leurs employés. Elle ne provoque pas d'insomnie si elle n'est pas trop longue.

**Le choix d'une bonne literie**
Pour bien dormir, il faut un bon matelas afin que la colonne vertébrale soit *rectiligne*. La colonne vertébrale, avec ses nerfs, ses muscles et ses ligaments, est vraiment la charpente de notre corps. Cette charpente très sollicitée a besoin d'être bien soutenue.
Il faut également un bon oreiller qui s'adapte parfaitement à la nuque, c'est-à-dire maintienne la nuque dans l'axe de la colonne vertébrale.

### b. La réduction des excitants

Évitons la consommation abusive de certains excitants du système nerveux. En particulier :
- **le café et le thé :** ils augmentent l'irritabilité, créent l'impatience, favorisent l'insomnie. Ce sont des excitants par leur *caféine* et leur *théine* ;
- **le tabac et l'alcool.**

### c. L'organisation du repos et des moments de détente

**Lutter contre le bruit**
La lutte contre le bruit entre dans l'hygiène du système nerveux car le bruit a des effets très néfastes (nervosité, insomnies, irritabilité, fatigue…).

L'Europe a rendu obligatoire l'évaluation et la gestion du bruit généré par les principales sources que sont le transport et les industries. Au mois de juin 2007, toutes les agglomérations européennes de plus de 250 000 habitants ont dû cartographier les nuisances sonores des principales infrastructures routières, ferroviaires et autoroutières, avant la mise en place de plan d'action pour les prévenir et les réduire d'ici juillet 2008. Par la suite, cette démarche sera étendue aux villes de 100 000 habitants.

**Planifier son temps libre** (sorties-voyages)
Une promenade ou un week-end à la campagne sont très bénéfiques à notre santé. En effet, l'oxygène stimule les défenses de l'organisme et favorise l'appétit et le sommeil. L'ensoleillement procure bien-être et vitamine D, et la coupure de rythme est psychologiquement bien ressentie.

### d. Les précautions pour les sorties et les voyages

Il est conseillé de :
- choisir en été les heures les moins chaudes et en hiver les heures les plus chaudes ;
- choisir un temps sec qui est préférable à un temps humide.

Pour les départs en vacances, il est conseillé de :
- voyager hors des grands départs et s'informer sur l'état du trafic avant le départ ;
- choisir, pour les longs trajets, le voyage de nuit, en train ou le voyage en avion ; c'est moins fatigant que le voyage en voiture.

## 3 Descriptif : l'hygiène de l'appareil locomoteur

L'appareil locomoteur doit être entretenu par des exercices physiques réguliers.

### a. Faire des exercices musculaires

Les exercices musculaires doivent être adaptés à l'âge et aux capacités de l'individu.

- **Bien dosés,** ils ont un effet bénéfique ; ils procurent des formes harmonieuses, un bon équilibre, une belle démarche.
- **Trop intenses et mal adaptés,** ils procurent un ralentissement et parfois un arrêt de la croissance chez le jeune adolescent.

### b. Prévenir les déformations de la colonne vertébrale

Il faut surveiller le jeune enfant d'âge scolaire car c'est à cette époque de la vie que peuvent se contracter des déviations de la colonne vertébrale. Citons :

- **la scoliose** qui est une déviation latérale de la colonne vertébrale ;
- **la cyphose et la lordose** qui sont des accentuations des courbes naturelles de la colonne vertébrale.

### c. Adopter un bon maintien

Il existe des règles d'ergonomie pour acquérir un bon maintien, de bonnes postures dans différentes circonstances. Elles varient selon l'âge du sujet. Il est conseillé de :

- porter un poids contre sa poitrine plutôt qu'à bout de bras ;
- ne pas monter l'escalier trop chargé ;
- s'accroupir pour ramasser une charge ; ainsi, on fait travailler les cuisses plutôt que le dos pour se relever ;
- choisir un bon lit, un matelas assez dur, un oreiller assez plat ;
- ménager des temps de repos entre les périodes d'efforts musculaires.

# Annales ?

## 1. Centre de formation AS de Gisors

Qu'évoque pour vous le mot « hygiène » ?

## 2. EAS du CH de Mortagne-au-Perche

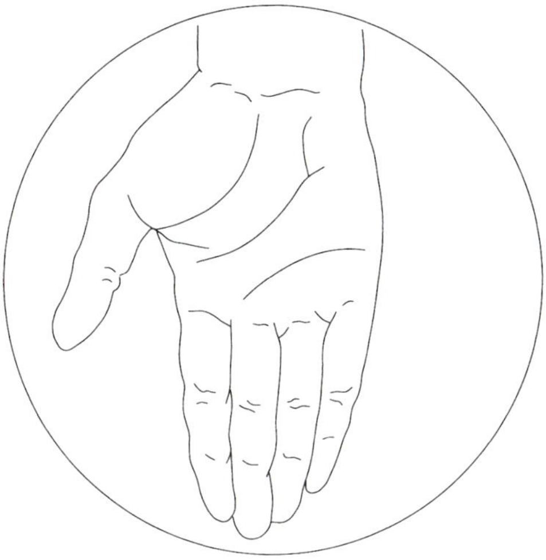

a

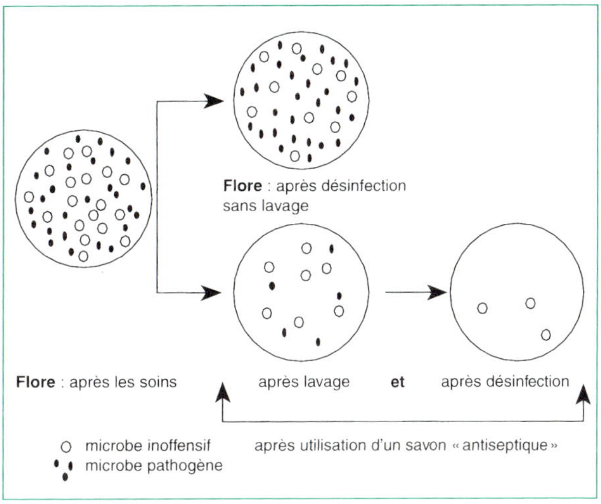


b

1. Quelle importance accordez-vous à l'hygiène des mains ?

2. Quelles remarques vous inspirent les figures a et b ci-dessus ?

## 3. EAP de Neuilly

L'alimentation de l'adulte

Aussi incroyable que cela puisse paraître, nous manquons souvent de certains éléments essentiels (vitamines, minéraux ou oligo-éléments). Ces micro-carences sapent insidieusement notre énergie.

1. Qu'évoque pour vous ce dessin (ci-contre) ?
2. Complétez les légendes.
3. Quels sont les apports nutritionnels de ces différents aliments ?

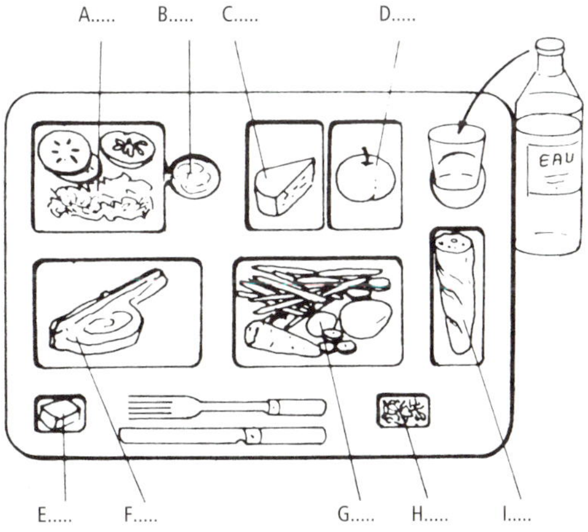


## 4. Section AS de l'IFSI de Marseille

La santé passe forcément par un équilibre de vie. Argumentez.

## 5. Section AP du LEP d'Antony

« La santé c'est être heureux, se sentir bien dans son corps et avec les autres, c'est apprendre à respecter son corps, à s'en rendre responsable. »

1. Quel est l'effet recherché par cette définition ?
2. À partir de vos connaissances, donnez deux exemples pour préserver la santé.

## 6. EAS du CH d'Avesnes

La publicité et l'alimentation : qu'en pensez-vous ?

### 7. EAS de Mortagne-au-Perche

Le sommeil permet de restaurer la substance nerveuse encombrée de déchets…
Un manque de sommeil est nocif et conduit à la fatigue nerveuse.

**1.** Combien, en moyenne, doit dormir un adulte ? un adolescent ? un enfant ?

**2.** Quelles sont les mesures d'hygiène qui favorisent un bon sommeil ?

### 8. EAS du CH de Vernon

Quel lien faites-vous entre sport et santé ?

### 9. EAS de Mortagne-au-Perche

Chaque année, le mal de dos coûte 12 millions d'euros à la Sécurité sociale. Chaque jour, il en coûte 5,50 millions d'euros en journée de travail perdues.
Doit-on se résigner à subir cette maladie chronique ?

**1.** Citez 3 déformations de la colonne vertébrale.

**2.** Parlez-nous de l'hygiène préventive du mal de dos (Qu'évoque pour vous le dessin ci-dessous?).

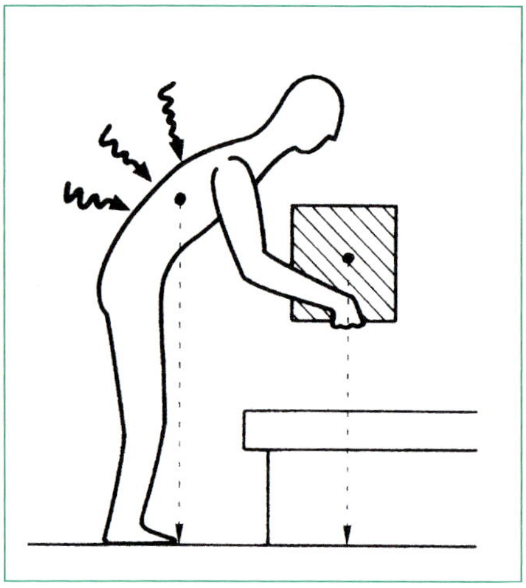

### 10. EAP du CH de Marseille

*Mangeons français*

« Hamburgers américains contre produits du terroir. Face à l'invasion américaine, la France défend ses goûts !
La France compte 800 *Mac Donald's*, *Quick* et *Burger King*, où les jeunes défilent en rang d'oignons... pour manger sur le pouce des hamburgers américains à la « viande hachée – Ketchup – cornichon » accompagnés d'un *Coca-Cola*... D'autres nouveautés culinaires imposées par les Anglo-Saxons (céréales en boîtes, corn-flakes, *Chocapic*') sont devenues de grands concurrents du pain au petit-déjeuner et au goûter. La France se protège contre les envahisseurs en conférant un label de qualité à certains produits du terroir, par exemple : le camembert : il ne peut s'appeler « de Normandie » que s'il est fabriqué dans cette région, selon des normes très strictes. C'est l'« appellation contrôlée ». De plus, le problème de la « vache folle » […] a redonné priorité aux produits nationaux et c'est le label « produits français » qui semble aujourd'hui être une garantie de sécurité. Peut-être cette regrettable affaire redonnera-t-elle du goût à nos aliments et fera-t-elle retrouver les chemins des saveurs d'antan ! »

*Droits réservés*

**1.** Que pensez-vous de la mode des *Mac Donald's, Quick,* etc. ?

**2.** Que pensez-vous du « repas sur le pouce » ?

**3.** Quelles sont les erreurs alimentaires des repas et du petit déjeuner précités ?

**4.** Que savez-vous de l'affaire de la « vache folle » ?

**5.** Que prenez-vous au petit déjeuner ?

**6.** Pourquoi les tout-petits adorent-ils les « Mac-Do » ?

# 4 TEST Que savez-vous sur…
# la santé et la protection sociale ?

*Cochez la ou les bonnes réponses*

**1. L'OMS, dans sa définition de la santé, évoque :**

*a) la non-maladie* ............ ❐
*b) le bien-être mental* ............ ❐
*c) l'espérance de vie* ............ ❐
*d) le bien-être social* ............ ❐
*e) le bien-être physique* ............ ❐

**2. Depuis le 1er janvier 2007, le forfait hospitalier dû pour tout séjour dans un établissement hospitalier public ou privé est de :**

*a) 5 euros par jour* ............ ❐
*b) 7 euros par jour* ............ ❐
*c) 15 euros par jour* ............ ❐
*d) 16 euros par jour* ............ ❐
*e) gratuit* ............ ❐

**3. La nouvelle carte vitale est différente de la précédente parce que :**

*a) c'est aussi une carte de paiement* ............ ❐
*b) elle comportera la photo de l'assuré* ............ ❐
*c) elle comportera plus d'informations* ............ ❐

**4. Le test de Guthrie est :**

*a) un test auditif* ............ ❐
*b) une vaccination* ............ ❐
*c) un examen obligatoire du nouveau-né* ............ ❐
*d) un certificat de santé* ............ ❐

**5. La protection sociale concerne :**

*a) les salariés* ............ ❐
*b) les employeurs* ............ ❐
*c) les chômeurs* ............ ❐
*d) les personnes âgées* ............ ❐

**6. Un CCAS dépend :**

*a) d'une région* ............ ❐
*b) d'un département* ............ ❐
*c) d'une commune* ............ ❐
*d) de l'État* ............ ❐

**7. La CMU est :**

*a) une protection sociale pour les personnes démunies* ............ ❐
*b) une caisse pour les militaires* ............ ❐
*c) un centre médical de dépistage* ............ ❐

**8. Un patient consultant un spécialiste en dehors du parcours de soins coordonnés :**

*a) n'est pas remboursé* ............ ❐
*b) est remboursé à 70 % (remboursement normal de la SS)* ............ ❐
*c) est remboursé à 60 %* ............ ❐
*d) peut se voir appliquer un dépassement d'honoraire par le spécialiste qui ne sera pas pris en charge par la caisse d'Assurance maladie* ............ ❐

**9. Les prestations familiales sont versées par :**

*a) la mairie* ............ ❐
*b) la caisse d'allocations familiales* ............ ❐
*c) la PMI* ............ ❐

**10. L'ASE est :**

*a) l'aide pour les soins à l'enfant* ............ ❐
*b) l'assistance sociale des enfants* ............ ❐
*c) l'aide sociale à l'enfance* ............ ❐

**11. Reliez les prestations familiales à leurs objectifs :**

| | |
|---|---|
| *1) PAJE* | *a) alléger les dépenses des familles* |
| *2) allocation logement* | *b) alléger les frais de logement (loyer…)* |
| *3) allocations familiales* | *c) alléger les frais liés à la naissance et les frais de garde de l'enfant* |
| *4) allocation d'éducation spéciale* | *d) alléger les frais d'une personne seule avec enfant* |
| *5) allocation parent isolé* | *e) alléger les frais concernant un enfant handicapé* |

**Corrigé du QCM**

*1) b, d et e*
*2) d*
*3) b et c*
*4) c*
*5) a, c et d*
*6) c*
*7) a*
*8) c et d*
*9) b*
*10) c*
*11) 1-c ; 2-b ; 3-a ; 4-e ; 5-d*

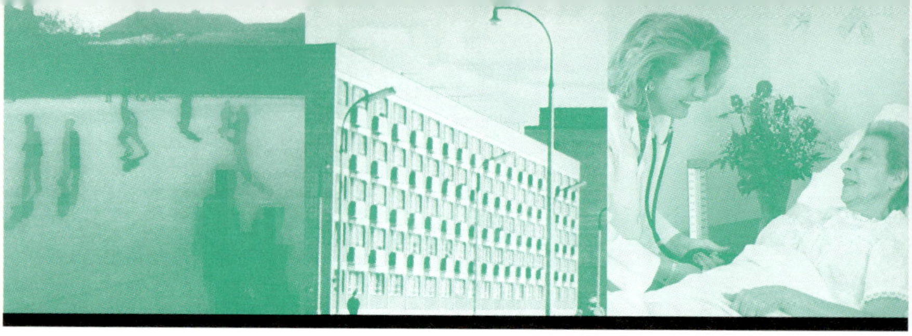

# 4 La santé et la protection sociale

*Le saviez-vous ?*

➤ **Le certificat prénuptial** correspond à :
- un test sérologique (VIH, hépatite B et C) ;
- un dépistage des infections sexuellement transmissibles ;
- un dépistage de la tuberculose.

➤ **La vaccination contre la tuberculose** ne sera plus obligatoire pour les nouveau-nés en France, étant donné le recul important de cette maladie. Elle restera prescrite pour les enfants venant de région à risque : Amérique du Sud, Asie, Afrique et vivant dans des milieux à risque.

➤ **Deux échographies** suffisent à suivre le déroulement d'une grossesse normale.

➤ **Une fausse couche sur deux** est due à des anomalies chromosomiques (au cours des trois premiers mois de la grossesse).

➤ **Une mammographie** tous les 2 ans est conseillée pour toutes les femmes françaises âgées de 50 à 74 ans.

➤ **Tous les nouveau-nés** doivent obligatoirement passer un test de Guthrie qui dépiste 5 maladies génétiques génératrices de handicaps :
- la phénylcétonurie ;
- l'hypothyroïdie congénitale ;
- la mucoviscidose ;
- la drépanocytose ;
- l'hyperplasie des surrénales.

## 1 La santé

### 1 Définition

L'OMS définit la santé comme « *un état de complet bien-être physique, mental et social* ».
80 % des Français jugent leur état de santé satisfaisant. C'est, globalement, l'un des meilleurs au monde.

### 2 Descriptif

La santé publique s'efforce d'augmenter le capital santé de l'ensemble de la population. On peut aujourd'hui constater :

#### a. Une espérance de vie élevée et en progression

L'augmentation de l'espérance de vie permet d'apprécier les réussites dans le domaine de la santé publique :
• en 1935, on pouvait espérer vivre jusqu'à 58 ans (moyenne homme/femme) ;
• en 2006, on pouvait espérer vivre jusqu'à 77,2 ans pour un homme et 84,1 ans pour une femme (l'écart homme-femme se réduit d'un an par rapport à 1996).

#### b. Une progression expliquée par plusieurs facteurs

- **Un niveau de vie** en augmentation.
- **Des connaissances médicales** en progrès constant.
- **Un accès aux soins** de plus en plus facile.
- **Des conditions de travail** en amélioration.
- **Une mortalité infantile** en nette régression (52 ‰ en 1950, contre 3,6 ‰ en 2005).

### 3 Les solutions

#### a. Une prévention à trois échelons

La prévention a pour but d'éviter ou de réduire le nombre et la gravité des maladies ou des accidents. On détermine classiquement trois échelons de prévention.

- **La prévention primaire**
  Elle s'exerce avant l'apparition de la maladie. Elle fait appel à des mesures de *prévention individuelle* (hygiène corporelle, activités physiques et sportives, alimentation, vaccination), mais aussi à des mesures de *prévention collective* (distribution d'eau potable, élimination des déchets, hygiène de l'habitat). Toutes ces actions visent à faire disparaître les facteurs de risques.
- **La prévention secondaire**
  Elle tente de limiter le développement de la maladie. Elle prend en compte le dépistage précoce. Par exemple, les femmes de 40 ans doivent subir un frottis vaginal pour dépister un cancer de l'utérus et toutes les femmes de 50 à 74 ans doivent passer une mammographie tous les 2 ans pour dépister un cancer du sein [1].
- **La prévention tertiaire**
  Elle vise à diminuer les incapacités et les récidives. Des mesures favorisent la rééducation, la réinsertion professionnelle et sociale après la maladie.

### b. Les principales mesures de prévention

Une action de prévention nécessite la mise en place de mesures collectives et individuelles. Citons les principales mesures de prévention :

- **Les mesures de dépistage**
  Le dépistage permet de diagnostiquer une maladie pour la traiter le plus rapidement et le plus efficacement possible. Il peut être systématique :
  - le dépistage peut s'adresser à une *population spécifique*, connue pour être particulièrement à risque. Par exemple, le dépistage systématique du cancer du sein a été mis en place chez les *femmes de 50 à 74 ans*. En effet, on sait que le risque est particulièrement élevé chez les femmes après la ménopause ;
  - le dépistage peut aussi être proposé à toute une population : on parle alors de dépistage de masse. C'est le cas du dépistage systématique chez tous les nouveau-nés de 4 maladies graves, par le test de Guthrie.
- **Les examens de santé**
  Les examens organisés par le ministère de la Santé ont la plupart du temps un caractère obligatoire. Il y a différents types d'examens :
  - *Les examens destinés à une population sélectionnée.*
  Exemples :
  – examen d'incorporation dans l'armée ;
  – examen de médecine du travail ;
  – examen des conducteurs de poids lourds ;
  – examen des pilotes d'avion.
  - *Les examens médicaux systématiques* (en dehors de tout facteur de risque).
  Exemples :
  – examen prénuptial ;
  – examens prénataux et postnataux ;
  – examens de santé scolaire.

1. La mesure de prévention (qui date de 2001) propose une mammographie (radiographie des seins) aux femmes de cette tranche d'âge car le cancer du sein les concerne davantage statistiquement (10 000 cas annuels). C'est la caisse d'assurance maladie qui prend en charge le coût de cette opération.

Ces examens sont obligatoires, gratuits ou remboursés par la Sécurité sociale. Des mesures incitatives leur sont ajoutées : versement des allocations familiales...

**LA PRÉVENTION DU HANDICAP**

Le handicap peut être héréditaire, congénital ou acquis. La prévention se situe à plusieurs niveaux.

**Prévention avant la conception**

- *Information des jeunes* sur l'intérêt d'une consultation génétique lorsque :
  - un ou plusieurs membres de la famille sont porteurs d'un handicap ;
  - un mariage consanguin est envisagé.
- *Conseils génétiques aux couples à risque,* c'est-à-dire à ceux qui risquent de donner naissance à un enfant porteur d'un handicap.
- *Vaccination des petites filles contre la rubéole.*

**Prévention pendant la période prénatale**

- *Surveillance régulière de la grossesse* :
  - examens systématiques de dépistage pour la rubéole et la toxoplasmose (2 maladies à risque) ;
  - échographie de dépistage.
- *Surveillance intensive des « grossesses à haut risque ».*

**Prévention pendant la période néonatale**

- *Premier examen médical du nouveau-né* : le nouveau-né doit être examiné *dans les 8 jours* qui suivent sa naissance. Cet examen donne lieu à l'établissement du premier certificat de santé.
- *Examens de dépistage à la maternité* : de nombreux examens sont effectués chez le nouveau-né en vue de dépister, et donc de traiter précocement certaines maladies. Parmi ces examens, citons :
  - *le test de Guthrie* : c'est un examen de laboratoire obligatoire, il se fait systématiquement pour tous les nouveau-nés, le 3e jour de la vie. Ce test permet de dépister 5 maladies génétiques : la phénylcétonurie (PCU), la mucoviscidose, l'hypothyroïdie congénitale, l'hyperplasie des surrénales et la drépanocytose (famille à risque) ;
  - *le test auditif* : il a pour but de dépister un déficit congénital de l'audition, etc.

### Les mesures légales

Sur le plan collectif, les autorités ont pris des mesures obligatoires pour protéger la population de risques bien identifiés. Citons par exemple :

- les *vaccinations obligatoires* (ex. : Diphtérie, Polio...) ;
- la *déclaration obligatoire* de certaines maladies contagieuses (ex. : les infections sexuellement transmissibles, le sida) ;
- les *mesures de sécurité routière* (ex. : vitesses limitées, port du casque...) ;
- les *mesures de sécurité dans le travail* (ex. : port du casque, du masque, système de sécurité...) ;
- les mesures obligatoires d'*information* (ex. : sur les paquets de cigarettes et les bouteilles d'alcool...) ;

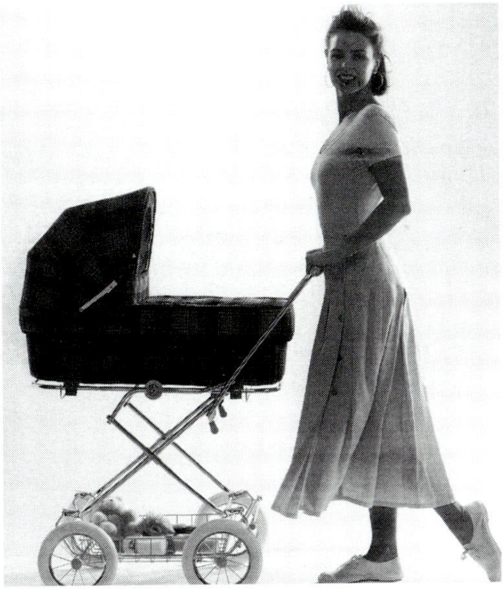

Les actions d'éducation pour la santé concernent le jeune enfant dès sa naissance par le suivi médico-social et le respect du calendrier des vaccinations. *(Droits réservés)*

- les mesures de *protection de l'environnement* (ex. : traitement des déchets, de l'eau...) ;
- les mesures d'*hygiène de l'alimentation* (ex. : date de péremption, contrôle des abattoirs, vaccination des animaux...).

### c. Les actions d'éducation pour la santé

La promotion de la santé élargit la notion de prévention en faisant appel à l'éducation. L'éducation pour la santé peut aussi être dirigée vers des groupes particuliers en fonction de risques spécifiques. Parmi ces actions éducatives, il faut souligner :

- *l'éducation sanitaire des enfants scolarisés,* axée sur les problèmes dentaires, alimentaires, les accidents domestiques... ;
- *l'éducation sanitaire des femmes,* axée sur la grossesse, les risques de prématurité, les risques de cancers génitaux... ;
- *l'éducation sanitaire et sociale des adolescents,* axée sur les problèmes de toxicomanies, sur le sida, et les infections sexuellement transmissibles ;
- *l'éducation sanitaire et sociale des travailleurs,* axée sur les accidents et les maladies professionnels.

### d. Les moyens d'éducation pour la santé

Les thèmes d'éducation pour la santé sont choisis en fonction des grands problèmes de santé publique et font partie des programmes d'actions prioritaires. Les moyens utilisés pour éduquer les populations en matière de santé font appel à la communication médiatique, aux relations humaines et à des structures d'action éducative particulières. Citons les principaux :

**Les moyens médiatiques**

Les moyens de communication les plus utilisés sont :

- les messages audiovisuels : TV, vidéo qui bénéficient d'une audience très importante ;

- les messages parlés : radio, téléphone, par exemple : SOS amitié, Sida Info Service... ;
- les messages écrits : documents, tracts, affiches, articles de journaux, livres...

**Les relations humaines**

Les moyens humains sont indispensables car, fondés sur la relation interpersonnelle, ils sont souvent les plus efficaces. Ils relèvent de trois catégories de personnes :

- *les professionnels de santé* qui ont le savoir et peuvent fournir une information spécialisée et ciblée, à l'occasion d'un examen de santé, d'un acte médical. Médecins, infirmières, pharmaciens ont toutes chances d'être entendus, car l'individu se sent personnellement concerné et l'information lui est adaptée ;
- *les professionnels de la communication*, tels que les journalistes, les responsables socioculturels et les sportifs qui permettent une large diffusion du message ;
- *les enseignants* : un bon nombre d'informations sur la santé font partie des programmes scolaires, car on constate qu'en matière de santé, plus l'éducation est précoce, plus elle est efficace.

**Les structures d'action éducative**

Des structures adaptées sont indispensables au choix, à la conception et à la mise en place d'actions éducatives en matière de santé. Les principales structures françaises sont :

- *les comités d'éducation pour la santé*, répartis en comités départementaux et régionaux ; ce sont des associations privées, à but non lucratif, subventionnées par l'État ;
- *les organismes de protection sociale*, Cnam (Caisse nationale d'assurance maladie), Cram (Caisse régionale d'assurance maladie), MSA (Mutuelle sociale agricole)... qui ont ajouté l'éducation à leur fonction primaire de prise en charge des malades ;
- *les organismes privés* tels que la Croix-Rouge, l'APF (Association des paralysés de France), Aides (Association contre le syndrome d'immuno-déficience acquise), l'Arc (Association de la recherche contre le cancer), l'AFM (Association française contre la myopathie), les comités d'entreprise, les collectivités locales qui lancent des actions éducatives (en général ciblées) et en relation avec la politique générale de santé publique ; ce sont des maillons indispensables dans la sensibilisation et l'éducation : par exemple, l'AFM, initiatrice du Téléthon, agit en direction de l'information, de la recherche (Généthon) et de la prise en charge des malades.

### e. Les structures de santé

L'organisation des services de santé se fait en France à plusieurs niveaux :

**au niveau de l'État : le Ministère**

Le ministère des Affaires sociales, du travail et de la solidarité définit la politique de santé.

**au niveau de la région : la DRASS**

Dans chaque région, la Direction régionale des affaires sanitaires et sociales (DRASS) assure le relais de l'État.

**au niveau du département : la DDASS et la DVS** (tableau 1)

Il y a répartition des compétences entre la DDASS (Direction départementale des affaires sanitaires et sociales) et les services du conseil général : DVS (Direction de la vie sociale).

- **au niveau de la commune : le CCAS** (tableau 2)

  Dans le domaine sanitaire, le maire est responsable de la santé publique sur sa commune. À ce titre, il est chargé d'assurer et d'organiser :
  - l'application des règles d'hygiène publique ;
  - la lutte contre les épidémies ;
  - la surveillance des eaux potables ;
  - la surveillance des piscines et baignades ;
  - la salubrité des immeubles et de la cité ;
  - le fonctionnement du service communal d'hygiène et de santé.

Tableau 1 – Organisation des structures de santé au niveau du département

| Préfet de département | Conseil général et son président |
|---|---|
| **DDASS**<br>– Actions de solidarité nationale | *Services départementaux*<br>– Actions d'aide sociale et de prévention médico-sociale |
| **Prestations**<br>– Allocation militaire<br>– Aide à l'IVG<br>– Aide aux SDF<br>– RMI<br>– Hébergements sociaux | *Prestations*<br>– CMU[a]<br>– Aides ménagères aux personnes âgées<br>– Aides facultatives<br>– Allocation compensatrice aux handicapés<br>– Allocation alimentaire |
| **Services et actions**<br>– Cotorep<br>– CDES<br>– Sectorisation psychiatrique<br>– Santé scolaire<br>– Hygiène publique<br>– Prévention sanitaire | *Services et actions*<br>– Aide sociale aux familles<br>– Aide sociale à l'enfance<br>– PMI<br>– Vaccinations<br>– Dépistage précoce des cancers |

a. CMU : Couverture maladie universelle (depuis le 01/01/2000).

Tableau 2 – Organisation et actions d'un CCAS (Centre communal d'action sociale)

| | | |
|---|---|---|
| **Organisation** | – Conseil d'administration<br>– Maire<br>– Conseillers<br>– Membres | Le CCAS est un établissement public communal, géré par un conseil d'administration de la mairie. Il a la responsabilité des actions obligatoires confiées par l'État et des actions facultatives laissées à la libre décision des communes. |
| **Actions**<br>*actions sociales* | – Pour les personnes âgées | – Maintien à domicile<br>– Maison de retraite<br>– Services des repas |
| | – Pour les enfants | – Crèches, haltes-garderies<br>– Écoles maternelles, centres de loisirs |

| | | |
|---|---|---|
| **Actions**<br>*actions sociales* | – Pour les handicapés | – CAT<br>– Ateliers protégés |
| | – Pour les familles | – Centres sociaux<br>– Logements sociaux |
| *aides sociales* | – Instruction des dossiers | – De CMU<br>– De RMI<br>– D'aide sociale à l'enfance<br>– D'allocations militaires<br>– D'allocations communales facultatives |

# 2 La protection sociale

Au cours de sa vie, chacun est exposé à un certain nombre de risques sociaux qui sont susceptibles de réduire ou de supprimer ses capacités de revenus.

## 1 *Définition*

La protection sociale, c'est l'ensemble des organismes publics ou privés qui assurent la couverture ou la réparation des risques sociaux.

- **Organismes publics :**
  - caisses nationales du régime général de la Sécurité sociale (SS) ;
  - régimes de retraite complémentaire ;
  - aide sociale (assurance chômage) ;
  - système complémentaire.
- **Organismes privés :**
  - caisses locales (CPAM par ex.) du régime général de la SS ;
  - mutuelles ;
  - compagnies d'assurances.

## 2 *Descriptif : les 2 régimes et les différentes prestations*

### a. Le régime général de Sécurité sociale

Il repose sur le paiement de cotisations partagées entre les salariés (proportionnellement à leurs salaires) et les employeurs.

La Sécurité sociale garantit les travailleurs contre les risques susceptibles de réduire ou de supprimer leurs capacités de gain, et couvre les charges de famille qu'ils supportent. La loi rend obligatoire l'immatriculation à la Sécurité sociale de tout travailleur résidant sur le territoire.

- **L'immatriculation** : tout employeur doit, dans les 48 heures de l'embauche, déclarer son salarié à la Sécurité sociale qui attribue à ce dernier un numéro d'identification de 15 chiffres dit « numéro d'immatriculation » qui lui donne la qualité d'assuré social.
- **Les bénéficiaires de la Sécurité sociale** sont l'assuré, et le(s) ayant(s)-droit (personne(s) à charge de l'assuré social.

### b. Le système de solidarité

Il repose sur le principe de la réciprocité. Chacun finance selon ses moyens et bénéficie de l'aide selon ses besoins. Ce système est représenté par :

- **l'aide sociale** gérée par le service public et financée par l'impôt ;
- **la mutualité** organisée à partir d'adhésions individuelles et volontaires ;
- **la Couverture maladie universelle** (CMU).

### c. Les prestations de l'Assurance maladie

Elles concernent la maladie, la maternité, l'invalidité, le décès, les accidents et les maladies professionnelles. Ces prestations sont de deux sortes : en nature et en espèces :

- **Les prestations en nature**
  Elles garantissent le remboursement total ou partiel des *dépenses de soins*. Elles sont dues à tous les bénéficiaires.
  La part des soins restant à la charge du bénéficiaire est appelée « *ticket modérateur* ». Dans certains cas de soins longs et coûteux, ou pour certains actes, le bénéficiaire est exonéré du ticket modérateur et les prestations couvrent la totalité du coût des soins.
  Les personnes victimes d'un accident du travail, ou de maladie professionnelle, ont la *gratuité* complète des soins. La CPAM règle directement les professionnels de santé.
- **Les prestations en espèces**
  Elles garantissent un revenu de remplacement en cas d'arrêt de travail et sont versées à l'assuré sous la forme *d'indemnités journalières* à partir du 4e jour d'arrêt de travail. Ce délai de 3 jours est appelé « délai de carence ».
  Les indemnités journalières peuvent être versées au maximum pendant 3 ans pour maladie de longue durée ; au-delà, le paiement d'une pension d'invalidité prend le relais.
  En cas de décès, quelle qu'en soit la cause, un capital décès est versé aux ayants-droit. Les séquelles d'accident du travail peuvent donner droit au paiement d'une « *rente* » non imposable.

### d. Les prestations de l'assurance vieillesse

L'assurance vieillesse a pour but de fournir un revenu de remplacement lorsque les individus partent à la retraite. En effet, l'arrêt définitif du travail entraîne un arrêt de paiement du salaire. Toutefois, le cumul est autorisé avec une activité procurant un salaire qui, ajouté à la retraite complémentaire, n'excède pas le dernier salaire reçu. L'assurance vieillesse recouvre des prestations de deux sortes.

- **Les prestations contributives**
  La pension vieillesse versée lors du départ en retraite dépend de la durée de cotisation, du salaire annuel moyen et du taux de pension.
  Une pension de reversion est due au conjoint survivant (à ce jour, 54 % de la retraite principale).
- **Les prestations non contributives**
  Le minimum vieillesse garantit un revenu minimum aux personnes âgées dont les ressources sont insuffisantes.

## 3 Le problème : un déficit important

Le déficit de la Sécurité sociale ne cesse de s'aggraver : 11,9 milliards d'euros en 2005 [1]. Une réforme est désormais nécessaire. Des nouvelles mesures sont déjà en place, exemple : une liste de 616 médicaments moins remboursés, au Service médical rendu (SMR) jugé insuffisant, dont le taux de remboursement par la Sécurité sociale est passé

1. Déficit du régime général de l'Assurance maladie.

de 65 à 35 %. La prescription de médicaments génériques, moins coûteux, est également encouragée. Ils ont permis d'économiser 600 millions d'euros en 2006.

La protection sociale, pour faire face à son problème de déficit, s'engage de plus en plus dans la voie du *déremboursement*, laissant un plus grand nombre de frais à la charge des patients : 1 euro par consultation, médicaments moins bien remboursés ou plus remboursés du tout, augmentation du forfait hospitalier journalier (15 euros au 1er janvier 2006) et création d'un forfait de 18 euros pour les actes médicaux lourds dépassant 90 euros. Ce sont les organismes complémentaires qui prendront en charge ces prestations, mais leurs tarifs devraient augmenter de 4 à 5 %, voire plus pour certains.

Autre voie d'économie, la réforme portant sur le choix du médecin traitant, dont le choix est obligatoire depuis le 1er janvier 2006, faute de quoi les assurés seront moins bien remboursés. Cette réforme est censée éviter bon nombre de consultations inutiles chez les spécialistes (sauf gynécologues, ophtalmologues, dermatologues, dentistes et pédiatres) puisque c'est au médecin traitant de prescrire de telles consultations.

La Sécurité sociale devient donc un peu plus restrictive qu'auparavant, pour changer la mentalité de consommation des assurés sociaux, sans pour autant être trop autoritaire.

De nouvelles mesures sont à l'étude afin de limiter davantage le déficit.

La Carte Vitale 2 qui devrait se mettre progressivement en place sur 4 ans pour toute personne de 16 ans et plus, assurés et ayant droits, est censée limiter les risques de fraude puisqu'elle comportera la photo de l'assuré.

Il est aussi question de mettre une franchise sur les soins, et d'augmenter la contribution de l'assuré. De plus, un assuré refusant le générique proposé par le pharmacien pourrait ne plus bénéficier du tiers payant. C'est une façon de stimuler chacun à participer aux efforts d'économie du pays.

## 4 Aides apportées

### a. L'aide sociale

L'aide sociale est destinée à aider les personnes qui ne peuvent faire face à leurs besoins en raison de la maladie, de l'âge ou d'un handicap. L'aide sociale assure aussi la protection de l'enfance en danger, on parle alors d'aide sociale à l'enfance (ASE).

L'aide sociale intervient en complément ou en remplacement des autres formes de protection sociale.

- **Les différentes prestations** sont versées par les Centres communaux d'action sociale (CCAS). Elles sont à la charge des départements le plus souvent (parfois de l'État). Elles sont donc financées par l'impôt.

  Le demandeur doit être français ou ressortissant de l'Europe ou relevant d'un pays ayant passé un accord avec la France.
- **L'aide médicale** est destinée à prendre en charge les soins, le ticket modérateur ou les cotisations de Sécurité sociale des personnes étrangères, résidant en France et ne remplissant pas les conditions pour l'assurance maladie ou la CMU.

La CMU et la CMUC (complémentaire) font également partie de cette politique de soutien aux plus démunis. La CMU est en effet gratuite pour les personnes en dessous d'un certain plafond de ressources ; quant à la CMUC, elle permet aux personnes, ayant des revenus mensuels inférieurs à 460 euros pour une personne seule, de bénéficier d'un complément de remboursements sur l'Assurance maladie. Ses bénéficiaires ne font pas l'avance des frais de leurs consultations médicales, de leurs examens médicaux, ne paient pas le forfait d'un euro par consultation, ni le forfait hospitalier.

Les personnes dépassant le plafond de ressources pour bénéficier de la CMUC, dans la limite de 20 %, peuvent bénéficier de l'ACS (aide à l'acquisition d'une complémentaire santé).

- **L'aide sociale aux personnes âgées** prend en charge le placement en maison de retraite, en long séjour, les frais d'aide ménagère (lorsque la pension de vieillesse n'est pas suffisante pour couvrir la totalité des frais).
- **L'aide sociale aux handicapés** prend en charge, comme pour les personnes âgées, les frais d'hébergement ou d'aide ménagère, mais aussi la carte d'invalidité et le versement d'une allocation « tierce personne » pour les handicapés dont l'état nécessite la présence d'une aide humaine importante.
- **L'aide sociale à la réadaptation** est essentiellement constituée par le versement du RMI (revenu minimum d'insertion).

### b. Les prestations familiales

Il existe de nombreuses prestations familiales octroyées par les pouvoirs publics. Elles sont soumises à certaines conditions d'attribution. Ces prestations sont étudiées dans le tableau 3 ci-après.

Tableau 3 – Les différentes prestations familiales et leurs conditions d'attribution

| Les prestations familiales | Les conditions d'attribution |
|---|---|
| *Les allocations familiales (AF)*<br>Elles visent à alléger les dépenses des familles pour l'entretien et l'éducation des enfants. | – Avoir au moins 2 enfants à charge âgés de :<br>• moins de 19 ans ;<br>• moins de 20 ans en cas de poursuite d'études, d'apprentissage, de formation professionnelle[a] ou d'infirmité. |
| *La prestation accueil du jeune enfant (PAJE)*[b]<br>– Elle apporte une aide financière aux parents pour la naissance de l'enfant et jusqu'à ses 3 ans. | **1) La prime de naissance : 826,10 € :**<br>– au 1er enfant ;<br>– versée au 7[e] mois de grossesse ;<br>– sans conditions de ressources.<br>**2) L'allocation de base**[c] **:**<br>– avoir un 1er enfant ;<br>– versée de la naissance jusqu'aux 3 ans de l'enfant (versements mensuels) ;<br>– conditions de ressources.<br>**3) Les compléments :** |
| – Elle facilite une cessation d'activité pour le parent qui souhaite garder son enfant. | a. *Le complément libre choix d'activité*[d] :<br>– avoir un 1er enfant ;<br>– avoir travaillé 2 ans dans les 4 ans avant la naissance ;<br>– versé jusqu'aux 6 mois de l'enfant, sans conditions de ressources. |
| – Elle allège les frais de garde de l'enfant. | b. *Le complément mode de garde* :<br>– versé jusqu'aux 6 ans de l'enfant ;<br>– sans conditions de ressources. |
| *L'allocation d'éducation spéciale (AES)*<br>Elle vise à alléger les frais pour l'entretien d'un enfant handicapé. | Il faut être parent ou tuteur d'un enfant de moins de 20 ans atteint d'un handicap (reconnu par le CDES)[e]. |

| Les prestations familiales | Les conditions d'attribution |
| --- | --- |
| *L'allocation de soutien familial (ASF)*<br>Elle vise à alléger les frais d'entretien et d'éducation de l'enfant à la charge d'une personne seule. | – Il faut avoir la charge d'un enfant orphelin de père et/ou de mère.<br>– Ou avoir la charge d'un enfant dont l'autre parent ne participe plus à l'éducation. |
| *L'allocation de parent isolé (API)*<br>Elle vise à alléger les frais matériels incombant à un parent isolé. | En bénéficie pour une durée limitée :<br>– toute femme enceinte démunie ;<br>– toute personne seule pour élever un enfant et ayant peu de ressources. |
| *Les aides au logement*<br>Elles visent à alléger les frais locatifs ou l'accession à la propriété.<br>(Il existe 3 formes d'aides : l'APL, l'ALF et l'ALS.) | – En bénéficie tout ménage (avec un ou plusieurs enfants) ayant peu de ressources et des dépenses de logement.<br>– Le loyer ne doit pas dépasser un certain plafond. |
| *Le complément familial (CF)*<br>Elle apporte une aide financière aux familles à revenus modestes. | – En bénéficient les ménages ou personnes seules ayant au moins 3 enfants à charge, tous âgés de plus de 3 ans.<br>– En bénéficient les faibles ressources. |
| *L'allocation d'adoption (AA)*<br>Elle apporte une aide financière aux parents adoptifs. | – L'enfant doit être adopté en France (organisation autorisée ou ASE) ou à l'étranger (avec agrément ASE).<br>– Plafond de ressources. |
| *L'allocation de rentrée scolaire (ARS)*<br>Elle vise à alléger les frais de la rentrée scolaire des enfants. | En bénéficie toute personne qui a :<br>– de faibles revenus ;<br>– un enfant à charge (de 6 ans au moins et 18 ans au plus). |
| *L'allocation de présence parentale (APP)*<br>Elle vise à alléger les charges d'une famille ayant un enfant de moins de 20 ans atteint de maladie grave ou de handicap. | En bénéficie toute personne :<br>– qui a un enfant à charge de moins de 20 ans atteint de maladie, handicap grave ou victime d'un grave accident,<br>– qui a cessé totalement ou partiellement son activité pour s'occuper de l'enfant.<br>Il faut fournir un certificat médical. |

a. Les jeunes ne doivent pas percevoir de rémunération supérieure à 55 % du Smic.
b. La PAJE (01/01/2004) remplace 4 allocations : l'APJE, l'APE, l'AGED, l'AFEAMA, son montant : 855,25 €.
c. L'allocation de base est fixée à 171,06 €.
d. Le complément est fixé à 361,37 € (il complète l'allocation de base, ce qui ramène à 526,59 € le montant de l'allocation).
e. CDES : Commission départementale d'éducation spécialisée.

**Le congé paternité**

Depuis 2002, les pères bénéficient d'un congé de 11 jours consécutifs (qui s'ajoutent aux 3 jours pour naissance accordés aux salariés), qui doivent être pris dans les quatre mois qui suivent la naissance de l'enfant. Actuellement, 36,6 % des pères s'absentent de leur travail à la naissance de leur enfant. Ce sont les trentenaires (de 30 à 34 ans) qui ont le plus recours à ce congé, loin devant les 25-29 ans. Ce congé prévoit une compensation financière, mais il est plafonné (environ 2 000 euros nets mensuels).

### c. L'aide au « parent isolé »

L'aide au parent isolé, à la femme enceinte ou en difficulté, représente une tâche importante de l'aide sociale à l'enfance.

Dans chaque département, des structures sont mises en place pour leur apporter un soutien sous forme d'aide financière (et/ou) d'hébergement.

- **L'allocation de parent isolé (API)**

L'allocation de parent isolé est une allocation attribuée mensuellement, pour un an, à toute femme enceinte ou à tout parent élevant seul un ou plusieurs enfants (l'un des enfants doit être âgé de moins de 3 ans).
L'API est octroyée éventuellement jusqu'aux 3 ans de l'enfant.

• *Conditions*

Il faut que la femme ou le parent :
– réside en France ;
– justifie de ressources n'excédant pas un certain plafond.

• *Montant*

Le montant de l'allocation varie selon les ressources.

- **L'aide à la femme isolée : le centre maternel**

• *Objectif :* il s'efforce de répondre aux différents besoins des femmes enceintes isolées ou des femmes assurant seules la charge d'un jeune enfant. De ce fait, il concourt à la protection de la maternité et de l'enfance.

• *Structure :* le centre maternel est un établissement public (dépendant de l'ASE) ou privé, qui résulte de la fusion des maisons et hôtels maternels. En principe, il devrait y en avoir un par département.
Dans la structure même du centre, on retrouve (pour des raisons de commodité) la séparation de ces deux fonctions. Une aile ou un étage fait office de maison maternelle et l'autre d'hôtel maternel.

– *La maison maternelle* accueille la femme enceinte et la prépare à l'accouchement.

– *L'hôtel maternel* accueille la mère et l'enfant jusqu'aux 3 ans de celui-ci (cette limite d'âge n'a rien de systématique et la politique actuelle tend à la réduire).

*NB :* L'auxiliaire de puériculture peut exercer ses fonctions au sein de la crèche collective du centre maternel.

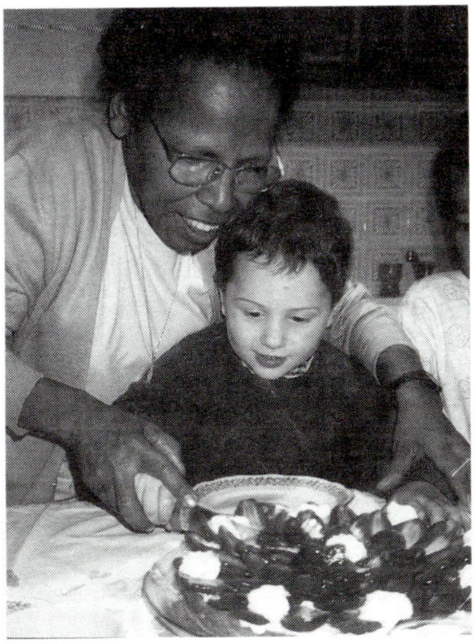

L'allocation (appelée PAJE : *prestation accueil du jeune enfant*) permet (entre autres) d'alléger les frais de garde de l'enfant jusqu'à l'âge de 6 ans.

# Annales ?

### 1. EAS du CHU de Bordeaux

La santé de l'homme n'est pas seulement l'affaire des médecins. Qu'en pensez-vous ?

### 2. EAS de l'IFRAD

« L'état de santé résulte de l'association de plusieurs facteurs. Dans la plupart des cas, on constate que rester en bonne santé est un combat presque permanent. » Joël de Rosnay. Développez et argumentez.

### 3. EAS du CHU de Bordeaux

« Prévenir la maladie permet d'améliorer la santé d'une population. » Qu'en pensez-vous ?

### 4. EAS du CHU de Bordeaux

Quels sont les buts d'une campagne de prévention ? Décrivez-en une de votre choix.

### 5. EAS du CH de Vernon

Quelle part les médias peuvent-ils avoir dans l'éducation de la santé ?

### 6. EAP de l'IFSI de Marseille

L'éducation pour la santé. Pour qui ? Pourquoi ? Par qui ? Quand ?

### 7. EAS du CH de Bastia

La couverture maladie universelle (CMU) assure, depuis le 1er janvier 2000, la gratuité totale des soins à 6 millions de personnes (10 % de la population française). Commentez.

### 8. EAS du CHU de Bordeaux

Le congé parental qui permet à tout salarié, homme ou femme, de suspendre son activité professionnelle pour élever un jeune enfant, est peu utilisé.
D'après vous, quelles pourraient en être les raisons ?

### 9. EAS du CH de Bordeaux

La mauvaise santé et la pauvreté sont étroitement liées l'une à l'autre et au mode de vie. Dites ce que vous en pensez à l'aide d'exemples.

### 10. EAS du CH d'Apt

Le système de santé connaît aujourd'hui un contraste ; d'un côté on assiste à des avancées scientifiques extraordinaires, de l'autre on constate que l'accès aux soins devient inégal. Expliquez ce constat en vous appuyant sur des exemples concrets.

### 11. Section AP du LEP d'Antony

**James** (6 mois) a été emmené en consultation de PMI à l'hôpital, pour être vacciné par le pentacoq. Mme D. (sa maman) veut adopter tous les moyens mis à sa disposition pour protéger la santé de son enfant.

**1.** Quel est l'intérêt de ce vaccin ?

**2.** Citez d'autres mesures de protection de la santé de l'enfant.

**3.** Sachant que Mme D. est seule pour élever son enfant et qu'elle a un autre enfant de 4 ans, quelles sont les prestations familiales qu'elle reçoit ?

### 12. EAP de Neuilly

**1.** Quel est le rôle des allocations familiales ?

Quelles conditions faut-il remplir pour y avoir droit ?

**2.** Quelles allocations sont plus particulièrement destinées à alléger les frais dus à la présence d'un enfant handicapé ?

**3.** Que savez-vous de l'allocation PAJE ?

**4.** Quelles sont les différentes formes d'aides apportées aux « parents isolés » ?

# 5 TEST Que savez-vous sur… la prévention des risques ?

*Cochez la ou les bonnes réponses*

## 1. Porter son casque en scooter est :

- *a) une prévention primaire* ❐
- *b) une prévention secondaire* ❐
- *c) une prévention tertiaire* ❐

## 2. En cas d'incendie, il faut :

- *a) appeler les pompiers* ❐
- *b) ouvrir les fenêtres pour alerter* ❐
- *c) fermer le gaz et éteindre l'électricité* ❐
- *d) allumer pour signaler votre présence* ❐
- *e) attendre calmement les secours* ❐

## 3. Les vaccins obligatoires chez l'enfant sont :

- *a) la poliomyélite* ❐
- *b) le BCG* ❐
- *c) le tétanos* ❐
- *d) l'hépatite B* ❐
- *e) la grippe* ❐
- *f) la diphtérie* ❐
- *g) la rougeole* ❐
- *h) la rubéole* ❐

## 4. Pour tuer ou inactiver des microbes sur les sols ou le mobilier, il faut :

- *a) stériliser* ❐
- *b) passer un antiseptique* ❐
- *c) laver à l'eau* ❐
- *d) laver avec du savon de Marseille* ❐
- *e) utiliser un « détergent-désinfectant »* ❐
- *f) utiliser lessive + eau de Javel* ❐

## 5. En milieu hospitalier, l'hygiène du personnel est assurée par :

- *a) un lavage des mains régulier* ❐
- *b) une tenue de travail adaptée* ❐
- *c) une douche désinfectante le soir* ❐
- *d) des cheveux attachés* ❐
- *e) des vêtements personnels propres* ❐
- *f) des chaussures spécifiques au service* ❐
- *g) des ongles courts* ❐
- *h) pas de bijoux* ❐

## 6. Les infections nosocomiales sont :

- *a) des infections du nez* ❐
- *b) des infections allergiques* ❐
- *c) des maladies contractées à l'hôpital* ❐
- *d) des maladies professionnelles* ❐
- *e) des maladies coloniales* ❐

## 7. C'est vrai ?

- *a) les animaux peuvent être responsables d'allergies* ❐
- *b) le matériel de soins peut véhiculer des microbes* ❐
- *c) les rapports sexuels peuvent transmettre des maladies* ❐
- *d) les fruits bien lavés sont mauvais pour la santé* ❐
- *e) les crudités peuvent nous contaminer* ❐

## 8. Remettre les gestes dans l'ordre d'urgence :

- *a) prévenir les secours* ❐
- *b) s'assurer de l'état de la personne blessée* ❐
- *c) couvrir le blessé* ❐
- *d) soustraire la personne blessée au danger* ❐

## 9. Les numéros de téléphone suivants correspondent :

| | |
|---|---|
| *1) 18* | *a) au Samu* |
| *2) 17* | *b) aux pompiers* |
| *3) 15* | *c) à Police Secours* |

## 10. En présence de monoxyde de carbone vous devez :

- *a) prévenir le Samu* ❐
- *b) prévenir les pompiers* ❐
- *c) allumer l'électricité pour mieux voir l'état de la victime* ❐
- *d) ouvrir la fenêtre* ❐
- *e) ne pas bouger la victime* ❐

## Corrigé du QCM

*1) a*
*2) a, c et e*
*3) a, c et f*
*4) e*
*5) a, b, d, f, g et h*
*6) c*
*7) a, b, c et e*
*8) d, b, a et c*
*9) 1-b ; 2-c ; 3-a*
*10) b et d*

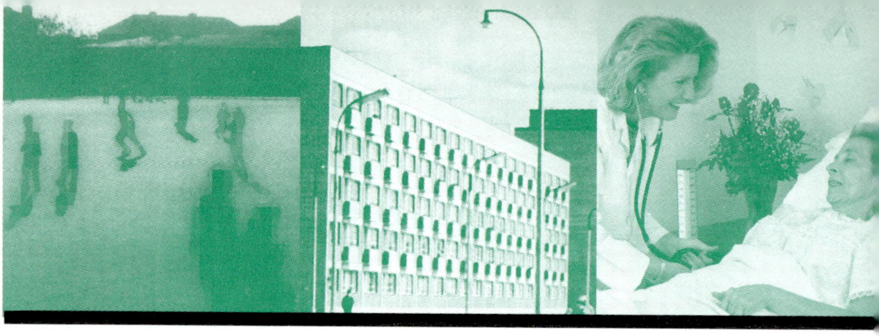

# 5 La prévention des risques

**Le saviez-vous ?**

➤ ***Un arrêt du cœur*** *de plus de trois minutes provoque presque toujours des lésions cérébrales définitives.*

➤ ***Les incendies*** *se produisent pour la plupart entre 12 h et 23 h (principalement entre 17 h et 21 h).*

➤ ***Les vaccinations*** *ont entraîné une régression des maladies infectieuses graves. Par exemple, en 1961, on recensait 1 513 cas de poliomyélite en France (dont 126 mortels). En 1971, on en recensait 48 (dont 9 mortels). En 2000, on n'a plus recensé de cas.*

➤ ***Parmi les bactéries,***
- *il y en a des milliers qui sont utiles ou inoffensives (saprophytes). Quelques centaines seulement sont dangereuses (pathogènes) ;*
- *depuis 1975, on connaît des bactéries de plus en plus résistantes aux antibiotiques.*

➤ ***Lors de la 9e journée*** *nationale de prévention et dépistage anonyme et gratuit des cancers de la peau, 25 % des patients reçus par les dermatologues bénévoles présentaient une ou plusieurs lésions suspectes, et ont pu être orientés vers les soins appropriés.*

➤ ***Le nombre de tués*** *et de blessés sur les routes continue à diminuer : en 2006, il y a eu 4 709 décès (soit 11,5 % de moins qu'en 2005) et 102 125 blessés (5,5 % de moins qu'en 2005).*

➤ ***À la fin des années 1980,*** *la trisomie 21 concernait une naissance sur 700. Aujourd'hui, le dépistage a fait baisser ce taux à une naissance pour 2 000.*

## 1 Définition

La prévention désigne l'ensemble des actions médicales et médico-sociales, techniques ou politiques visant à protéger la santé de l'individu ou de la collectivité. Nous allons envisager trois types de prévention des risques :
- la prévention des accidents ;
- la prévention des maladies infectieuses ;
- la prévention des infections nosocomiales (INC).

## 2 Prévention des accidents et premiers secours

La prévention primaire concerne la prévention des accidents domestiques, l'organisation des premiers secours, et, enfin, la conduite à tenir en cas d'incendie.

### 1 *La prévention des accidents domestiques*

Les accidents domestiques tuent près de 55 personnes chaque jour (près de 4 fois plus que les accidents de la route). Les enfants et les personnes âgées en sont les principales victimes. D'après la CNAM, le coût de ces accidents s'élève à 12 milliards d'euros et ils occasionnent 16 % des arrêts de travail des salariés.

Il faut donc tout faire pour limiter au maximum leur survenue.

Tableau 1 – Les accidents domestiques et leur prévention

| Accidents | Prévention |
|---|---|
| *Les chutes* | – Éviter tapis, descentes de lit mal fixés.<br>– Mettre le dos d'une chaise contre le lit des personnes agitées ou âgées.<br>– Bloquer les roulettes de lits, fauteuils roulants.<br>– Éviter de mobiliser seul une personne lourdement déficiente motrice.<br>– Dans un escalier, laisser la personne du côté de la rampe qui lui convient, lui donner l'autre bras.<br>– Ne jamais laisser traîner à terre des objets qui n'ont rien à y faire (drap, matériel d'entretien, journaux...).<br>– Ranger les meubles bas contre lesquels on se cogne. |
| *Les brûlures* | – Vérifier systématiquement la température de l'eau d'un bain, d'une douche.<br>– Vérifier la température de tout aliment ou boisson que l'on donne.<br>– Ne pas laisser dépasser les queues des casseroles contenant des produits chauds.<br>– Mettre le fer à repasser chaud dans un endroit sûr.<br>– Ne jamais donner de bouillotte très chaude.<br>– Ne pas manipuler de produits inflammables près d'une source de chaleur.<br>– Utiliser le barbecue avec prudence. |
| *L'étouffement* | – Donner des petits morceaux d'aliments aux personnes ayant des troubles de la déglutition.<br>– Donner à boire lentement. |
| *La noyade* | – Protéger les piscines privées.<br>– Ne jamais laisser un enfant seul dans une baignoire. |
| *L'électrocution* | – Ne pas laisser de rallonges électriques branchées.<br>– Éviter les appareils électriques dans la salle de bains.<br>– Vérifier le bon état des prises, des fils électriques. |
| *L'intoxication* | – Faire vérifier les appareils et tuyaux de gaz.<br>– Vérifier l'efficacité des aérations.<br>– Fermer l'arrivée de gaz lorsqu'on ne s'en sert pas.<br>– Faire vérifier les évacuations de chauffe-eau et chauffe-bains à gaz.<br>– Utiliser les produits en bombe aérosol dans un lieu aéré. |
| *L'empoisonnement* | – Ne pas mettre de produits d'entretien ou des produits chimiques dans un récipient alimentaire (bouteille d'eau).<br>– Vérifier la date de péremption des produits alimentaires.<br>– Faire vérifier les produits de « cueillette » (champignons, etc.) par un pharmacien. |

## 2 L'organisation des premiers secours

Donner les premiers secours est indispensable et relève de la responsabilité de chacun pour éviter l'aggravation d'une situation.

Cependant, la conduite à tenir procède de deux types de comportement : *ce que je peux faire, ce que je ne dois pas faire.*

En effet, certains gestes sont plus nocifs que l'abstention. Seule une formation de secouriste peut permettre l'utilisation sans risque de certaines techniques.

**PREMIERS GESTES À FAIRE EN CAS D'URGENCE**

1) *Soustraire le blessé au danger immédiat,* par exemple : couper le courant, éteindre un feu... Mais *ne pas déplacer le blessé (sauf en cas de nécessité absolue et de risque vital).*

2) *Prévenir les secours* :
- pour appeler Police Secours, composer le n° 17 ;
- pour appeler les pompiers, composer le n° 18 ;
- pour appeler le Samu, composer le n° 15.

Toute personne victime d'un accident (choc, perte de connaissance, chute, même d'apparence bénigne) doit être vue par un médecin.
*Il faut : décrire l'accident, l'état de la personne, donner des renseignements précis (âge, adresse, étage, heure de l'accident...).*

3) *En attendant les secours, il est recommandé* :
- d'observer l'évolution de l'état de la personne ;
- de couvrir la personne car tout choc et immobilité entraînent un refroidissement ;
- de ne pas retirer les vêtements, mais dégrafer les vêtements qui peuvent gêner ou comprimer ;
- de ne rien donner à boire, ni à manger, car la personne peut avoir des nausées ou doit être à jeun pour une anesthésie ;
- de ne jamais laisser seule une personne choquée ou blessée.

# 3 Prévention des maladies infectieuses

La prévention des maladies infectieuses prend en compte les modes de contagion (directe ou indirecte). Elle regroupe des mesures prophylactiques individuelles (les vaccinations) et collectives (au moyen de l'asepsie, de l'antisepsie, de la désinfection et de la stérilisation).

## 1 *Distinguer deux modes de contagion*

Les microbes peuvent être transmis de manière indirecte ou directe.

**La contagion indirecte**

Les microbes sont transmis par l'intermédiaire de supports (ou vecteurs) :
- l'air et les poussières ;
- les selles (d'où l'intérêt du lavage des mains) ;
- le matériel de soins, par exemple les seringues (d'où l'intérêt du matériel à usage unique) ;
- les végétaux, les fruits... peuvent être pollués par de l'eau souillée (d'où l'intérêt de bien les laver) ;
- les insectes (cafards, mouches, moustiques...).

**La contagion directe**

Les microbes sont transmis directement d'un sujet malade (ou porteur de germes) à un sujet sain, par :
- la toux, les particules de salive (d'où l'intérêt de faire porter des masques au personnel soignant enrhumé) ;
- les mains du personnel (d'où l'intérêt du lavage des mains fréquent) ;

- le sang (d'où l'intérêt du matériel à usage unique) ;
- les rapports sexuels.

## 2 Les mesures prophylactiques individuelles : les vaccinations

Il faut rappeler qu'en termes de santé publique, réaliser une vaccination consiste à exercer une action préventive individuelle et, aussi, collective : la vaccination d'une population peut en effet limiter l'extension de la maladie ou l'éradiquer complètement.

**Notion d'immunité**

L'immunité est la *résistance* (naturelle ou acquise) d'un organisme à un agent infectieux (microbes ou toxines).

**Notion de vaccination**

- Les *vaccinations* ont pour but d'assurer la protection de l'individu contre certaines maladies.
- Les *vaccins* sont des préparations réalisées à partir d'antigènes (bactéries, virus, toxines) rendus inoffensifs pour l'organisme.
- *Vacciner*, c'est introduire dans l'organisme d'un sujet des *antigènes* afin de lui permettre de fabriquer des *anticorps spécifiques*. Le sujet est alors *immunisé* contre une (ou plusieurs) maladie, selon la nature du vaccin.

**Caractéristiques de l'immunité**

L'immunité obtenue par la vaccination est :

- *active* : l'organisme fabrique lui-même ses propres anticorps ;
- *tardive* : l'immunité est effective après la série d'injections ;
- *durable* : son action dure plusieurs années si les rappels sont faits dans les délais prescrits.

**Calendrier des vaccinations** (tableau 2)

C'est seulement à partir de 2 ou 3 mois que l'enfant est capable de fabriquer ses propres anticorps. On ne commence donc pas les vaccinations avant cette date. Le calendrier des vaccinations montre que c'est au cours des deux premières années de la vie que se pratiquent la plupart des vaccinations.

**Vaccinations obligatoires et vaccinations conseillées**

- *Certaines vaccinations sont légalement obligatoires :* la vaccination contre la *diphtérie, le tétanos, la poliomyélite* (DT-Polio).
- *D'autres vaccinations sont facultatives, mais très vivement conseillées* (contre la coqueluche, la méningite Hib, la rougeole, la rubéole et les oreillons).

Tableau 2 – Le calendrier des vaccinations

| Vaccinations contre : | Obligatoire ou conseillée | Type de vaccin | Âge de la vaccination | Nombre d'injections | Rappels |
|---|---|---|---|---|---|
| – Diphtérie (D)<br>– Tétanos (T)<br>– Poliomyélite (Polio)<br>– Coqueluche (Coq)[a]<br>– Méningite à Hib[a] | – Obligatoires avant 18 mois<br>– Conseillée<br>– Conseillée | – DT-Polio (DTP)<br>– DTCoq + polio (DTCP)<br>– Hib<br>associés = *Pentacoq* | Vers :<br>– 2 mois<br>– 3 mois<br>– 4 mois | 3 injections à 1 mois d'intervalle | Vers 16 à 18 mois puis tous les 5 ans |
| – Tuberculose | – Recentrage vers les sujets à risque | – BCG | Dès le 1er mois[b] | 1 seule inoculation | Pas de rappel |
| – Hépatite B | – Conseillée | – *Engerix B* | Vers :<br>– 2 mois<br>– 4 mois | 2 injections à 1 mois d'intervalle | 3[e] injection 5 à 12 mois après |
| – Rougeole<br>– Rubéole<br>– Oreillons | Conseillée | ROR[c] | Vers :<br>12 à 15 mois | 1 seule injection | Rappel entre 3 et 6 ans |

a. Coqueluche et méningite (due à l'*Haemophilus influenzae* de type b) sont des vaccins conseillés, mais ils sont le plus souvent administrés avec une vaccination associée obligatoire : le *Pentacoq* (ou marques similaires).
b. L'âge indiqué pour le BCG varie selon l'état sanitaire du milieu familial et le mode de garde de l'enfant. La vaccination est obligatoire pour l'entrée en collectivité d'enfants.
c. ROR (ou marques similaires).

## 3 *Les moyens de prophylaxie en collectivité*

Les techniques d'hygiène, d'asepsie et de stérilisation visent toutes à assurer la prévention de l'infection en collectivité.

- **La propreté**

  Ce qui est propre est débarrassé d'une grande partie des germes pathogènes. Les techniques d'hygiène visent la propreté du corps, des mains, des objets.

  Exemple : des mains sont propres lorsqu'elles sont :
  - *lavées* à l'eau et au savon liquide ;
  - *rincées* abondamment à l'eau chaude ;
  - *et séchées* à l'air chaud ou au papier.

- **L'asepsie**

  « *C'est l'ensemble des mesures prises pour empêcher l'apport de micro-organismes dans les tissus vivants (norme AFNOR)* ». (Exemple : le lavage chirurgical des mains avant un soin.)

- **L'antisepsie**

  « *C'est l'ensemble des procédés visant à tuer ou à inactiver les micro-organismes au niveau des tissus vivants (norme AFNOR)* ». Un *antiseptique* est un produit chimique utilisé pour la peau (exemple : l'eau oxygénée, le *Dakin*).

**La désinfection**

*« C'est l'ensemble des procédés visant à tuer ou à inactiver les micro-organismes au niveau des surfaces inertes (sol, mobilier, objets...) (norme AFNOR) ».*

Exemple de désinfectant : l'*eau de Javel* et surtout les *« détergents-désinfectants »* (très utilisés).

La désinfection par contact avec un produit chimique (exemple : le *Milton* ou le *Solustéril*, utilisé pour les biberons).

**La stérilisation**

*« La stérilisation est le procédé par lequel tous les germes portés par les milieux inertes (même les plus résistants) sont détruits (norme AFNOR) ».* Elle est très utilisée en milieu hospitalier, elle doit impérativement être contrôlée.

Dans tous les cas, elle doit être précédée d'une prédésinfection du matériel, suivie d'un lavage, d'un rinçage et d'un séchage soigneux. Le matériel est ensuite conditionné en emballage, avant le cycle de stérilisation (fig. 1).

- La stérilisation par chaleur humide (fig. 2) est la technique la plus utilisée en milieu hospitalier : l'autoclave (134 °C pendant 18 min).
- Le Sterrad (gaz plasma) est une nouvelle technique intéressante pour le matériel thermosensible.

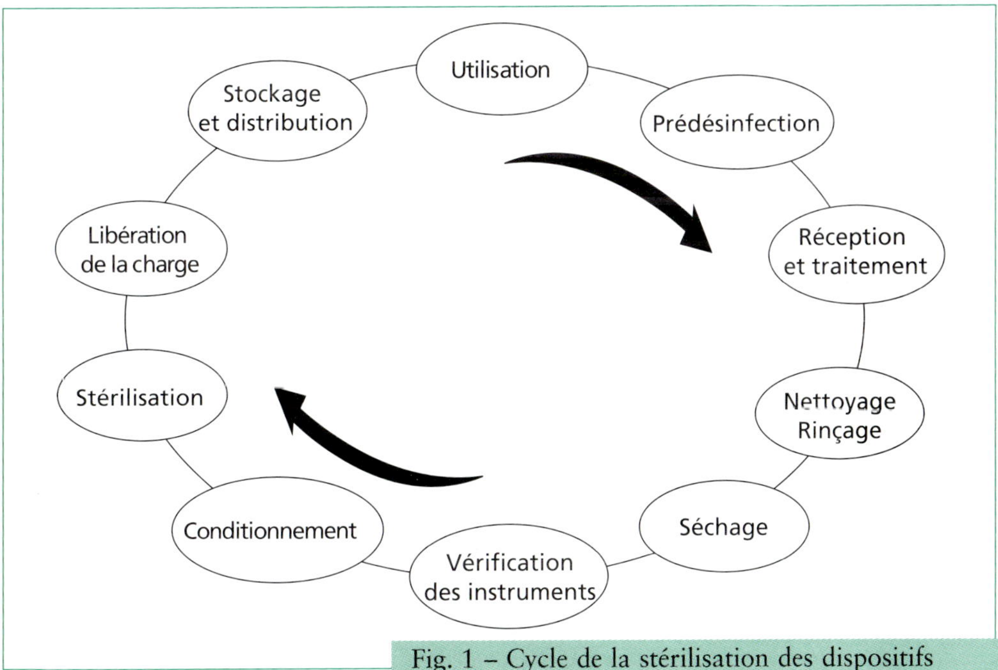


Fig. 1 – Cycle de la stérilisation des dispositifs médicaux (DM) réutilisables *(droits réservés).*

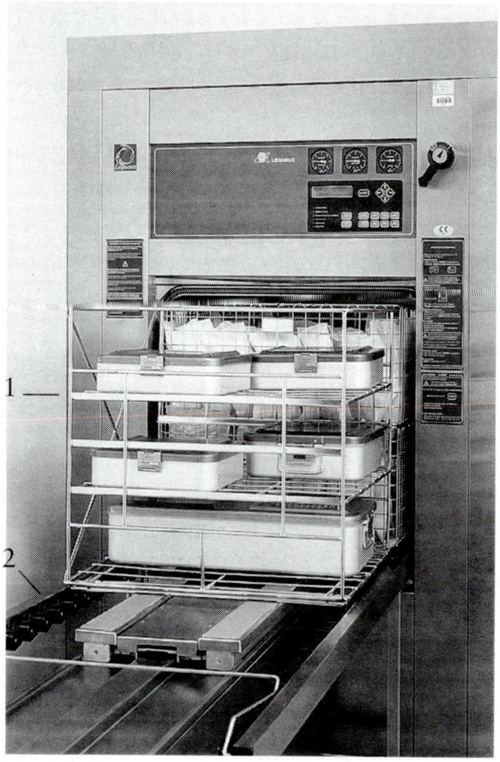


Modèle KH 66
Volume de chargement : 324 à 432 litres
1. Support containers
2. Système de chargement automatique

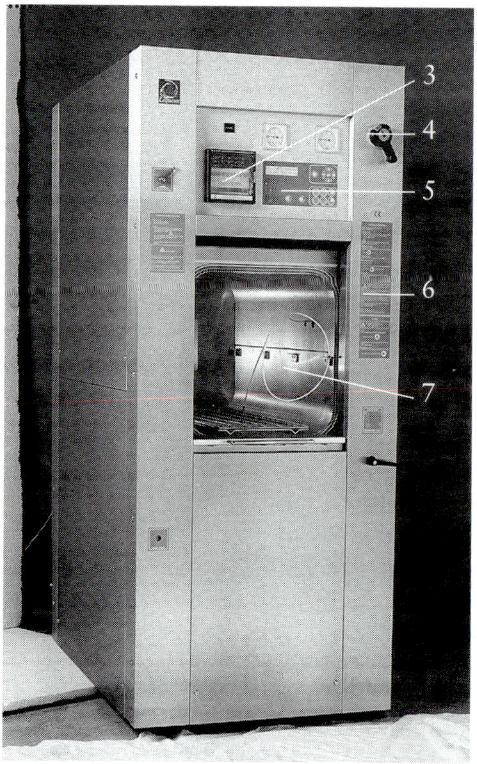


Modèle Ecosté
Volume de chargement : 108 à 144 litres
3. Enregistreur
4. Arrêt d'urgence
5. Automate (programme des cycles)
6. Consignes de sécurité
7. Chambre

Fig. 2 – Stérilisateurs à la vapeur (*Gétinge*) de type « chargement et déchargement horizontal ».

## 4 Cas particuliers

La menace de maladies infectieuses extrêmement graves, car pandémiques [1] et sans traitement, amène le gouvernement à prendre des mesures spécifiques à titre préventif.

La *menace de grippe aviaire* est prise très au sérieux, aussi bien au niveau international (recommandations de l'OMS) qu'en France, où des scénarios d'interventions ont été répétés fin 2005. De plus, certaines mesures sont prises aussi bien par rapport aux risques de propagation du virus (confinement des volailles) qu'en termes de consignes données aux professionnels.

1. Épidémie qui atteint un grand nombre de personnes dans une grande zone.

L'*épidémie de chikungunya* (30 000 personnes touchées en un an) qui frappe l'île de la Réunion, amène à une grande mobilisation des autorités sanitaires (démoustiquage, distribution de moustiquaires, mobilisation des forces de l'ordre...).

## 4 Prévention des infections nosocomiales (INC)

En service hospitalier (maternité, pédiatrie, chirurgie...), les risques de contamination et d'infection sont importants ; ils sont dus à plusieurs facteurs :
- la flore microbienne est dense et variée ;
- les malades hospitalisés sont porteurs de germes ;
- le matériel de soins (commun à plusieurs enfants) peut transmettre l'infection.

Ces infections contractées en milieu de soins sont appelées *infections nosocomiales.*
Les infections nosocomiales ont concerné, en 2001, 6,9 % des patients hospitalisés, soit 800 000 personnes, et ont occasionné 4 000 décès.
Le gouvernement vient de publier les résultats du premier indicateur du tableau de bord (Icalin, pour « Indice composite d'évaluation des activités de lutte contre les infections nosocomiales »), qui note et classe de A à E les différents établissements de santé, publics et privés. D'autres indicateurs viendront compléter l'Icalin.
Les personnes ayant été victimes d'une infection nosocomiale grave survenue à compter du 5 septembre 2001 peuvent obtenir l'indemnisation par l'ONIAM (Office national d'indemnisation des accidents médicaux) des dommages consécutifs.
Pour diminuer ces risques, des mesures d'hygiène très strictes doivent être appliquées. Elles concernent les domaines suivants.

### 1 L'hygiène du travail

Un travail bien organisé diminue le risque de contamination, il faut donc :
- commencer par le malade *le moins infecté* et terminer par le malade *le plus infecté ;*
- réaliser le soin *en allant du plus propre au plus sale.* D'où l'intérêt d'un personnel bien formé.

### 2 L'hygiène du personnel

La prévention se fait par :
- *le port de vêtements de travail* : le personnel doit revêtir une blouse, et surtout des chaussures réservées à l'hôpital. La blouse de box individuelle pour chaque enfant sera enfilée avant chaque soin ;
- *le lavage des mains* : les mains étant une source de contamination, leur lavage doit être systématique avant et après chaque tâche [1]. Le personnel de soins ne doit pas porter de bijoux. Les ongles doivent être courts et bien brossés.

### 3 L'hygiène des locaux et du mobilier

La chambre doit être tenue en parfait état de propreté.

1. La solution hydro-alcoolique (SHA) remplace le savon antiseptique.

**L'entretien du lit et de la literie**

- le lit doit être régulièrement lavé avec un « détergent-désinfectant » ;
- les draps doivent être renouvelés tous les jours ;
- le matelas doit être :
  - protégé (si besoin) par une alèse en caoutchouc,
  - retourné tous les jours ;
- l'oreiller doit être protégé ;
- la couverture doit être lavée selon les besoins et protégée d'un couvre-lit léger.

**L'entretien du matériel**

Paillasses, étagères, baignoire, plateaux sont nettoyés à l'eau et au savon, puis désinfectés.

**L'entretien du sol**

Il doit être lavé tous les jours avec un « détergent-désinfectant » :

- ne jamais utiliser de l'eau de Javel sur un sol préalablement savonné : le mélange lessive-eau de Javel dégage des gaz très toxiques ;
- ne jamais balayer à sec, mais utiliser le « *balayage humide* » selon une technique précise : l'entretien du sol se fait toujours en commençant par le *fond du local* (partie opposée à la porte). Quelle que soit la méthode choisie pour le balayage, le travail commence par le « *détourage* » : balayage au contact des plinthes de la pièce. Selon les types de locaux, on choisira entre deux méthodes de balayage humide :
  - *méthode à la « godille »* (fig. 3 et 4) : elle permet de passer le balai sur une large surface. L'utilisateur travaille à reculons et tire le balai vers lui, en lui imprimant un mouvement en S (c'est la plus conseillée) ;

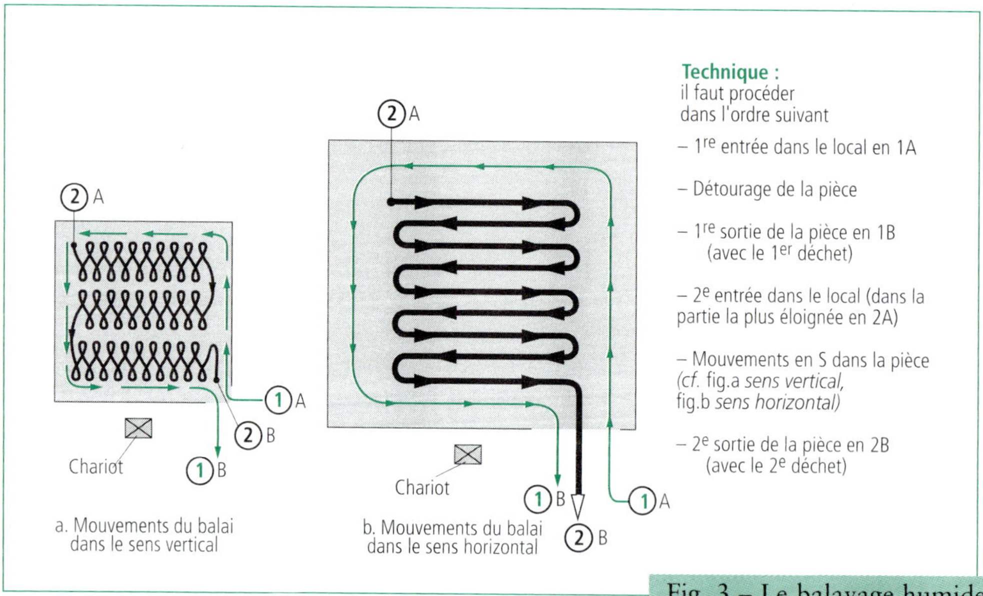


Fig. 3 – Le balayage humide (méthode à la godille).

– *méthode au « poussé »* : l'utilisateur déplace le balai en le poussant devant lui, tout en lui imprimant un léger mouvement oscillant pour favoriser le déplacement des salissures et les maintenir devant le balai. Elle est surtout utilisée pour les couloirs et pour faire le détourage des pièces.

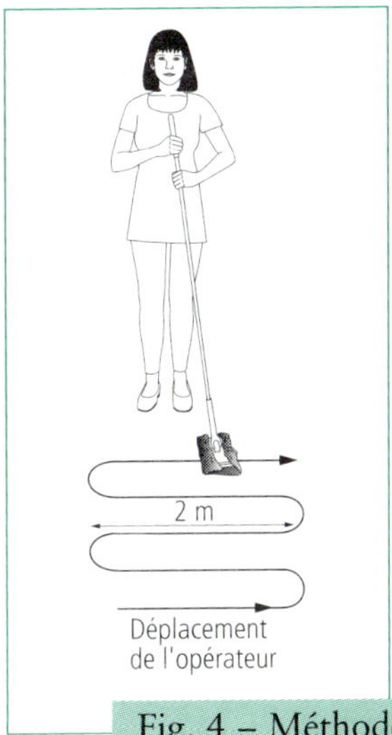


Fig. 4 – Méthode du balayage « à la godille ».

## 4 L'hygiène des accessoires

- Remplir les flacons, vérifier les étiquettes.
- Nettoyer l'extérieur de ceux-ci et leur présentoir.
- Ranger le matériel à sa place.
- Évacuer le matériel sale.
- Les siphons de la baignoire et du lavabo sont javellisés tous les jours.

## 5 L'hygiène de l'architecture

Les services d'enfants doivent se situer dans des pavillons ou au dernier étage d'une construction unique pour mieux les *isoler* ; il doit y avoir des box ou chambres individuelles pour mieux préserver les malades.

# Annales ?

## 1. EAS du CH de Beauvais

Les accidents domestiques chez l'enfant.
**1.** Quels sont-ils ?
**2.** Quelle est la forme de leur prévention ?

## 2. Centre de formation des AS de Gisors

À votre avis, quelles mesures peuvent être prises pour prévenir les accidents domestiques de l'enfant ?

## 3. EAS de l'IFSI de Gonesse

En dehors des campagnes télévisées sur la prévention des accidents domestiques provoqués par les jeunes enfants, quels moyens proposeriez-vous pour limiter ces accidents ?

## 4. Formation AS de Fontenay-le-Comte

Que pensez-vous du slogan d'une campagne de prévention qui disait : « Faire attention chez soi c'est faire attention à soi ».

## 5. EAS du CH de Bernay

Le lavage des mains est-il important à l'hôpital ?
**1.** Pourquoi ?
**2.** Comment et quand le pratiquez-vous ?
**3.** De quelles autres mesures prophylactiques doit-il être accompagné ?

## 6. EAS du CH de Bernay

Connaissez-vous les vaccins en France ?

## 7. EAS de Machecoul

9 000 nouveaux cas de tuberculose par an en France et 900 décès, alors qu'il existe des moyens pour combattre cette maladie.
Expliquez.

## 8. Centre de formation AS de Gisors

À votre avis, est-il nécessaire de maintenir certaines vaccinations obligatoires en France ?

## 9. EAS de Machecoul

On parle de plus en plus des infections nosocomiales. Que savez-vous de ces infections et qu'en pensez-vous ?

## 10. EAS des Sables-d'Olonne

**Richard** (25 ans) a été victime d'un malaise dans son appartement à la suite d'un incendie. Son frère, Philippe (pris de panique) va chercher un voisin pour lui porter secours. Richard devra être hospitalisé d'urgence.

**1.** D'une façon générale quels sont les premiers gestes à faire en cas d'urgence lors d'un accident ?

**2.** Quelle est la conduite à tenir en cas d'incendie ?

## 11. EAP de l'Hôtel-Dieu de Marseille

**1.** Quelles sont les mesures de prévention à prendre à l'hôpital pour éviter le risque de surinfection aux patients (les maladies nosocomiales) ?

**2.** Quelles définitions donnez-vous aux termes suivants :

– propreté ?

– asepsie ?

– antisepsie ?

– désinfection ?

– stérilisation ?

**3.** Donnez des exemples concrets pour illustrer chacune de ces techniques et pratiques.

## 12. Section AP du LEP de Neuilly

**1.** Quel est l'intérêt du balayage humide ? Quelles sont les techniques adoptées ?

**2.** Quel est l'intérêt de la stérilisation ? Quelles sont ses différentes formes ?

**3.** Quels vaccins conseilleriez-vous à une maman dont le bébé de 18 mois va entrer à la crèche ?

**4.** Que signifient les termes : propreté, hygiène, contamination, décontamination, contagion, asepsie, antisepsie, désinfection ? Donnez des exemples.

6 TEST

# Que savez-vous sur… l'environnement ?

*Cochez la ou les bonnes réponses*

**1. Depuis le protocole de Kyoto en 1997, les émissions de gaz carbonique ($CO_2$) :**

*a) ont diminué régulièrement* ❐
*b) n'ont pas diminué* ❐
*c) augmentent de plus en plus vite* ❐
*d) ont plus augmenté entre 2000-2004 qu'entre 1990- 2000* ❐

**2. Les organismes génétiquement modifiés (OGM) sont cultivés :**

*a) uniquement dans les pays développés* ❐
*b) sur 102 millions d'hectares actuellement dans le monde* ❐
*c) en nombre de plus en plus important* ❐

**3. Les éléments suivants peuvent polluer l'eau des nappes phréatiques :**

*a) les défections acides des pigeons* ❐
*b) le plomb des colorants* ❐
*c) le dioxyde d'azote* ❐
*d) les nitrates agricoles* ❐
*e) les pesticides* ❐
*f) les bactéries* ❐
*g) le dioxyde de soufre* ❐

**4. Les éléments suivants peuvent polluer l'air de nos villes :**

*a) le dioxyde de soufre* ❐
*b) le dioxyde de carbone* ❐
*c) l'oxygène* ❐
*d) les pesticides* ❐
*e) les acariens* ❐
*f) les chlorofluorocarbures (CFC)* ❐

**5. Le bruit est dangereux à partir de :**

*a) 130 dB* ❐
*b) 80 dB* ❐
*c) 200 dB* ❐

**6. Les populations les plus exposées lors des pics de pollution en ville sont :**

*a) les enfants* ❐
*b) les sportifs* ❐
*c) les asthmatiques* ❐
*d) les personnes âgées* ❐
*e) les adolescents* ❐

**7. La légionellose est :**

*a) un problème concernant l'eau des casernes* ❐
*b) une maladie qui touchait les légionnaires* ❐
*c) une maladie régionale* ❐
*d) une infection due au développement d'une bactérie dans les circuits d'eau* ❐
*e) une infection transmise par l'air pollué* ❐

**8. En France, plus de 50 % de l'eau est utilisée pour :**

*a) l'alimentation en eau potable* ❐
*b) l'irrigation* ❐
*c) l'industrie* ❐
*d) le refroidissement des centrales thermiques* ❐

**9. Que désigne l'expression « Grenelle de l'environnement » ?**

*a) la liste des problèmes écologiques à traiter en priorité* ❐
*b) la lutte contre un parasite s'attaquant aux forêts* ❐
*c) la réunion de différents acteurs chargés de solutionner les problèmes environnementaux* ❐

**10. Chaque année, une famille française produit en moyenne :**

*a) 100 kg de déchets ménagers* ❐
*b) 300 kg de déchets ménagers* ❐
*c) 500 kg de déchets ménagers* ❐
*d) 1 tonne de déchets ménagers* ❐
*e) 2 tonnes de déchets ménagers* ❐

## Corrigé du QCM

*1) b, c et d*
*2) b et c*
*3) b, d, e et f*
*4) a, b et f*
*5) b*
*6) a, c et d*
*7) b et d*
*8) d*
*9) c*
*10) d*

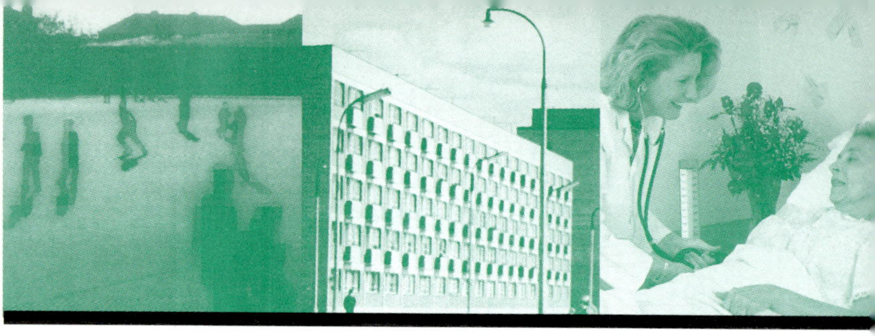

# 6 L'environnement

**Le saviez-vous ?**

➤ ***Chaque Français*** *produit environ 420 kg de déchets ménagers par an, dont 30 % d'emballages.*

➤ ***Les sacs plastiques biodégradables,*** *distribués par les commerçants, peuvent être entièrement décomposés par les micro-organismes présents dans la nature (en milieu humide).*

➤ ***L'eau potable*** *peut être une denrée rare : un quart de la population mondiale, vivant dans le tiers monde, n'en dispose pas.*

➤ ***La pollution urbaine*** *est plus élevée dans les pays pauvres que dans les pays riches.*

➤ ***La ville de Mexico*** *est la capitale la plus polluée du monde.*

➤ ***Un Américain*** *utilise 600 litres d'eau par jour ; un Européen 150.*

➤ ***77 % du*** $CO_2$ *émis depuis le début de la révolution industrielle provient des pays développés qui ne représentent pourtant que 22 % de la population mondiale.*

➤ ***Pour construire le barrage des Trois Gorges en Chine*** *destiné à produire de l'énergie, 162 sites archéologiques ont été engloutis et 2 millions de personnes ont été déplacées.*

➤ ***Les Chinois*** *devraient à court terme ravir aux Américains la place du premier émetteur de* $CO_2$ *de la planète.*

➤ ***Le déboisement par brûlis*** *a déjà atteint 16 % de la superficie totale de l'Amazonie.*

L'ampleur des dégâts causés par les activités humaines fait de l'environnement et de sa préservation un enjeu majeur. L'ensemble des pays fait preuve de bonnes intentions lors des différents sommets de la terre (Rio, Kyoto, et en 2005 Montréal), mais les intérêts économiques passent souvent avant les impératifs écologiques.

En France, le gouvernement a créé un ministère plus important consacré à ce sujet. Du reste, une concertation avec les ONG (organisations non gouvernementale) baptisée « Grenelle de l'environnement », regroupe scientifiques, économistes, ONG, collectivités territoriales, syndicats, entreprises et l'État, afin de tenter de trouver des réponses cohérentes au défi majeur que pose sa sauvegarde.

## 1 Les déchets

L'hygiène de l'environnement a 2 objectifs : la *prévention* (qui consiste à lutter contre l'apport croissant des déchets) et le *traitement* de ces déchets.

### 1 *Définition*

Une directive européenne définit le déchet comme « toute substance que le propriétaire abandonne, destine à l'abandon ou se trouve dans l'obligation de se débarrasser ». Il existe de nombreux déchets, et certains d'entre eux sont dangereux pour la santé.

### 2 *Descriptif : la variété des déchets*

La hausse de notre niveau de vie induit une quantité croissante de déchets de diverses sortes.

#### a. Les déchets ménagers

- **Déchets solides** : restes de nourriture, emballages, verres, plastiques, boîtes de conserve, bombes aérosols, vêtements usagés...

- **Déchets liquides** : eaux usées, eaux de vaisselle...
- **Déchets toxiques** : médicaments, piles, peintures, solvants, engrais...
- **Déchets occasionnels** : gros électroménager (dit « monstre »).
- **Déchets provenant des automobiles** : huiles de vidange, pneus, batteries...

### b. Les déchets agricoles

- **Engrais** riches en nitrates et en phosphates.
- **Pesticides.**
- **Lisier** (déjections animales).

### c. Les déchets industriels

- **Déchets banals** : cartons, caisses, palettes...
- **Déchets toxiques.**
- **Déchets radioactifs** provenant des centrales nucléaires, mais aussi des hôpitaux (gants, tenues de travail, filtres, chiffons).

## 3 Le traitement des déchets et le tri sélectif

Les déchets doivent être éliminés de la façon la moins polluante possible. Ils font l'objet d'un transport routier ou de transports transfrontaliers (illégaux pour les déchets ménagers). Depuis les années 1990, la politique de traitement des déchets a radicalement changé : au lieu de persister à les détruire ou à les entreposer, nous avons appris à les réutiliser, à les transformer. C'est ce qu'on appelle la valorisation des déchets.
Afin de permettre le recyclage des déchets et objets hors d'usage les particuliers doivent apprendre à *trier* avant de *jeter*. Certains dispositifs sont mis à leur disposition par les mairies.

### a. Intérêt du « tri sélectif » des déchets

Le tri sélectif permet de « recycler un objet », c'est-à-dire de lui donner une nouvelle vie au lieu de l'éliminer. Exemple : une bouteille en verre peut être recyclée à 100 %, elle produira une autre bouteille permettant ainsi des *économies* d'énergie et de matières premières et allégeant le coût de la collectivité.

### b. Dispositif de recueil des déchets courants

Des bacs de couleurs différentes sont généralement disposés dans les locaux poubelles des immeubles. Chacun veillera à respecter le tri sélectif (comportement citoyen).
Les déchets de nos ordures ménagères correspondent à :
– 30 % des déchets organiques ; restes de repas... ;
– 33 % des papiers, cartons ;
– 5 % du plastique ;
– 8 % du verre ;
– 8 % des métaux ;
– 3 % des textiles.
Ces 87 % sont dans leur grande majorité parfaitement recyclables.
Le reste, 13 %, est ce qu'on appelle des déchets ultimes (polystyrène, certains plastiques...), c'est-à-dire qui ne peuvent être transformés en un autre matériel, ni utilisés pour produire de l'énergie.

### c. Les déchetteries

Il s'agit de lieux clos et gardés, qui recueillent les objets encombrants ou dangereux.

Exemples :
• *objets encombrants :* meubles (lits, canapés), gros électroménager (réfrigérateur), téléviseurs, gravats, etc.
• *objets dangereux :* bouteilles avec liquides inflammables ou toxiques, huiles de vidange, batteries de voiture, etc.

### 4 Les problèmes particuliers

#### a. La lutte contre les pigeons

Les municipalités luttent contre les *pigeons* car ils occasionnent de gros dégâts en raison de leurs déjections acides qui attaquent les pierres des monuments, les toitures métalliques, les gouttières, et ils sont la source de maladies virales (appelées « psittacoses »).

#### b. Le nettoyage de la voirie

L'évacuation des ordures est souvent faite par les éboueurs et le nettoyage de la voirie est assuré par des cantonniers : balayage des trottoirs et caniveaux, lavage des chaussées (avec des balayeuses-arroseuses automobiles).

- **En milieu urbain,** l'hygiène publique doit faire face aux problèmes posés par le rejet des vieux papiers, les déjections des chiens, d'objets hors d'usage abandonnés sur la voie publique (sommier, réfrigérateur...) et qu'il faut évacuer.
- **Pour les villes balnéaires,** le nettoyage des plages est pratiqué chaque matin de très bonne heure. Certaines municipalités ont organisé des campagnes « plages propres ».

#### c. Les déjections canines

Les moto-crottes (à Paris) pour les déjections canines ont été supprimées par la mairie qui préfère adopter le principe de la verbalisation des propriétaires de chiens indisciplinés. (Des campagnes d'information ont été réalisées pour tenter de limiter la pollution canine.)

#### d. Le traitement des déchets radioactifs

- **Les déchets radioactifs à vie courte** sont enfouis en surface dans deux centres (l'un dans la Manche, l'autre dans l'Aube) dans des containers de béton après compactage. Quand le site est plein (La Hague), il est imperméabilisé par une membrane de plastique et par une couche d'argile et les déchets sont stockés sous surveillance jusqu'à disparition de la radioactivité.
- **Les déchets très radioactifs à vie longue** sont réduits en volume, décontaminés, puis entreposés provisoirement en attendant d'être stockés en profondeur.

## 2 L'eau

L'eau provenant de nos rivières et des nappes phréatiques peut être contaminée par des produits d'origine industrielle, domestique ou agricole.
La France, comme de nombreux pays industrialisés, peine à prendre des dispositions par rapport à notre consommation excessive d'eau. Si elle est abondante et courante dans notre pays, cette situation ne durera pas du fait des pollutions, mais aussi des modifications climatiques (certains départements manquent d'eau en France, c'est le cas de la Vienne, qui se retrouve en situation de sécheresse comparable à celle de l'été au mois de décembre 2005 !). D'après l'UNESCO, en 2025, la très grande majorité de la population mondiale devra s'accommoder de réserves basses, et même catastrophiques pour 30 % des pays.

# 1 Définition

## a. Le traitement de l'eau

Le traitement de l'eau se fait dans une station de traitement des eaux selon un processus qui se décompose ainsi :
• *la décantation* : les produits en suspension sont évacués ;
• *le filtrage* : l'eau traverse une couche épaisse de sable fin ;
• *la désinfection* : elle peut se faire par différents procédés. Citons l'usage d'un produit désinfectant, d'un rayonnement, d'un passage à l'air ozonisé.
Des contrôles bactériologiques stricts sont effectués à la fin des opérations pour vérifier si l'eau est potable (Code de la santé publique article L. 19).
Du fait de la nécessité de traitement d'une eau plus polluée et de la multiplication de normes draconiennes, le prix de l'eau a considérablement augmenté depuis les années 1990, avec de grosses disparités d'une commune à une autre.

## b. La distribution de l'eau

Dans certaines villes, il existe deux circuits de distribution d'eau : un circuit d'eau potable, l'autre d'eau non potable destiné à *la voirie* (pour le nettoyage municipal, pour les gares...).

## c. La composition de l'eau potable

L'eau destinée à la consommation doit répondre à certaines *normes*. Elle doit être :
• fraîche (15 à 18 °C) ;
• limpide, incolore et inodore ;
• dépourvue de microbes.
Elle doit également être agréable au goût et, de ce fait, ne pas contenir trop de chlore.

# 2 Descriptif : les problèmes de l'eau

## a. Les principales causes de pollution chimique

L'eau subit une pollution chimique lorsqu'elle contient des taux élevés de :
• **nitrates** (origine agricole) ;
• **phosphates** (lessives) ;
• **métaux lourds :**
– plomb (colorants),
– mercure (pharmacie, peinture),
– cadmium (batteries),
– arsenic (métallurgie),
– sélénium, chrome ;
• **pesticides.**

## b. La pollution organique

Elle est principalement due aux déchets plastiques qui ne sont pas ou peu biodégradables.

## c. La pollution thermique

Elle correspond à l'élévation de température de certaines rivières par les rejets de centrales thermiques ou nucléaires.

#### d. La pollution bactériologique

Elle est principalement provoquée par :
• le rejet des eaux usées dans les rivières, qui peut être source d'infections (surtout dans les pays en voie de développement).
• le développement d'une bactérie dans les circuits de distribution de l'eau dans les hôpitaux. Elle est à l'origine d'une grave maladie infectieuse, la *légionellose* (l'hôpital Européen Georges Pompidou, à Paris, a été touché à plusieurs reprises par ce fléau).

### 3 *Les solutions : la lutte contre la pollution*

#### a. La mise en place de structures

La lutte contre la pollution relève :
• **au niveau national,** des ministères de l'Agriculture, de l'Aménagement du territoire et de l'Environnement. Elle relève aussi du secrétariat d'État chargé de la Santé ;
• **au niveau départemental,** des directions départementales des affaires sanitaires et sociales qui sont sous la responsabilité du préfet ;
• **au niveau communal,** *des agences de bassin* qui perçoivent les redevances de consommation et de pollution des communes. Elles financent la réalisation des stations d'épuration et d'opérations d'assainissement et *des laboratoires agréés* font des contrôles réguliers.

#### b. La lutte contre la pollution agricole

Elle vise à :
• réduire l'usage des engrais, des pesticides ;
• obliger la promotion de nouvelles méthodes plus écologiques (comme l'agriculture biologique) ;
• obliger les éleveurs à installer des aires de stockage du lisier ;
• aménager l'espace rural par des haies et des talus pour lutter contre le ruissellement.
La pollution agricole est la plus grande responsable de la pollution de l'eau.

#### c. La lutte contre la pollution industrielle

Elle vise à :
• taxer les pollueurs ;
• dépolluer certaines usines.

#### d. La lutte contre la pollution domestique

Elle vise à :
• **installer** des collecteurs d'eaux usées raccordés aux stations d'épuration ;
• **raccorder** les particuliers aux égouts (éviter les fosses septiques) ;
• **inciter** à l'usage de produits biodégradables, réduire les lessives, remettre aux pharmacies les médicaments périmés et aux déchetteries l'huile de vidange.

## 3 L'air

### 1 *Définition*

#### a. Composition de l'air

L'air contient : 20 % d'$O_2$ et 80 % d'azote. Il contient aussi :
• *des poussières inertes* (débris minéraux, usure de matériaux...) ;

- *des poussières vivantes* : les acariens, les pollens (sources d'allergies pour certains) ;
- *des bactéries* dans les lieux publics (9 millions/$m^3$), en milieu hospitalier (70 000/$m^3$ d'air) ;
- *de la vapeur d'eau* (qui hydrate l'air). Son taux s'appelle le « degré hygrométrique ».

### b. Définition d'un air de qualité

« *C'est un air frais-sec-oxygéné-pur* », c'est-à-dire dépourvu d'une grande partie des poussières inertes et vivantes.

La survie des microbes dans l'air dépend de plusieurs facteurs : la température, l'ensoleillement, le degré d'hydratation de l'atmosphère : l'humidité est favorable à la survie des micro-organismes, les eaux stagnantes sont des réservoirs propices à la prolifération microbienne.

## 2 Descriptif : les problèmes de l'air

### a. La pollution atmosphérique

Elle se définit comme la présence dans l'atmosphère d'un ou de plusieurs produits en quantités suffisantes pour entraîner des effets mesurables sur la santé ou le confort des individus.

- **Origine**
  Elle provient des rejets *industriels* (industrialisation croissante), mais aussi *domestiques* (chauffage) et liés à la circulation automobile (gaz d'échappement).
- **Principaux gaz polluants :**
  - *dioxyde de soufre* ($SO_2$) provenant de la combustion du charbon et du pétrole ;
  - *dioxyde d'azote* ($NO_2$) rejeté en majeure partie par les automobiles ;
  - *ozone* ($O_3$) libéré par l'interaction du soleil et des produits de la combustion automobile ;
  - *monoxyde de carbone* (CO) et *dioxyde de carbone (gaz carbonique)* ($CO_2$) issus des rejets industriels, domestiques et automobiles ;
  - *hydrocarbures* rejetés par les moteurs diesel et la fumée du tabac ;
  - *chlorofluorocarbures* (CFC) des aérosols, extincteurs, mousses synthétiques et réfrigérateurs ;
  - *méthane* ($CH_4$) dégagé par les décharges et les lisiers.

### b. Augmentation de la pollution dans les grandes villes

Elle entraîne des effets néfastes sur la santé.

- **Chez l'être humain** : on observe en particulier une destruction de l'hémoglobine, un dérèglement du système sympathique et des troubles respiratoires. La pollution a favorisé le développement de certaines maladies telles que les allergies, les bronchites, la migraine, etc. Elle accroît aussi les risques de cancer broncho-pulmonaire et une surmortalité cardio-vasculaire. Elle provoque une irritation des yeux.
- **Chez le nourrisson** : l'irritation du système respiratoire favorise les bronchiolites et leur évolution en bronchiolites chroniques. Elle aggrave aussi la mucoviscidose.

### c. Destruction de la couche d'ozone stratosphérique

Les scientifiques ont observé une diminution importante et sans précédent de l'épaisseur de la couche d'ozone, dans l'hémisphère Sud, au-dessus de l'Antarctique. Or l'ozone joue un rôle de filtre protecteur : il absorbe le rayonnement solaire de courte longueur d'onde (les ultraviolets les plus nocifs). Sa destruction peut ainsi augmenter les risques de cancer de la peau et favoriser des mutations au niveau de l'ADN. Selon les estimations, le trou dans la couche d'ozone pourrait se combler d'ici à 2100, à la seule condition de respecter les protocoles internationaux.

Les chiffres de l'agence européenne de l'environnement indiquent une aggravation de la pollution, notamment liée à l'ozone. Entre avril et septembre 2006, il n'y a pas eu un jour en Europe sans que la concentration d'ozone dans l'air ne dépasse l'Objectif européen de protection de la santé publique (LTO).

Contrairement à ce que l'on pourrait croire, c'est dans les zones rurales, qui sont exposées sous le vent des zones urbaines et périurbaines, que l'ozone est le plus concentré. Alors que le monoxyde d'azote, très dense en ville du fait du trafic routier, tend à réduire sa concentration dans l'air.

### d. Augmentation de l'effet de serre

Il est à l'origine d'un réchauffement climatique conduisant à la fonte des glaciers et à l'élévation du niveau de la mer. De fortes précipitations sont à l'origine d'inondations catastrophiques et de chutes de neige record.

Sur l'Atlantique, les ouragans et les tempêtes sont plus nombreux. Certaines régions du globe s'assèchent tandis que d'autres deviennent plus humides.

La situation est telle que les membres du G8 se sont engagés en juin 2007 en signant un compromis sur le climat et la nécessité de réduire l'émission des gaz à effet de serre (GES).

## 3 Les solutions

### a. Les structures mises en place

Cette lutte est entreprise par le ministère de l'Environnement et l'Agence française pour la qualité de l'air.

L'office de protection contre les rayonnements ionisants pratique des dosages réguliers dans l'air.

### b. Les mesures

- **La France s'est engagée à :**
  - *supprimer* tous les CFC dans les aérosols et les circuits de réfrigération (accords de Montréal) ;
  - *recycler* les déchets ;
  - *développer* des énergies alternatives moins polluantes ;
  - *réglementer* l'implantation des rejets insalubres ;
  - *mettre en place* des zones de protection spéciales autour des grandes villes ;
  - *prélever des taxes* sur les rejets industriels ;
  - *rendre obligatoires* les pots catalytiques de voitures.

**La loi sur l'air**

Datant de 1996, cette loi reconnaît à chaque individu « *le droit de respirer un air qui ne nuise pas à sa santé* ». Elle impose :

- l'installation de capteurs dans les villes ;
- la mise en place d'un plan de protection de l'atmosphère dans les agglomérations de plus de 250 000 habitants ;
- l'obligation de définir une procédure d'alerte en cas de dépassement des seuils de pollution (elle relève de la responsabilité des préfets).

### c. Les solutions adoptées

- Baisse de la vitesse des véhicules de 20 à 30 km/h les jours de pollution de niveau 3.
- Développement des transports en commun.
- Développement du ferroutage, du covoiturage.
- Identification des véhicules non polluants par une pastille verte (les seuls autorisés à circuler en cas d'alerte).
- Gratuité du stationnement résidentiel les jours de pollution.
- Crédit d'impôt pour encourager l'achat de véhicules propres : électrique, GLP, gaz naturel…

## 4 *L'avenir : les effets du réchauffement climatique*

À l'échelle de la planète, les activités humaines et les modes de consommation moderne continuent à émettre beaucoup trop de gaz à effet de serre, malgré les mesures prises à la conférence de Rio en 1992 et lors du protocole de Kyoto en 1995.

**Les catastrophes naturelles**

Cette aggravation de l'effet de serre amène un réchauffement climatique global déjà préoccupant puisque les dérèglements sont considérables. Il pourrait entraîner des modifications radicales du climat dans certaines régions : tel ce cyclone sur les côtes portugaises en septembre 2005 (alors que ce phénomène est propre aux tropiques !), le tsunami en Asie du Sud-est en décembre 2004, ou l'ouragan à la Nouvelle-Orléans en octobre 2005.

**Les éco-réfugiés**

Il est déjà question « *d'éco-réfugiés* » dans certaines parties du globe, c'est-à-dire de personnes obligées de quitter leur pays car les modifications climatiques ne le rendent plus habitable.

Exemples : ce sont des îles qui disparaissent du fait de la montée des eaux, ou des zones qui se dépeuplent à cause de la *désertification* qui concerne aujourd'hui directement 250 millions de personnes (il s'agit de l'avancée du désert sur les terres : les Nations-Unies estiment que 32 millions de $km^2$ sont menacés par l'avancée du sable).

**La déforestation**

La *déforestation*, c'est-à-dire la disparition d'espaces boisés, dépasse les capacités de régénération de certaines forêts, notamment tropicales. Cette exploitation abusive menace certaines cultures humaines qui sont déportées ou disparaissent, elle fait perdre ses « poumons » à la terre (puisque la végétation joue un rôle crucial dans le renouvellement de l'air) et aggrave le phénomène des inondations.

Les quelques solutions retenues pour faire face à ces problèmes sont dérisoires et ne semblent pas tenir réellement compte de la gravité de la situation.

# 4 Le bruit

## 1 Définition

« Le bruit est une sensation auditive désagréable ou gênante, qu'elle soit consciente ou inconsciente. »
Le bruit a été mesuré suivant l'intensité des sons qu'il produit ; l'unité de mesure est le *décibel* (dB).
Exemples :

- **10 dB** correspondent à un chuchotement ;
- **130 dB** correspondent au décollage d'un avion.

## 2 Descriptif : la pollution par le bruit

Dès 80 dB, le bruit peut devenir dangereux pour la santé.

### a. Les conséquences du bruit sur la santé

Le bruit a des effets nuisibles sur notre organisme. En particulier sur :
• *l'audition* (baisse de l'acuité auditive) ;
• *les fonctions végétatives* (rythme cardiaque et respiratoire) ;
• *le système nerveux*, en particulier l'attention, la concentration, les réflexes, la mémoire (ce qui diminue le travail intellectuel) ;
• *le sommeil :* le bruit empêche la récupération par le repos et le sommeil ;
• *le caractère :* le bruit aggrave les tensions de voisinage dans certains immeubles. Il crée un stress supplémentaire : l'organisme est agressé, aussi parfois devient-on agressif !

### b. Les causes principales du bruit

- **Les bruits de l'activité urbaine** (avions, chantiers, circulation, discothèques...).
- **Les bruits de voisinage** (insonorisation des logements).
- **Les bruits de collectivité** (grands magasins, cantines, cours de récréation...).
- **Les bruits liés à certaines activités professionnelles** (marteaux piqueurs, presses à emboutir... occasionnant des maladies professionnelles).

## 3 Les solutions

### a. Les mesures d'hygiène préventives contre le bruit

- **Choisir un logement équipé contre le bruit** (label acoustique).
  Une réglementation améliore l'isolement acoustique (voir L'isolation phonique et thermique, p. 91).
- **Installer les chambres côté cour** (pour préserver le sommeil).
- **Faire des aménagements « d'isolation acoustique »** pour :
  • les fenêtres (double vitrage) ;
  • les murs, le plancher et les portes palières.
  *NB* : tous les travaux d'isolation acoustique sont introduits dans la liste des réparations ouvrant droit à des réductions fiscales.
- **Adopter un comportement de bon voisinage :**
  • baisser le son des téléviseurs, des radios... ;
  • utiliser des casques d'écoute ;
  • utiliser les appareils électroniques à des heures correctes ;
  • mettre des chaussons dans la maison ;

• éduquer les enfants et les animaux (les cris et les aboiements sont très gênants en appartement).

**Protéger les enfants :**

• *à la crèche* : lutter contre le bruit est primordial, car l'intensité sonore est très élevée à certains moments de la journée (avant les repas, au réveil de la sieste). Le professionnel de santé veillera par conséquent à moduler les sources de bruit en structures d'accueil ;

• *à l'école* : la lutte antibruit commence à l'école : tous les écoliers devraient être informés des effets nocifs du bruit et de sa prévention, par des conférences, des exemples illustrés, des films, des exercices.

Cette attitude constitue en quelque sorte une première éducation contre le bruit.

### b. Les mesures répressives contre le bruit

Elles touchent plus particulièrement :

• **le tapage nocturne**[1] **et certains bruits diurnes** : il faut noter que le bruit est interdit entre 22 et 7 heures du matin, mais également de *jour* (s'il est causé sans précaution et sans nécessité) ;

• **les matériaux bruyants** : une réglementation, faite auprès des constructeurs, limite :

– le niveau sonore des avertisseurs,

– le niveau sonore des véhicules (notons ici que la voiture électrique redonnera le calme aux villes),

– le bruit des appareils ménager ;

• **les aides de l'Agence nationale pour l'amélioration de l'habitat** (ANAH), destinées aux propriétaires-bailleurs, prennent en compte les travaux d'isolation acoustique. Une adaptation analogue sera faite pour la réhabilitation des logements privés occupés par des propriétaires à faibles ressources.

### c. Les réglementations antibruit[2]

**Les lois et décrets antibruit** sont nombreux : Code civil, Code de la santé publique, Code pénal, arrêtés préfectoraux, Codes des communes... Avant de saisir les tribunaux, il convient de s'adresser au maire. De nombreuses villes ont entrepris en coopération avec le ministère de l'Environnement des campagnes de sensibilisation contre le bruit et créent des postes d'inspecteurs municipaux chargés de résoudre les litiges.

**La loi** vise à limiter le bruit[3] :

• *dans les boîtes de nuit* où la musique ne doit pas dépasser 105 dB ;

• *dans l'environnement proche* (isolation phonique des logements neufs, murs antibruit, couvertures d'autoroutes...) ;

• *des moteurs de motos et de mobylettes* (tout jeune en infraction peut être verbalisé).

**Marche à suivre pour déposer plainte contre le bruit**

Si l'on souhaite déposer une *plainte,* il faut constituer un bon dossier, avec attestations de témoins, constat d'huissier, ce dernier pourra mesurer l'intensité du bruit. On peut aussi faire appel à un expert acoustique agréé.

1. Pour une soirée bruyante (par an ou par mois), une affiche posée à l'entrée de l'immeuble, ou un mot dans la boîte aux lettres des voisins suffit bien souvent à obtenir leur indulgence, mais cela n'est pas une obligation.
2. Adresses utiles : Centre d'information sur le bruit (4, rue Beffroy, 92200 Neuilly-sur-Seine) ; Comité national de lutte contre le bruit (15, rue de l'Échiquier, 75010 Paris) ; Ligue française contre le bruit (6, rue Stockholm, 75008 Paris) et les services des nuisances dans les mairies et les préfectures.
3. Décret du 4/03/98 (articles 101, 102 et Pénalités article 154).

Lorsque le litige persiste, après constat de l'infraction par la police, il devra être porté devant le tribunal. Hélas, ces procédures sont souvent longues et coûteuses, et les faits difficiles à établir.
Des médiateurs ont été désignés dans les villes. Les deux parties en litige peuvent le consulter pour trouver une solution à l'amiable.

# 5 L'habitat

## 1 Définition

L'hygiène de l'habitat regroupe un ensemble de mesures, qui ont pour but d'en améliorer la salubrité, le confort et la sécurité.
Ces mesures simples concernent divers équipements ou installations, nous citerons les plus élémentaires.

## 2 Les problèmes : le bruit, la température, l'air

### a. L'isolation phonique et thermique

L'isolation tient actuellement la première place dans les équipements à apporter aux logements neufs ou dans la réhabilitation des logements anciens. À tel point que le gouvernement propose des réductions fiscales pour ce type de travaux.

- Il existe deux sortes d'isolation : *l'isolation phonique* (pour le bruit) et *l'isolation thermique* (pour le froid).
- L'installation de fenêtres double vitrage isole efficacement du bruit et réduit les déperditions caloriques.

**La température du local : mesures d'hygiène**
Afin d'être agréable aux usagers, la température d'un local doit avoisiner les 20 °C avec quelques variantes : chambre : 16 à 18 °C, séjour : 18 à 20 °C, bain : 20 à 22 °C.
Pour le nourrisson, la chambre doit avoir une température de 18 °C[a].

a. Cette mesure a été conseillée par le ministère de la Santé pour participer à la prévention de la MSIN (mort subite inexpliquée du nourrisson).

### b. L'aération

Une pièce bien « isolée thermiquement » devient une boîte assez étanche à l'air. Cela présente un inconvénient : l'aération n'est plus systématique. Il faut donc la créer, l'organiser, car la présence des occupants enrichit l'air de $CO_2$ et l'appauvrit en $O_2$ (sans parler des polluants annexes : tabac...).

**L'aération du local : mesures d'hygiène**
- Faire aérer les pièces plusieurs fois par jour (et surtout matin et soir).
- Laisser en été les fenêtres le plus souvent ouvertes (en particulier celles des chambres et de la cuisine).
- Poser deux « grilles d'aération » au lieu d'installation de la chaudière à gaz (obligatoire), une vers le haut de la fenêtre, l'autre vers le bas.

**La qualité de l'air intérieur**

Cet élément est de plus en plus considéré car de nos jours il faut prévenir les pollutions domestiques (c'est-à-dire présentes à l'intérieur du logement).

Certains éléments chimiques sont omniprésents à notre domicile et constituent un danger pour notre santé (produits d'entretien, vernis, moquettes, colles des papiers peints, peintures...). Deux éléments sont particulièrement montrés du doigt :

- le formaldéhyde (polluant n° 1 de l'air intérieur) classé cancérigène [1]. On le trouve aussi bien dans les désodorisants, que dans le bois aggloméré, tapis... Il est allergisant et irritant ;
- les Composés organiques volatils (COV), regroupent la plupart des substances chimiques [2] (peintures, désodorisants, produits d'entretien...).

Dans le sol de nos habitations, on trouve, à l'état naturel, le radon, un gaz radioactif inodore. L'Institut national de veille sanitaire impute à ce gaz 9 % des décès par cancer du poumon et 2 % de tous les décès dus au cancer en Europe. Pour contrecarrer les méfaits de ce gaz, il faut très régulièrement et quotidiennement aérer les pièces des habitations.

### c. L'éclairage

L'éclairage peut être naturel (solaire) ou électrique (direct ou indirect).

**L'éclairage du local : mesures d'hygiène**
Pour la santé des yeux et le confort, l'éclairage sera suffisant sans être éblouissant, réparti uniformément (prévoir un éclairage d'ambiance associé à un éclairage localisé) et disposé à gauche de l'individu (pour un éclairage sans ombre du plan de travail).

### d. Le chauffage

**Formes de chauffage**

Il en existe plusieurs, citons :

- le chauffage central (*électrique*, *à gaz* ou *à mazout*), avec circuits à eau ou à air pulsé... ;
- les radiateurs : électriques, à gaz, à accumulation... ;
- le chauffage solaire, etc.

**Qualités d'un bon chauffage**

Il doit être :

- *sain* : ne présenter aucun danger (voir ci-après) ;
- *rationnel* : répartir la chaleur uniformément ;
- *économique* : à l'achat et... à l'entretien ;
- *écologique* : ne pas polluer.

**Le chauffage du local : mesures d'hygiène**
Il est conseillé de :

- choisir un appareil avec *label de qualité* et prévoir un contrat d'entretien ;
- ne pas surchauffer l'habitat et baisser le chauffage la nuit (18-20 °C).

1. Depuis juin 2004 par l'OMS, mais seulement « cancérigène probable » dans la réglementation française et européenne.
2. Leur taux de concentration dans l'air est réglementé (il ne doit pas dépasser 80 µ/m$^3$).

### Dangers de certains types de chauffage

Il convient d'être vigilant avec certains types de chauffage, car chaque année, 6 000 personnes sont intoxiquées par le monoxyde de carbone (CO). Le CO se dégage du fait d'une mauvaise combustion, aggravée par une mauvaise ventilation de la pièce. Or, en hiver, les particuliers commettent souvent l'erreur de boucher les aérations au prétexte de mieux isoler leur habitation. L'intoxication est difficile à détecter, ce gaz étant *inodore* et *incolore*. Il est très rapidement absorbé par l'organisme car il se fixe sur l'hémoglobine (empêchant l'oxygène d'être acheminé).

Les premiers symptômes sont des maux de tête, des nausées, puis l'épuisement et parfois la mort.

### e. Les sanitaires

Dans tout logement équipé de sanitaires, les appareils d'évacuation d'eau et de matières usées comportent un « siphon » dont le rôle est de permettre la formation d'un bouchon d'eau stagnante qui évite la remontée des mauvaises odeurs.

**Les sanitaires du local : mesures d'hygiène**
- *pour tous les points d'eau (sauf WC)* : utiliser plusieurs fois par an des produits à base de soude caustique pour dissoudre les impuretés accumulées dans les siphons ;
- *pour les wc* : utiliser plusieurs fois par mois des détartrants et les assainir par des déodorants[1].

## 3 Les problèmes : l'hygiène de l'habitat

### Les règles du ménage

Le ménage doit être fait *chaque jour*.

*Quelques règles élémentaires d'hygiène* sont à rappeler :
- aérer les pièces pendant et après le ménage ;
- commencer par dépoussiérer les meubles (conseiller le dépoussiérage humide) ;
- passer l'aspirateur sur les tapis et moquettes ;
- balayer sans soulever les poussières (par petits carrés) ;
- laver les carrelages avec des produits d'entretien adaptés ;
- privilégier le *nettoyage humide* en adoptant le balai avec gazes humectées ou le nettoyeur à vapeur (très hygiénique) ;

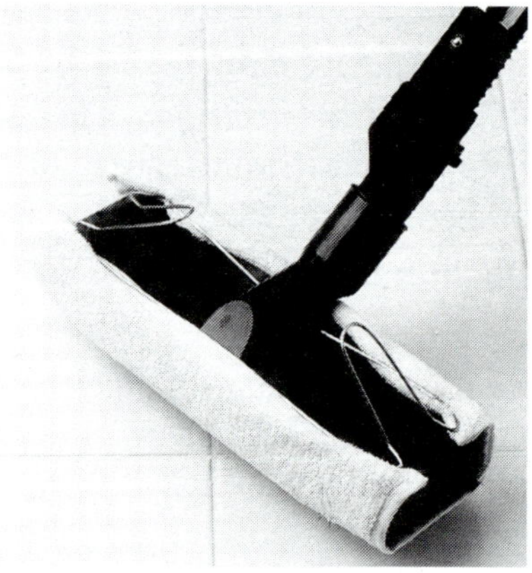

Le nettoyeur à vapeur est un mode de nettoyage humide, plus hygiénique et rapide. (*La Maison de Valérie, droits réservés*)

1. Toutefois il faut savoir qu'actuellement les effets nocifs des déodorants sont mis en cause par plusieurs associations de consommateurs. Il faut donc veiller à préserver les jeunes enfants et les personnes ayant des problèmes respiratoires.

Tableau 1 – Conséquences d'une mauvaise hygiène et mesures préventives

| | Hygiène de l'habitat | Hygiène de la ville |
|---|---|---|
| *a) Conséquences d'une mauvaise hygiène* | – Pullulement des cafards, fourmis, araignées, puces<br>– Prolifération des moisissures, champignons, etc.<br>– Odeurs nauséabondes | – Développement des micro-organismes (bactéries, virus...)<br>– Développement des animaux porteurs de germes (rats, souris, pigeons...)<br>– Odeurs nauséabondes |
| *b) Mesures de prévention* | – Aération, ensoleillement<br>– Protection contre le bruit<br>– Chauffage sain<br>– Dératisation, désinfection<br>– Propreté quotidienne : utilisation de l'aspirateur, du balayage humide, des nettoyeurs à vapeur...<br>– Sensibilisation des enfants à l'entretien de la maison, à la lutte antibruit... | – Nettoyage des rues, des bâtiments publics<br>– Purification des eaux<br>– Entretien des égouts<br>– Ramassage hygiénique des ordures<br>– Sacs poubelle étanches et fermés<br>– Poubelles fermées et désinfectées<br>– Vaccination de la population<br>– Cours d'hygiène à l'école |
| *NB :* Les mesures d'hygiène individuelle incombent à chacun, les mesures d'hygiène collective incombent aux pouvoirs publics, elles engagent des moyens plus importants que les mesures d'hygiène individuelle. | | |

- faire un gros nettoyage mensuel avec nettoyage des tentures, des housses de siège, des vitres, des poignées de portes, placards de cuisine, etc. ;
- éloigner les enfants, au moment du ménage, dans une pièce voisine.

*Règles d'hygiènes pour les enfants allergiques aux acariens* (contenus dans les poussières).

Des précautions particulières doivent être prises, il faut :
- ôter couettes, tentures, rideaux, tapis (nids à poussières) ;
- mettre des housses protectrices ;
- adopter le système du nettoyage humide sur carrelages, plus hygiénique ;
- mettre un filtre spécial à l'aspirateur ;
- nettoyer souvent chambre et literie ;
- utiliser des matières synthétiques pour la literie.

**Les ordures ménagères : mesures d'hygiène**

Il faut veiller à :
- *déposer* les ordures dans des poubelles étanches et les nettoyer chaque jour ;
- *les équiper* de sachets plastifiés (renouvelés fréquemment) ;
- *désinfecter* les poubelles à l'eau de Javel.

# Annales

### 1. EAS du CH de Santerre (Montdidier)

Comment peut-on, dès l'école, sensibiliser les enfants à la défense de l'environnement ?

### 2. EAP du CHU de Grenoble

L'adulte doit apprendre à l'enfant à préserver son environnement. Il doit lui faire apprécier la qualité de :
- l'air qu'il respire ;
- la nature qui l'entoure ;
- l'eau dans laquelle il se baigne.

Qu'est-ce qui peut menacer ces 3 éléments ?

### 3. EAS de Machecoul

La France développe son programme en matière de tri des déchets ménagers.

**1.** En quoi consiste-t-il ?

**2.** Quel est son objectif ? (Argumentez)

### 4. Section AS/AP du lycée J. Monod de Paris

« Depuis 2002, les décharges brutes sont interdites [...] ; il s'agit non seulement de sensibiliser au tri sélectif, mais aussi de valoriser les déchets qui peuvent être utiles lorsqu'ils sont recyclés [...] ». Même les bouteilles en plastique peuvent être transformées en fibres synthétiques ou cartes téléphoniques.

Michaëla Bobassch,
*Le Monde, droits réservés*

Quelles réflexions vous inspirent ce texte ? Argumentez votre réponse.

### 5. Section AS/AP du lycée J. Monod de Paris

Face à l'augmentation de la pollution des villes, chacun doit modifier son comportement.

**1.** À quel type de pollution pensez-vous ?

**2.** Quelles sont vos suggestions pour y remédier ?

### 6. EAS du CH de Fontenay-le-Comte

Un très grand nombre d'asthmes sont d'origine allergique, et les allergènes domestiques en sont les principaux responsables, bien avant la pollution atmosphérique.

Il est essentiel de souligner cette réalité, car les mesures individuelles d'éviction à la maison, ou sur le lieu de travail, sont facilement applicables et relativement peu contraignantes en comparaison des risques encourus par l'asthmatique, alors que les mesures permettant de réduire la pollution extérieure sont encore, pour la plupart, à l'état de projets et ne sont applicables qu'à des niveaux nationaux voire continentaux.

Commentez.

### 7. EAS du CHU de Mulhouse

Les responsables de la pollution ne sont pas seulement les industries et les exploitations agricoles. Chacun peut, avec un peu d'attention et en changeant ses habitudes, agir efficacement pour sauvegarder l'environnement.

Commentez en indiquant les mesures que vous connaissez, exemples à l'appui.

### 8. EAS du CHU de Grenoble

Aucun lieu aujourd'hui n'échappe à l'agression du bruit. D'agressé, nous finissons par nous transformer en agresseur.

Qu'en pensez-vous ?

### 9. Section AS/AP du lycée J. Monod de Paris

Ces dernières années, nous avons assisté à l'explosion du téléphone portable qui sonne maintenant sur les plages, au cinéma, au restaurant, dans le train, dans la rue et même parfois dans les églises...

Que pensez-vous de ce phénomène ? Argumentez votre réponse.

### 10. EAS du CH de Fontenay-le-Comte

Des chiens dangereux, tels les Pittbulls, ont occasionné des drames terribles. Quelle est votre opinion sur ce sujet ?

### 11. EAS de Trappes

L'hygiène de l'habitat regroupe un ensemble de mesures, qui ont pour but d'améliorer la salubrité, le confort et la sécurité.

À l'aide d'exemples concrets, dites de quelle façon et par quels moyens vous procédez.

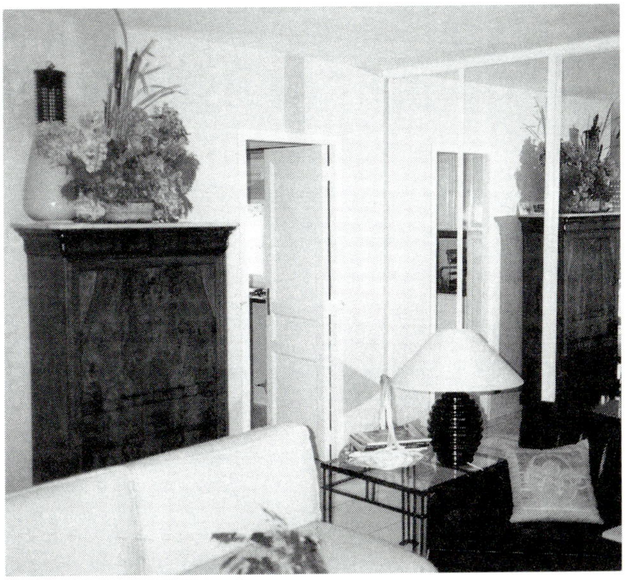

L'habitat répond aux « normes d'hygiène » lorsqu'il est clair ou ensoleillé, calme, aéré, éclairé et chauffé rationnellement, et qu'il est entretenu régulièrement.

# 7 TEST Que savez-vous sur… le travail ?

*Cochez la ou les bonnes réponses*

**1. La durée légale hebdomadaire de travail en France est de :**

*a) 40 h* ❒
*b) 30 h* ❒
*c) 35 h* ❒
*d) 38 h* ❒
*e) 50 h* ❒
*f) 32 h* ❒

**2. Parmi les maladies professionnelles, on classe :**

*a) les accidents de trajet* ❒
*b) les chutes* ❒
*c) les affections provoquées par des produits comme l'amiante* ❒
*d) certaines lombalgies* ❒
*e) certaines maladies nosocomiales* ❒

**3. Au premier juillet 2007, le montant du Smic net mensuel est environ de :**

*a) 950 euros* ❒
*b) 1 000 euros* ❒
*c) 1 200 euros* ❒
*d) 1 250 euros* ❒
*e) 1 500 euros* ❒

**4. On entend par VAE :**

*a) vaccination en atelier et en entreprise* ❒
*b) validation des acquis de l'expérience* ❒
*c) vie en atelier et en entreprise* ❒
*d) victimes d'accidents en atelier et en entreprise* ❒

**5. La Formation professionnelle (FP) concerne :**

*a) les seules professions paramédicales* ❒
*b) tous les salariés* ❒
*c) uniquement les titulaires* ❒
*d) les personnes ayant travaillé 3 ans* ❒
*e) uniquement les non titulaires* ❒

**6. D'après le Bureau international du travail de nouvelles discriminations émergent. Il s'agit de discriminations liées :**

*a) à l'orientation sexuelle* ❒
*b) au handicap* ❒
*c) au sida/VIH* ❒
*d) à la génétique* ❒
*e) au mode de vie* ❒

**7. Pour une infirmière, est considérée comme « faute professionnelle » :**

*a) le fait d'accélérer la mort d'un patient* ❒
*b) l'erreur de distribution d'un paquet de poste à un patient* ❒
*c) l'oubli des barrières de sécurité du lit* ❒
*d) la transmission d'un élément du dossier de soins à l'employeur du patient* ❒
*e) l'erreur de distribution d'un médicament* ❒
*f) l'usurpation du titre de puéricultrice DE* ❒
*g) la remise de drogue sous la contrainte (arme)* ❒

**8. Le projet de loi sur le service minimum dans les entreprises du service public assurant le transport des voyageurs prévoit :**

*a) la prévention des conflits par la concertation des différents partenaires sociaux* ❒
*b) l'organisation des transports publics en cas de grève* ❒
*c) une meilleure information des voyageurs en cas de grève ou de perturbations du trafic* ❒
*d) la distribution de boissons gratuites aux usagers des transports* ❒

**9. La discrétion professionnelle pour un AS est de :**

*a) ne pas parler dans le service entre collègues* ❒
*b) ne pas parler à la surveillante dans le cadre de ses fonctions* ❒
*c) ne pas diffuser certaines informations liées au domaine professionnel* ❒
*d) ne pas évoquer un fait grave dont on aurait la révélation du fait de sa fonction (sévices sur mineur)* ❒
*e) ne pas parler de soi dans le travail* ❒

**10. Le secret professionnel pour un AS est de :**

*a) ne pas révéler à l'extérieur du service des informations dont il est dépositaire par sa fonction* ❒
*b) ne pas révéler certains faits ou actes préjudiciables dont il aurait connaissance par sa fonction (violences sur personnes âgées)* ❒
*c) ne pas faire de « transmissions orales » dans le service où il travaille* ❒

## Corrigé du QCM

*1) c*
*2) c, d et e*
*3) b*
*4) b*
*5) b et d*
*6) a, b, c, d et e*
*7) a, c, d, e, f et g*
*8) a, b et c*
*9) c*
*10) a*

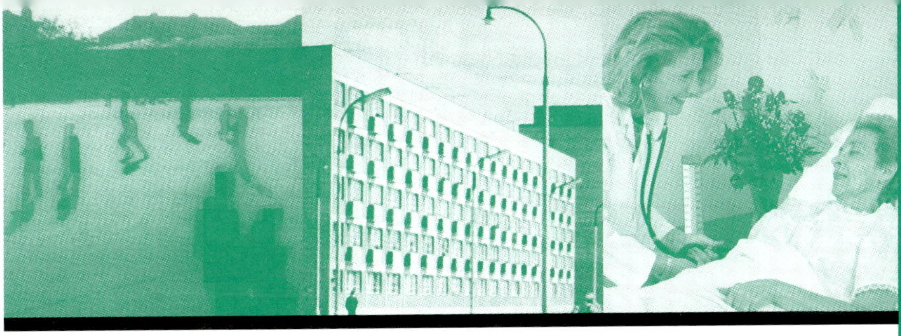

# 7 Le travail



## 1 Notions de droit du travail

### 1 Définition

L'amélioration des conditions de travail passe par un aménagement du temps de travail et des horaires du personnel, sans oublier le personnel qui est appelé à travailler la nuit.

#### a. Le temps de travail

Le temps de travail structure toute la vie professionnelle. Sa durée, aussi bien hebdomadaire que quotidienne, est très réglementée.

- **La durée hebdomadaire du travail :**
  - elle est fixée à 35 heures par semaine ;
  - dans le cadre d'un service de nuit, l'agent effectue un temps de travail hebdomadaire identique ;
  - le service de nuit doit s'effectuer entre 21 heures et 6 heures ;
  - dans le cadre d'un temps partiel, l'agent effectue un temps de travail hebdomadaire de 18 heures.
- **La durée quotidienne du travail**
  La durée quotidienne du travail ne peut excéder :
  - 10 heures pour les équipes de jour ;
  - 8 heures consécutives pour les équipes de nuit ; une dérogation peut faire porter cette durée à 12 heures par convention ou lors de circonstances exceptionnelles. Un repos, d'une durée au moins équivalente, doit être mis en place le plus rapidement possible.
  - 20 minutes de pause doivent être accordées par l'employeur dès que le temps de travail atteint 6 heures.
- **Les heures supplémentaires**
  - Elles donnent lieu à une majoration de salaires et/ou à un repos compensateur.
  - Les heures supplémentaires vont être défiscalisées. L'employeur ne payera pas de charges sur ces heures et le salarié, pas d'impôt.

**Le saviez-vous ?**

- ***Le mot « travail »*** *est issu d'un terme latin qui signifie « instrument de torture ».*
- ***Les inspecteurs du travail,*** *alors bénévoles, ont été créés par une loi de 1841 relative au travail des enfants.*
- ***Le travail à temps partiel*** *concerne essentiellement les services directs aux particuliers, l'éducation, la santé, l'action sociale et les administrations.*
- ***La formation professionnelle*** *(créée dans les années soixante) permet aux employés d'obtenir un emploi de qualification supérieure. Dans le milieu hospitalier, plusieurs centaines d'agents en font chaque année la demande : les ASH veulent acquérir la formation d'AS ou d'AP, et les AS ou AP veulent devenir IDE.*
- ***Le DIF*** *est le Droit individuel à la formation.*
- ***Les premières mesures*** *de protection des travailleurs salariés apparaissent au XIXe siècle et concernent les travailleurs les plus « fragiles » : les femmes et les enfants.*
- ***L'inspection du travail*** *a vu le jour en France en 1892, tandis qu'en 1906 apparaît le premier ministère chargé du travail.*
- ***D'après une étude*** *réalisée en 2003, 1 salarié sur 4 subit des agressions verbales de la part du public dont il s'occupe.*

- **La journée de solidarité**

  • Créée par la loi de juin 2004 cette journée est destinée au financement d'actions pour l'autonomie des personnes âgées ou handicapées. La date a été fixée au lundi de Pentecôte qui n'est donc plus férié, et cette journée de travail ne donne lieu à aucune rémunération supplémentaire.

  • L'agent récupère les heures supplémentaires sous la forme de repos compensateur payé comme temps de travail.

## b. Le temps de repos

- **Le repos hebdomadaire**

  Il est fixé à 4 jours pour 2 semaines de travail (2 jours devront être consécutifs).

- **Les dimanches et jours fériés**

  • Le dimanche est considéré comme un jour normal, il peut être proposé par roulement aux agents.

  • Les jours fériés sont des congés exceptionnels pour *fête légale.*

  Si l'attribution d'un jour de congé pour fête légale coïncide avec un jour de repos hebdomadaire, une compensation est accordée dans la plupart des cas.

  • *Un tableau du temps de travail et de repos* est fixé dans le service, afin que le personnel prenne connaissance de son emploi du temps et puisse organiser sa vie privée et professionnelle au moins *sur 1 mois.*

## c. Le temps partiel

Certains agents de la FPH (Fonction publique hospitalière) demandent un service réduit du temps de travail. Celui-ci ne peut être inférieur à 50 % du service à temps complet. L'octroi de ce temps partiel exige certaines conditions et aura certains effets.

- **Conditions**

  Pour en bénéficier il faut :

  • être titulaire ou avoir travaillé depuis plus d'un an à temps complet ;

  • ne pas cumuler deux emplois.

- **Effets**

  L'octroi du temps partiel à un agent a des répercussions à différents niveaux :

  • *il réduit sa rémunération* : celle-ci est calculée au prorata du temps de travail réalisé ;

  • *il n'a pas d'effets sur :*

  – l'avancement, la promotion,

  – la formation (si celle-ci est jugée utile et compatible),

  – le congé *annuel* (on fait un calcul en capital d'heures de congé),

  – les congés maladie, de maternité,

  – les congés syndicaux,

  – la retraite.

## d. Le congé annuel

• Chaque agent a droit à un *congé annuel de 30 jours ouvrables* (le samedi est considéré jour ouvrable) pour une année de travail effectuée.

On peut (dans certains cas) y ajouter :

– *2 jours* : si l'employé a pris au moins 6 jours de congé en dehors de la période rouge (1er mai au 31 octobre) ;

– *1 jour* : si l'employé a pris 3 à 5 jours de congé en dehors de la période rouge (1er mai au 31 octobre).

• *Le fractionnement* des congés annuels est autorisé, mais réglementé : aucune fraction ne devra être supérieure à 31 jours consécutifs d'absence.
• *L'échelonnement* des congés annuels peut être exigé par le directeur, dans l'intérêt du service.
• *Le cumul* des congés annuels n'est pas autorisé.
Le congé annuel doit être pris dans le cours de l'année civile.

### e. La formation professionnelle

La formation professionnelle (FP) concerne aussi bien les agents titulaires que non titulaires (ayant travaillé 3 ans). En permettant l'acquisition de compétences nouvelles pour tout le personnel de santé, les actions de la FP tendent à prévenir au maximum les fautes professionnelles (voir p. 106). Certaines actions de formation sont d'ailleurs rendues obligatoires. Exemple : à l'hôpital, les actions de formation professionnelle figurent dans le planning. Elles peuvent permettre la conversion de ses membres vers un emploi de qualification supérieure.

- **Actions de conversion à l'hôpital**
  Un aide-soignant (AS) peut envisager la formation d'infirmier (IDE) ou un agent hospitalier celui d'AS ou d'auxiliaire de puériculture (AP). Les actions de formation professionnelle favoriseront :
  • leur préparation aux concours d'entrée dans les écoles ;
  • leur rémunération lors des études ;
  • leur réintégration à l'hôpital dans un nouvel emploi (si l'agent a obtenu son diplôme).
- **Conditions**
  De nombreux diplômes peuvent être préparés dans le cadre de la formation professionnelle (en particulier ceux concernant les professions paramédicales).
- **Le DIF (loi de novembre 2003)**
  Le DIF est le droit individuel à la formation. Il concerne tous les salariés du privé. Chaque salarié a droit à 20 heures de formation professionnelle par an, cumulables sur 6 ans. Ces heures peuvent être prises sur le temps de travail. Il requiert l'accord de l'employeur sur le choix de la formation.

### f. La validation des acquis de l'expérience (VAE)

Quand on parle de validation des acquis, on désigne un ensemble de dispositifs qui ont en commun de prendre en compte l'expérience du candidat. Ainsi, la validation des acquis de l'expérience (VAE) permet à toute personne engagée dans la vie active depuis au moins 3 ans de se voir reconnaître officiellement ses compétences professionnelles, par un titre, un diplôme à finalité professionnelle ou un certificat de qualification (CQP).
La loi de modernisation sociale, publiée le 17 janvier 2002, comporte notamment un chapitre relatif à la formation professionnelle, dont une partie est consacrée à la validation des acquis de l'expérience.

- *Le dispositif de la VAE* est désormais inscrit dans le livre IX du Code du travail et dans le Code de l'éducation.
- *Le champ d'application de la VAE* est beaucoup plus étendu que celui de la VAP (validation des acquis professionnels) à laquelle elle est censée se substituer. Outre son extension à l'ensemble des diplômes inscrits dans le répertoire :
  • elle prend en compte les compétences professionnelles acquises au travers d'activités salariées, non salariées et bénévoles, en rapport direct avec le contenu du titre ou diplôme ;

- le jury de validation peut accorder la totalité de la certification ;
- la durée de l'expérience considérée est ramenée de cinq à trois ans.

Pour les personnes souhaitant accéder par ce biais au diplôme d'aide-soignant, les compétences acquises en « rapport direct avec le contenu du diplôme » concernent aussi bien la réalisation des soins d'hygiène que de confort, qu'ils soient réalisés en établissement ou à domicile, auprès de personnes dépendantes, inconscientes ou ayant encore une certaine autonomie.
Les candidats doivent obtenir une notification de recevabilité de la Direction régionale des affaires sanitaires et sociales (DRASS) de leur lieu de résidence.

### g. Les syndicats [1]

Le droit syndical est garanti à tous les fonctionnaires. Ils peuvent librement adhérer au syndicat de leur choix et exercer des mandats syndicaux.

- **Rôle des syndicats**
  - Les syndicats ont pour mission de négocier, à l'échelon national, l'évolution des salaires et l'amélioration des conditions de travail.
  - Ils ont le pouvoir d'agir en justice contre des décisions qui porteraient atteinte aux intérêts collectifs des fonctionnaires.
- **Autorisations spéciales d'absences**
  Les agents peuvent bénéficier d'autorisations spéciales d'absences dans le but de participer à des congrès syndicaux.
  - *Conditions*
    Ils doivent :
    - être représentants d'un syndicat ;
    - en faire la demande à la direction au moins 3 jours avant la date prévue (l'acceptation sera donnée sous réserve d'impératifs de service).
  - *Durée*
    La durée maximum est de 10 jours par an pour les congrès nationaux, fédéraux ou confédéraux et de 20 jours pour les congrès internationaux.

### h. Les associations professionnelles

Une association est un groupement de personnes réunies dans un intérêt commun, différent de la poursuite de bénéfices. Telles sont les associations professionnelles dont nous citerons celles proches de votre formation.
*Exemples* : les associations professionnelles des aides-soignants et des auxiliaires de puériculture citées dans l'encadré ci-après.

**LES ASSOCIATIONS PROFESSIONNELLES DES AS/AP**

- **La Fédération nationale des associations d'aides-soignants (FNASS)**
  *Adresse* : 27, rue des Gauthiers, 33500 Les Billaux.
  *Objectifs* :
  - favoriser le perfectionnement des méthodes de travail ;
  - permettre des échanges avec d'autres professionnels de la santé ;
  - promouvoir la fonction d'aide-soignant ;
  - améliorer la qualité du service rendu au patient ;
  - défendre la valeur du DPAS et le faire évoluer.

1. Loi du 9 janvier 1986, décret du 19 mars 1986 et circulaire du 23 mars 1986.

• **L'Association nationale des auxiliaires de puériculture (ANAP)**
*Objectifs* :
- défendre le métier d'auxiliaire de puériculture et le promouvoir dans la hiérarchie hospitalière ;
- étudier les questions professionnelles et défendre les activités de la profession ;
- former une masse cohérente et amicale de toutes les auxiliaires de puériculture ;
- défendre la valeur du *diplôme professionnel (le DPAP)*.

## 2 Les problèmes

### a. Les jeunes de moins de 25 ans

• Ils arrivent nombreux sur le marché du travail, souvent peu qualifiés (CAP, BEP ou pas de diplôme).
• Ils manquent d'expérience professionnelle.
De nouvelles mesures sur l'emploi des jeunes ont été proposées, dont le controversé CPE (contrat première embauche), qui aussitôt voté a été abandonné suite à l'ampleur de la mobilisation de ses opposants. Pour le remplacer, le contrat d'insertion sociale a été voté en urgence courant avril 2006. Ces objectifs pour l'instant peu précisés, semblent plus réduits ; ils visent à encourager l'emploi des jeunes les moins qualifiés.

### b. Les plus de 50 ans

• Ils apparaissent moins efficaces, moins qualifiés que les jeunes aux yeux des employeurs.
• Ils restent très longtemps au chômage.

Le travail des seniors (c'est-à-dire des 55-64 ans) a toujours été peu important en France. Le taux d'emploi des 55-59 ans, par exemple, est de 54 % dans notre pays contre 67,45 % en Grande-Bretagne, ou encore 78 % en Suède. L'union européenne a mis comme objectif de faire passer le taux d'emploi des seniors de 38,7 % (moyenne actuelle des 25 pays) à plus de 50 % d'ici 2010. Elle suit les recommandations de l'OCDE qui souligne la nécessité pressante de reconsidérer l'emploi des seniors du fait du faible renouvellement de la population.

### c. Les femmes

Elles connaissent :
• un taux de chômage plus élevé que les hommes (environ 10 % contre 7 % pour les hommes) ;
• des périodes longues sans emploi.

### d. Certaines régions sont plus défavorisées

En particulier le Nord-Pas-de-Calais, la Lorraine et le pourtour méditerranéen.

### e. Les immigrés

Ils cumulent les problèmes d'emplois (manque de qualification, discrimination à l'embauche et difficultés d'intégration).

### 3 *Les conséquences*

#### a. La multiplication des emplois précaires

- **En dix ans,** le nombre d'emplois sans sécurité a augmenté (pour atteindre 13 % des emplois salariés) alors que le nombre d'emplois stables (CDI) n'a pas varié.
- **Depuis ces 3 dernières années,** plus de 900 000 salariés travaillent sous contrat à durée déterminée (CDD) et près de 500 000 accomplissent des missions intérimaires.
- **Les pouvoirs publics réagissent en proposant des contrats aidés :**
  - contrat d'emploi solidarité (CES) ;
  - contrat d'apprentissage de formation en alternance (CAFA) ;
  - contrat d'initiative emploi (CIE) ;
  - contrat d'emploi consolidé (CEC).
- **Les emplois à temps partiel** « involontaires » ont progressé de plus de 70 % en deux ans.

#### b. Le développement du travail illégal, ou travail « au noir »

De plus en plus d'employeurs embauchent des salariés sans les déclarer. Ils ne bénéficient alors d'aucune protection sociale et, souvent, reçoivent un traitement inférieur.

#### c. Les nouveaux contrats

Les pouvoirs publics essaient aussi d'inciter les entreprises à embaucher en allongeant la période d'essai de deux ans. Il s'agit du Contrat nouvelle embauche (CNE) créé en 2005. Après quelques mois d'usage, les enquêtes montrent que 29 % des dirigeants de très petites entreprises ont créé de l'emploi grâce au CNE. D'autres ont profité de la souplesse nouvelle offerte par ce contrat pour diminuer les risques engendrés par une embauche, les conditions de rupture étant très simples pendant deux ans. Dans 40 % des cas, ces entreprises ont préféré le CNE au CDI. Il joue aussi un rôle de passerelle vers l'emploi puisque plus de la moitié des personnes recrutées en CNE étaient au chômage ou au RMI. De plus les bénéficiaires des premiers CNE sont jeunes (44 % ont moins de 25 ans) et ont de bas niveaux de qualification (78 % n'ont pas le bac).
Les contrats très controversés pourraient prochainement disparaître.

## 2 Notions d'éthique professionnelle

### 1 *Définition : l'éthique professionnelle*

L'éthique signifie la *morale*. L'éthique professionnelle signifie le respect des règles de conduite en usage dans le milieu professionnel : avoir le sens des responsabilités et des valeurs.

### 2 *La responsabilité professionnelle*

Être responsable signifie, sur le plan juridique, répondre de ses actes avec lucidité et en assumer les conséquences. Les AS et AP sont donc *responsables* de leurs actes dans le cadre professionnel. Ainsi, si faute professionnelle il y a, elle ne pourra être imputable aux supérieurs hiérarchiques (directeur de l'hôpital, médecin chef du service) ou cadre infirmier – surveillant du service.
Nombreux sont ceux qui ont comparu devant les tribunaux pour des accidents qui se sont produits lors de « délégations inopportunes », c'est-à-dire de délégations à quelqu'un

de « *non qualifié* » pour la tâche commandée. *La prudence doit donc être de règle pour les délégués et les délégants.*

### a. La faute professionnelle

Dans le cadre d'un accident grave, chacun devra répondre de ses actes individuellement face à la justice. L'enquête va rechercher la part de responsabilité de chaque membre du personnel de santé, en tenant compte des trois éléments suivants.

- **L'interdiction de la faute par la loi**
  Prenons quelques exemples bien connus :
  - l'homicide volontaire (ex. : l'euthanasie) ;
  - l'homicide ou blessure involontaire ;
  - l'exercice illégal d'une profession de santé ;
  - le faux en écriture ;
  - la non-assistance à personne en danger ;
  - la violation du secret professionnel, etc.
- **La nature de la faute**
  Pour qu'il y ait délit, il faut que la faute commise soit de nature à être pénalisée. Prenons quelques exemples connus dans le milieu médical :
  - les actes qui n'entrent pas dans les compétences des AS/AP (ex. : injections, sondages, gavage…) ;
  - les actes produits par inattention, maladresse, imprudence, négligence, etc.
- **L'intention du fautif**
  Pour qu'il y ait délit, il faut que l'auteur de la faute jouisse de son *libre arbitre* (c'est-à-dire de ses facultés mentales). Le droit pénal prend en compte deux critères. L'auteur peut avoir commis :
  - *un acte involontaire* : citons pour exemples :
    - l'homicide involontaire (ex. : une erreur de distribution d'un médicament),
    - la faute par négligence (ex. : oubli de redresser les barres de sécurité du lit) ;
  - *un acte volontaire* : citons pour exemples :
    - l'homicide volontaire (ex. : l'euthanasie),
    - la non-assistance à personne en danger (ex. : négligence lors de soins en gériatrie).

  Par ailleurs, il faut préciser que le complice encourt les mêmes peines que l'auteur du délit.

### b. Les circonstances atténuantes

« *Nul n'est censé ignorer la loi.* » Cependant, il faut savoir que l'accusé peut faire valoir certains arguments pour sa défense.

- *La contrainte ou la force.* Par exemple, des AS peuvent être contraints et forcés de remettre de la drogue à un drogué lors d'une garde de nuit. Ils doivent dans ce cas alerter rapidement la direction. Ils ne seront ni punis ni poursuivis pour ce délit. En revanche, la colère d'une surveillante pour exiger d'un agent qu'il réalise un acte hors de ses compétences se voit rarement !
- *Les contraintes administratives.* Par exemple : les sous-effectifs de personnel, la fatigue du travail de nuit, les dangers des urgences, les carences de l'organisation, la négligence du médecin, etc.

Si le juge prend en compte les circonstances atténuantes, il peut y avoir une réduction de peine.

### c. La responsabilité pénale

Selon les textes, les AS/AP sont responsables de leurs actes professionnels.

- **La faute entraîne la sanction**
  Toute infraction = sanction, donc punition. Il est statistiquement reconnu que l'agent pratique moins de fautes professionnelles lors des soins d'hygiène et de confort, que lorsqu'il effectue des tâches hors de ses compétences. Cependant, il est également constaté que la plus grande partie des fautes commises sont dues à l'étourderie du personnel.

  **Exemple :** Marie (aide-soignante) oublie de remettre les barreaux du lit du malade après la toilette.

  L'AS/AP doit sans cesse penser que son travail est *humain* et qu'elle doit réfléchir avant, pendant et après *l'action.*
  Aucun supérieur hiérarchique ne peut protéger l'AS/AP. Il est *coupable* s'il est *responsable.* La loi a pour mission de « *protéger les usagers de la santé* » que sont les patients.

- **La procédure**
  Que l'AS/AP travaille dans le secteur public ou privé, la procédure pour faute professionnelle est identique. Prenons l'exemple d'une responsabilité pénale : le malade (ou la famille) porte plainte à la suite d'un accident grave, une enquête est ouverte par la police judiciaire. S'il est établi par l'enquête que l'AS/AP est fautif, il devra répondre de son acte devant le tribunal. À l'issue du procès, soit l'accusé est condamné, soit il est relaxé.

- **Les conséquences sur l'emploi**
  Devant une poursuite pénale à l'encontre d'un agent de la fonction publique hospitalière, l'administration peut sanctionner l'agent avant la fin du jugement (*sanction disciplinaire*).
  Il faut savoir que les hôpitaux ont souvent de fortes sommes à verser en « dommages et intérêts » aux familles des victimes.

- **Le casier judiciaire**
  Chaque condamnation prononcée est consignée dans un casier judiciaire individuel. Les intéressés peuvent recevoir des « extraits » de leur casier judiciaire (c'est le *bulletin n° 1*). Les directeurs d'hôpitaux peuvent se faire communiquer des extraits plus détaillés (c'est le *bulletin n°* 2). Enfin, les autorités de justice archivent l'histoire judiciaire de chacun (c'est le *bulletin n° 3*).

## 3 *Les fautes professionnelles* *(cf. études de situations[1] page 108)*

Nous vous soumettons diverses études de cas, pour la plupart réelles (mais modifiées). Elles font la démonstration que tous les professionnels de santé sont bien *responsables individuellement* de leurs actes.

## 4 *Le secret professionnel*

Tout agent de la fonction publique hospitalière est concerné par les problèmes d'éthique et de déontologie que l'on appelle plus couramment la *morale* professionnelle. Ainsi,

1. Une « autorisation de reproduction » des études de cas est accordée par l'auteur pour une utilisation pédagogique (dans le cadre scolaire).

parler de morale professionnelle, c'est parler des valeurs fondamentales que doivent respecter les hospitaliers dans les rapports interhumains.
Chaque professionnel a pour devoir de « *ne pas révéler à l'extérieur du service des informations à caractère secret, dont il serait dépositaire par sa profession* »[1]. Cette obligation figure dans le statut des fonctionnaires et dans toutes les conventions collectives d'établissements de soins privés.
Toute infraction au secret professionnel est passible de peines correctionnelles selon le Code pénal.

Le secret professionnel est la règle. Nul ne peut être dispensé de cette obligation, sauf dans le cas de *dérogations* prévues par la loi.

### a. Informations à garder secrètes[2]

Le principe du secret professionnel s'applique à de nombreuses informations, en particulier celles relatives :

- **À la présence du patient** :
  - l'AS/AP ne doit donner aucun renseignement par téléphone ;
  - les demandes de la police se font auprès de la direction ;
  - l'affichage extérieur des noms des malades est interdit.
- **À la vie privée du patient**
  Concrètement, l'AS/AP ne doit pas divulguer à l'extérieur ce qu'elle a appris sur le patient : confidences, visites, opinions, religions, enfants, nom d'emprunt (ex. : lors d'un accouchement à la maternité, etc.).
- **Aux soins du patient**
  À caractère médical ou non médical (traitements, examens, diagnostic, hygiène...), car : *les soins permettent de connaître la maladie du patient.*
  Concrètement :
  - les transmissions doivent se faire dans le « dossier de soins » par écrit et ne pas être diffusées à l'extérieur ;
  - l'affichage des soins au lit du malade est interdit (car à la vue des visiteurs) ;
  - aucune information ne doit être fournie oralement par le personnel à quelqu'un d'extérieur au service.

### b. Dérogations au secret professionnel

Certaines dérogations au secret professionnel sont prévues par le Code pénal.

- **Sévices sur mineur de moins de 15 ans**[3]
  Dans le cadre d'un service hospitalier, tout constat de sévices sur mineurs de moins de 15 ans doit être signalé à la surveillante, qui elle-même le signalera à la direction de l'établissement.
- **Violences sur personnes âgées**
  Une autre dérogation au secret professionnel, très proche de la précédente, concerne la dénonciation de violences sur personnes :
  - âgées ;

1. Article 226.13 du Nouveau Code pénal : « *Toute révélation à caractère secret [...] est punie d'un an d'emprisonnement et d'amende* ».
2. *Idem.*
3. Article 434-3 du Nouveau Code pénal.

## Situations de fautes professionnelles

**Étude de situation n° 1**

Le bébé *(Sylvie P.)*, né à 7 mois de grossesse, est hospitalisé en service de prématurés. Placé en incubateur, on lui pose un cathéter ombilical pour perfusion sanguine et une sonde gastrique pour gavage discontinu. *Catherine R.* (AP), persuadée que le cathéter aboutissait à l'estomac, injecte dans celui-ci une seringue remplie de lait !
En fin de journée, le prématuré présente un état de choc avec cyanose. Après 2 mois d'hospitalisation, l'enfant est remis à sa famille : *handicapé à vie* à 100 %.

- *Condamnations* :
  - Catherine R., coupable de blessures involontaires, est condamnée à 6 mois d'emprisonnement avec sursis et à une amende.
  - Françoise C., infirmière du service, est condamnée à 4 mois d'emprisonnement et à une amende.
  - Dr Albert H., médecin-chef, est condamné à 3 mois d'emprisonnement et à une amende.

**Étude de situation n° 2**

M. C. (AS) est accusé de coups et blessures volontaires par le tribunal de N. Employé depuis peu de temps dans une maison de retraite, il a forcé un malade à s'alimenter en le brutalisant. Devant les juges, l'AS a dit que sans cela, son patient n'aurait absorbé aucune nourriture.

- *Condamnation* : arrestation et incarcération immédiates de l'AS, avec amende.

**Étude de situation n° 3**

Mme D. (AP) est accusée de blessures involontaires sur une fillette âgée de 6 mois en service de pédiatrie à l'hôpital de C. Le bain trop chaud qu'elle lui a administré a provoqué une brûlure généralisée au 2<sup>e</sup> degré.

- *Condamnation* : l'AP a été inculpée de faute professionnelle par négligence : 2 mois de prison avec sursis et amende élevée.

**Étude de situation n° 4**

M. E. (kinésithérapeute) a été accusé de faux en écriture (il signait Docteur E., Rhumatologue) et d'usurpation de fonction par le tribunal de X.
À la suite d'études aux États-Unis, M. E. s'octroyait le titre de médecin, pratiquait des consultations et rédigeait des ordonnances.

- *Condamnation :* après déposition d'une plainte, ce kinésithérapeute a été condamné à 12 mois de prison avec sursis et à une amende très élevée.

**Étude de situation n° 5**

Mlle F. (A), a été accusée de violation du secret professionnel en crèche. Connaissant l'ex-belle mère de la maman du bébé Anaïs (dont elle s'occupait), elle fit des photocopies du dossier médical qu'elle transmit à cette personne (qui en fit un usage malveillant).

- *Condamnation* : 6 mois de prison avec sursis et une amende. De plus, Mlle F. fut renvoyée de la crèche municipale où elle travaillait.

**Étude de situation n° 6**

Mme G. (AS) a été accusée de violation du secret professionnel à l'hôpital pour avoir transmis par téléphone des informations à Y. qui s'est présenté comme le frère de son malade, alors qu'il était le directeur de la société où le malade était employé. Ce dernier a été renvoyé dès sa sortie de l'hôpital : motif « sida » !

- *Condamnation :* le jugement est en cours.

- handicapées (physiques ou mentales) ;
- malades ou affaiblies.

Concrètement, tout AS/AP doit signaler à la surveillante du service, ou au médecin, les *sévices ou privations* qu'elle constate.

## 5 La discrétion et la réserve professionnelles

Deux obligations concernent tous les fonctionnaires dans le cadre de leurs fonctions : la discrétion et la réserve professionnelle.

### a. La discrétion professionnelle

En interdisant la révélation de toute information indiscrète à ses salariés, le statut des fonctionnaires précise : « *La discrétion professionnelle est de règle pour tous les faits, informations ou documents dont les agents ont connaissance dans le cadre de leurs fonctions* [1]. » « *L'indiscrétion professionnelle est une faute disciplinaire susceptible d'entraîner une sanction disciplinaire (dans le cadre d'une procédure disciplinaire* [2]*).* »

### b. La réserve professionnelle

Elle concerne l'opinion personnelle que peut avoir un agent sur son établissement ou sur ses collègues et le fait qu'il manifeste cette opinion à l'intérieur ou à l'extérieur de l'établissement, cette opinion pouvant porter atteinte à l'image de marque de l'établissement.

## 6 Les maladies et les accidents professionnels

Les maladies professionnelles sont dues, le plus souvent, à la nature des travaux effectués dans le milieu professionnel.
Chaque jour, en France, 80 personnes sont reconnues atteintes de maladies professionnelles.

### a. Pour le personnel de santé (tableau 1)

Les maladies professionnelles peuvent être causées par l'exposition aux rayons X, l'utilisation de certains médicaments, la manipulation de produits dangereux, ou, tout simplement, par le contact direct avec des malades contagieux.
La liste officielle est longue (on les classe par numéro).

Tableau 1 – Maladies professionnelles touchant plus particulièrement les infirmiers[1]

| N° | Causes | Quelques maladies observées |
|---|---|---|
| 6 | Exposition aux :<br>– rayons X<br>– produits radioactifs | Anémie, leucoses, radiodermites, sarcomes, kératite, etc. |
| <br>31<br>41 | Utilisation de :<br>– la streptomycine<br>– la pénicilline | Lésions d'eczéma, asthme, dermatoses, etc. |
| 100 | Manipulation de sang et de seringues | Hépatites virales, sida, etc. |

1. Loi du 13 juillet 1983 (article 26).
2. Décret 89.82 du 7 novembre 1989 relatif à la procédure disciplinaire applicable aux fonctionnaires relevant de la fonction publique hospitalière.
3. Les numéros des maladies correspondent à ceux indiqués sur la liste officielle. En revanche, nous avons volontairement limité la liste des maladies « à l'essentiel », pour faciliter la lecture.

### b. Pour d'autres travailleurs (tableau 2)

Tableau 2 – Principales maladies et principaux accidents professionnels

| | Maladies à caractère professionnel | Accidents professionnels |
|---|---|---|
| *Types* | – Saturnisme<br>– Silicose<br>– Maladies nerveuses | – Chocs, écrasements, chutes,<br>– Électrocutions,<br>– Intoxications... |
| *Causes* | – Présence de produits toxiques<br>– Manque d'aération, vitesses ou tensions excessives | – Mauvaise sécurité,<br>– Absence de surveillance<br>– Manque de protection... |
| *Protection* | – Limitation du temps d'exposition aux produits toxiques<br>– Repos | – Mesures de sécurité<br>– Surveillance de ces mesures |
| *Détection* | – Médecine du travail | – Comités d'hygiène et de sécurité<br>– Inspection du travail |

Les maladies professionnelles peuvent avoir des origines diverses.
Les maladies et les accidents professionnels sont nombreux ; ils ne sont pas faciles à prévoir, mais des précautions doivent être prises, et des mesures peuvent être engagées. Ainsi, la circulaire de 2002 constitue un acte essentiel pour préserver la santé et la sécurité des travailleurs. Elle impose en effet un diagnostic en amont, systématique et exhaustif des facteurs de risques auxquels les travailleurs peuvent être exposés. Ce diagnostic implique une approche technique, médicale et organisationnelle.
Au niveau européen, une semaine européenne de la sécurité et de la santé au travail récompensant les bonnes pratiques a été instaurée. En 2007, le thème sera celui des troubles musculosquelettiques (TMS) qui sont les problèmes les plus fréquents rencontrés sur les lieux de travail en Europe : 24 % des travailleurs européens souffrent de douleurs dorsales, 22 % de douleurs musculaires.

# 3 Les accidents du travail

## 1 *Définition*

Par accident du travail, on entend tout accident survenu quand la victime se trouvait sous la responsabilité de son employeur (lieu de travail, déplacement pendant le travail, sur le trajet du lieu de travail au domicile).

## 2 *Les causes des accidents du travail*

Les causes sont multiples et variées en fonction de chaque lieu de travail. D'une façon générale, la plupart des accidents du travail se regroupent autour de deux causes :

### a. Les causes humaines (le personnel)

Le personnel :
- n'est pas suivi médicalement ;
- est en mauvaise santé ou fatigué ;
- est négligeant ou peu consciencieux ;

• est mal formé pour le poste occupé...
• les négligences dans la surveillance du travail, exemple :
– absence de surveillance du personnel et du matériel,
– instructions mal données...

### b. Les causes matérielles et les mauvaises conditions de travail

• Utilisation de machines dangereuses du fait de leur usure.
• Absence de dispositif de sécurité.
• Cadences trop élevées.
• Bruit, température excessive.
• Intempéries...

## 3 Les problèmes liés aux accidents du travail

### a. Le nombre

En 2004, la branche Accident du travail et Maladie professionnelle de la CNAMTS a indemnisé 1,4 million d'arrêts du travail qui ont donné lieu à 700 000 arrêts de travail. L'indice de fréquence est en baisse constante depuis 1950. À l'heure actuelle, on compte environ 40 accidents du travail, avec arrêt de travail, pour 1 000 salariés.

### b. Le coût des accidents du travail

La Sécurité sociale doit payer des frais de prévention, de traitement des victimes, des pensions d'invalidité, des indemnités d'arrêt de travail.
En Europe, les accidents du travail représentent 146 millions de journées de travail perdues.

### c. La déclaration d'accident du travail

L'accident du travail doit être déclaré dans les 48 heures à la fois à l'employeur et à la Sécurité sociale. L'accidenté pourra ainsi rapidement être pris en charge et suivi médicalement.
Tout retard dans les soins retarde la guérison et peut même la compromettre.

## 4 Les solutions : la protection du personnel

Pour prévenir les risques d'accidents du travail, ou de maladies professionnelles, certaines mesures sont à prendre. Citons les principales.

### a. La visite médicale d'embauche

Elle permet de vérifier l'aptitude pour le travail convoité et la validité des vaccinations.

### b. Les examens médicaux réguliers

Ces examens permettent d'éviter au maximum les risques du travail pour la santé. Ils sont obligatoires.

**Rythme**

Ils relèvent de la médecine du travail et se déroulent :
• *tous les ans* pour l'ensemble du personnel ;
• *plusieurs fois par an* pour les sujets exposés à certains risques.

**Objectifs**

Ils ont pour objectif de détecter les risques d'accidents du travail en fonction de leurs causes.

Exemples :
- *causes physiologiques* : certaines défaillances organiques (vue, ouïe, fatigue...) ;
- *causes psychologiques* : le manque de réflexes, de vigilance, les problèmes de caractère, etc.

### c. L'amélioration des conditions de travail

Nous insisterons sur l'importance de l'hygiène :
- *des locaux* : bon éclairage, ventilation suffisante ou climatisation, température correcte, sols non glissants, insonorisation ;
- *du matériel* : en bon état, adapté, performant, entretenu, en nombre suffisant ;
- *du personnel* : tenues propres et adaptées (blouses professionnelles, etc.) ;
- *alimentaire* : cantine entretenue, repas équilibrés et sains ;
- *générale* : entretien du sol, des plans de travail, installations sanitaires correctes.

### d. L'amélioration des méthodes de travail

Citons-en deux importantes :
- *les techniques d'ergonomie* : l'adoption de certaines postures et de certains gestes qui évitent les troubles de santé ;
- *la méthodologie* : l'ordre et l'organisation du travail qui rendent celui-ci plus aisé, plus rapide et plus efficace.

### e. La surveillance du milieu de travail

En particulier, la surveillance :
- de l'état des *dispositifs de sécurité* et du matériel de travail ;
- du *rythme de travail* ;
- de *l'hygiène ambiante* du lieu de travail ;
- de la bonne utilisation de certains *produits* ou matières dangereuses.

### f. La lutte contre le feu

Lorsque le feu se déclenche en milieu collectif, les conséquences peuvent être dramatiques. Le personnel doit être informé des consignes de sécurité et des moyens mis à sa disposition par l'établissement. Ce dernier doit être équipé de nombreux dispositifs anti-feu (*cf.* dans le chapitre Prévention : lutte contre le feu et gestes en cas d'incendie).

## 5 *Les solutions : la réparation des accidents du travail*

### a. Le recours à l'assurance

Les accidents du travail donnent lieu à des réparations particulières de la part de l'assurance accidents du travail – maladies professionnelles. Elles sont financées par des cotisations patronales et donnent droit à :
- *la gratuité des soins* (sans avance des frais) ;
- *des indemnités journalières de travail,* (versées à l'assuré dès le premier jour et jusqu'à la reprise du travail) ;
- *des rentes d'invalidité ou de décès.*

## b. Le renforcement de la législation

Le Code du travail a prévu de nouvelles mesures à respecter par l'employeur :
- *des dispositifs de sécurité* accrus ;
- *des dispositifs de protections individuelles* (casques, gants, lunettes) ;
- *des cadences à respecter* : les inspecteurs du travail veillent à l'application de cette législation et dressent des procès-verbaux en cas d'infraction ;
- *un Comité d'hygiène, de sécurité et des conditions de travail* (CHSCT) est mis en place dans toutes les entreprises de plus de 50 salariés.

En 2004, plus de 75 % des responsables d'établissement d'au moins 20 salariés ont rédigé un document d'évaluation des risques professionnels.

# Annales ?

## 1. EAS du CH de Beauvais

La femme et le travail. Développez ce thème.

## 2. EAP de l'Hôtel-Dieu de Marseille

**Sujet 1**

Les personnes travaillant en milieu hospitalier sont soumises au secret professionnel.

**1.** Définissez le secret professionnel et donnez des exemples.

**2.** Justifiez son intérêt.

**3.** Indiquez les risques encourus en cas de manquement.

**Sujet 2**

Les causes des accidents du travail sont multiples. Elles varient avec le lieu, mais, de façon générale, elles se regroupent autour de deux pôles : les causes humaines et les causes matérielles. À l'aide d'exemples, développez ce sujet.

## 3. EAP du CH de Bastia

« Les 35 heures » sont appliquées à tous les professionnels, même les « hospitaliers ».

**1.** Que recouvre pour vous cette législation ?

**2.** Quels sont ses avantages et ses inconvénients ?

**3.** Appuyez votre exposé sur des exemples concrets.

## 4. Section AS du LEP d'Antony

**Elsa** (aide-soignante) travaille à 50 % du temps réglementaire. Elle a choisi cette formule pour s'occuper davantage de sa petite fille (Marie). Elsa prendra son congé annuel en août avec son époux (actuellement en arrêt de travail à la suite d'un accident). Pour améliorer les revenus familiaux, elle envisage de suivre une formation qui lui permettrait de devenir infirmière... Elle s'informera auprès de l'Association des aides-soignants pour en connaître les conditions.

**1.** Que savez-vous du travail à temps partiel ?

**2.** Quelles sont les règles du congé annuel ?

**3.** Que savez-vous de la formation professionnelle ?

**4.** À quoi servent les associations professionnelles ?

**5.** Quelles sont les causes d'accidents du travail ?

## 5. Section AP du LEP de Neuilly

**Marie** (20 ans), stagiaire AP en structure d'accueil du jeune enfant, s'est piquée au doigt en voulant réparer un objet. Elle rédige une déclaration d'accident de travail destinée à son école et à la Sécurité sociale.

**1.** Quel est l'intérêt d'une telle déclaration ?

**2.** Comment se présente-t-elle et dans quels délais doit-elle être réalisée ?

**3.** Quelles sont les causes des accidents du travail en milieu professionnel (crèche, hôpital...) ?

**4.** Que savez-vous des maladies professionnelles touchant plus particulièrement les professionnels de santé (infirmier(ière)s, aides-soignant(e)s, auxiliaires de puériculture) ?

**5.** Que savez-vous de la protection du personnel pour prévenir les risques d'accidents du travail ?

# 8 TEST

## Que savez-vous sur… la banlieue, la lutte contre le chômage et l'exclusion ?

*Cochez la ou les bonnes réponses*

**1. La banlieue se définit par :**

*a) une zone résidentielle* ❒
*b) une réalité démographique* ❒
*c) un ghetto pour les exclus* ❒
*d) un lieu de vie populaire* ❒
*e) une zone d'insécurité* ❒
*f) des quartiers dangereux* ❒
*g) une réalité géographique, démographique et sociologique* ❒

**2. Reliez les problèmes des banlieues aux mesures existantes :**

| | |
|---|---|
| *1) chômage* | *a) réhabiliter les logements* |
| *2) délinquance juvénile* | *b) tribunal* |
| *3) désœuvrement* | *c) distractions, sports* |
| *4) vétusté de l'habitat* | *d) répression policière* |
| *5) toxicomanie* | *e) zones franches pour les entreprises* |
| *6) vols, viols* | *f) couvre-feu pour les jeunes < 13 ans (22 h/6 h)* |

**3. Le « *naming shaming* » est une expression anglaise pour désigner :**

*a) un film d'horreur très violent* ❒
*b) une sanction qui consiste à publier dans les média le nom des entreprises coupables de discrimination* ❒
*c) l'ensemble des efforts d'intégration* ❒

**4. L'Assedic a pour mission :**

*a) d'étudier le niveau des ressources des demandeurs* ❒
*b) de percevoir les cotisations sociales des employeurs* ❒
*c) de verser les prestations aux chômeurs* ❒
*d) de supprimer les prestations aux chômeurs* ❒
*e) de trouver des mesures de réinsertion* ❒
*f) d'assurer un suivi personnalisé aux chômeurs (Pare)* ❒

**5. Le Pare, c'est :**

*a) le plan actuel de recherche sur l'emploi* ❒
*b) un club sportif de banlieue* ❒
*c) une nouvelle mesure pour favoriser la réinsertion professionnelle* ❒
*d) le projet d'aide aux ressources et à l'emploi des jeunes* ❒
*e) le plan d'aide pour le retour à l'emploi* ❒

**6. Le RMA, c'est :**

*a) le revenu minimum d'insertion* ❒
*b) le retour maximum d'action* ❒
*c) le revenu minimum d'activité* ❒
*d) le remplissage maximum autorisé* ❒

**7. Le « Samu social » a pour mission de :**

*a) trouver des logements aux défavorisés* ❒
*b) trouver des emplois* ❒
*c) secourir les SDF la nuit* ❒
*d) aider les exclus dans l'urgence* ❒
*e) soigner les vagabonds* ❒

**8. La loi Perben prévoit :**

*a) l'enfermement des jeunes de moins de 12 ans* ❒
*b) le placement en détention provisoire dès 13 ans* ❒
*c) la création de centres éducatifs fermés* ❒
*d) la perpétuité pour les récidivistes* ❒
*e) le recours à des peines de substitution* ❒

**9. Le testing est officiellement reconnu comme preuve de discrimination depuis :**

*a) 1981* ❒
*b) 1992* ❒
*c) 2001* ❒
*d) 2002* ❒
*e) 2004* ❒

**10. Le pourcentage de la population française vivant au sein d'une aire urbaine est de :**

*a) 10 %* ❒
*b) 40 %* ❒
*c) 60 %* ❒
*d) 80 %* ❒
*e) 95 %* ❒

### Corrigé du QCM

1) g
2) 1-e
2-b, d et f
3-c
4-a
5-d et b
6-d et b
3) b
4) b, c, d et f
5) c et e
6) c
7) c, d et e
8) b et c
9) d
10) d

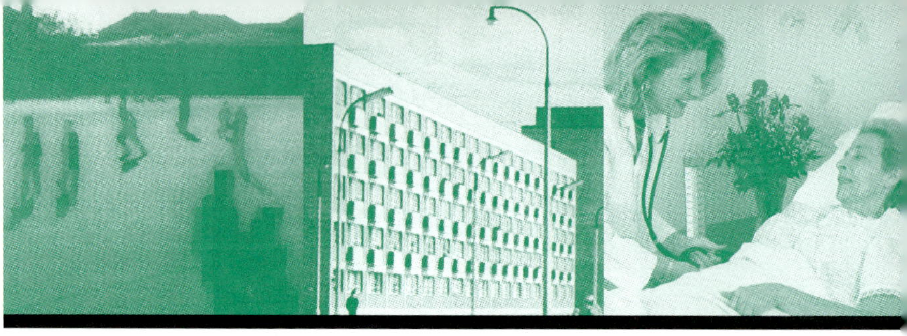

# 8 La banlieue, la lutte contre le chômage et l'exclusion

*Le saviez-vous ?*

*➤ **Le mot banlieue** apparaît au XIIIe siècle. Il désigne le domaine jouxtant une ville, sur lequel le seigneur exerçait un « droit de ban », c'est-à-dire son autorité.*

*➤ **La banlieue réalité démographique** se définit par le nombre d'habitants : 1 Français sur 5 vit aujourd'hui en banlieue contre 1 sur 3 il y a moins de 20 ans.*

*➤ **On dénombre :***

*– 751 ZUS (habitat dégradé, grands ensembles, grand déséquilibre entre habitat et emploi) ;*

*– 331 ZUR (taux de chômage et pourcentage important de jeunes et de personnes sans diplôme) ;*

*– 85 ZFU (zones franches urbaines) (quartiers de plus de 10 000 habitants où les problèmes sont les plus patents).*

*➤ **Les groupes d'interventions régionaux** (GIR), créés en 2002, sont des structures interministérielles chargées de lutter contre l'économie souterraine. Les GIR ont réalisé 290 opérations depuis le début 2007 qui ont permis de constater 12 985 infractions (stupéfiants, vols, travail dissimulé...).*

*➤ **Les événements de novembre 2005** ont donné le sentiment d'une guerre des banlieues avec 21 nuits de violence. Pourtant, toutes les cités n'ont pas connu d'émeutes.*

*➤ **Depuis février 2006,** 250 collèges en grande difficulté sont labellisés « ambition réussite ».*

## 1 La banlieue

### 1 *Définition*

« La banlieue est une réalité à la fois géographique, démographique et sociologique » (Ph. Vincent).

Sociologiquement, les banlieues sont très variées. On peut en effet distinguer :

- les banlieues résidentielles qui sont très prospères, avec de belles résidences et des espaces verts ;
- les banlieues populaires avec des grands-ensembles HLM donnant des signes de malaise que la société doit gérer.

### 2 *Descriptif : les manifestations du malaise des banlieues*

Le malaise des banlieues est celui de l'insécurité, liée à des manifestations croissantes :

- de violences verbales ou physiques : les injures, les viols (ex. : les tournantes) ;
- d'actes répétés de petite et moyenne délinquance (ex. : agressions, vol à la tire, racket, incendies de voitures...). On peut parler de zones de non-droit et de ghetto ;
- de toxicomanie (développement de l'usage et du trafic de drogues) ;
- d'alcoolisme (avec violence, accidents, agressions...) ;
- de bandes organisées de jeunes. Celles-ci se livrent à des actes de pillage et de dégradation :

  – des *biens privés* : ils détériorent les voitures, les cages d'escalier, les murs, les ascenseurs, les boîtes aux lettres des immeubles... ;

  – du *bien public* : ils agressent les transports publics : bus et trains (ce qui est à l'origine de nombreux arrêts de travail du personnel de la RATP et de la SNCF).

Ces actes ont atteint un stade très inquiétant en octobre-novembre 2005, avec un déchaînement d'actes destructeurs et violents. La mort de jeunes poursuivis par la police a servi de prétexte à

ces défoulements, qui montrent bien à quel point les cités se sont transformées en poudrières explosant à la moindre étincelle.
Paradoxalement, les principales victimes de ces violences sont les habitants de ces quartiers, qui ne font pas partie des classes favorisées, et non les autres classes de la société. Le discours des émeutiers montrait pourtant du doigt le reste de la société qui les maintiendrait à l'écart et ne leur laisserait pas de chances de s'en sortir.

## 3 Les problèmes des banlieues

### a. Des erreurs en matière d'urbanisme

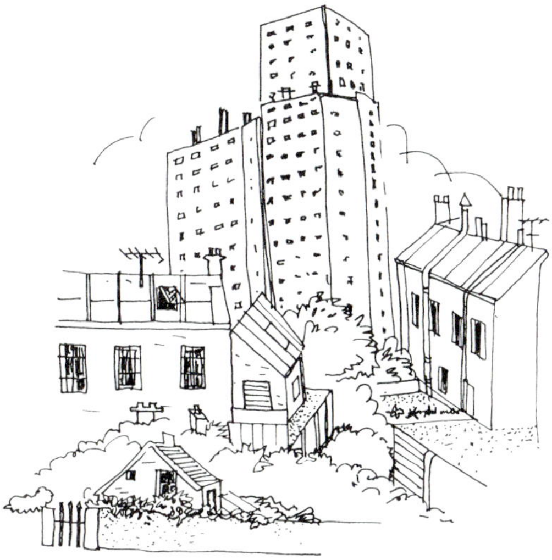

On déplore en particulier :
• *la monotonie de l'architecture* et la mauvaise qualité de la construction. On a souvent construit au plus bas prix possible avec des matériaux médiocres ;
• *la monstruosité des volumes :* tours, barres, immenses parkings forment des masses qui provoquent une sensation d'écrasement ;
• *l'absence, l'éloignement ou l'insuffisance des services administratifs,* et des boutiques ou petits commerces... Présents au début des programmes de construction, ils ont souvent fermé suite à la répétition d'agressions et de dégradations.

### b. Des erreurs de « regroupement » humain

On constate dans certaines banlieues :
• *une forte population d'immigrés* qui a tendance à se regrouper pour mieux vivre ; c'est une tendance naturelle des déracinés de tous les temps et de tous les pays. Mais beaucoup de villes, quand elles le pouvaient, se sont efforcées d'envoyer les immigrés, par l'intermédiaire des offices HLM, sur le territoire d'autres communes dites « à vocation ouvrière ». Tout cela a abouti à la concentration des immigrés dans certains quartiers ;
• *le développement de l'intégrisme religieux* dans des populations fragilisées, coupées de leurs racines culturelles, marque d'une cassure supplémentaire ;
• *un bas niveau de revenu des habitants.*

### c. Un taux de chômage élevé

Le taux de chômage est proche de 25 %, ce qui est au-dessus de la moyenne nationale. Il peut atteindre 40 % dans certains quartiers.

### d. Un manque de qualification des jeunes

Pour beaucoup de jeunes, la scolarité obligatoire se termine sans qualification et sans formation professionnelle. Face à l'importance des échecs scolaires, on parle de ces cités comme de lieux de relégation.

### e. Des carences familiales

Beaucoup de jeunes souffrent, dans leur famille, de carences éducatives (absence de repères, méconnaissance des lois...) et affectives (familles dissociées, monoparentales, etc.).

Le gouvernement soumet un projet de loi pour restaurer cette autorité. Un contrat de responsabilité parentale (CRP) serait proposé aux parents en cas d'absentéisme scolaire ou de carence de l'autorité parentale. Ce contrat permettra de rappeler les obligations, et proposera une aide des services sociaux. Les allocations familiales pourraient être suspendues si ces obligations n'étaient pas remplies.

### f. Le désœuvrement des jeunes

L'absence d'occupation, de distraction, d'animation, de vie, fait que les comportements se marginalisent très tôt et dégénèrent en prédélinquance : les grands forment des bandes qui chapardent ou saccagent, et les petits les imitent.

## 4 *Les solutions : les mesures préventives*

La politique de prévention a pour but de lutter contre l'exclusion et de favoriser l'insertion des jeunes des quartiers en difficulté.

### a. Mesures pour favoriser l'emploi et l'implantation d'entreprises

- **Créer des emplois de ville** pour les jeunes, subventionnés par l'État avec exonération des charges patronales de Sécurité sociale.
- **Développer les zones franches** pour stimuler l'implantation des entreprises afin de créer des emplois pour les habitants des quartiers.
- **Les zones franches urbaines** (ZFU) existent depuis 1996. Elles représentent un ensemble de dispositifs mis en place dans les quartiers défavorisés (exonérations fiscales, accès facilité à l'emploi et programmes pour la rénovation urbaine et le logement).

### b. Mesures pour rétablir la sécurité dans les quartiers difficiles

- **L'observatoire national de la délinquance** (OND) a été créé en 2003 afin de mieux répertorier et les actes de délinquance et intervenir de façon efficace.
- **Ouvrir des établissements sportifs et des écoles** pendant les vacances.
- **Créer et multiplier des clubs de prévention pour les jeunes.**
- **Réprimer la délinquance :**
  - en augmentant les effectifs de police ;
  - en instaurant une procédure de comparution à délai rapproché permettant une comparution en moins de trois mois devant le juge pour enfants ;
  - en développant des mesures de justice et de droit afin de pratiquer une justice de proximité ;
  - en créant des centres d'éducation renforcée pour assurer une prise en charge individualisée des mineurs délinquants multirécidivistes.
- **La loi Perben** prévoit la possibilité :
  - de prendre des sanctions éducatives dès 10 ans ;
  - de placer en détention provisoire dès 13 ans ;
  - de créer des centres éducatifs fermés pour le « noyau dur de la délinquance ».
- **Le projet de loi sur les réformes de la justice de 2007** prévoit un durcissement du traitement de la délinquance, notamment pour les jeunes de 16 ans avec l'instauration de « peines plancher ». Il s'agit de prévoir une peine minimale, en cas de récidive d'un délit, d'au moins 3 ans de prison.

### c. Mesures pour favoriser l'éducation des jeunes

- **Les 250 collèges les plus en difficulté ont reçu en 2006 l'appellation** « **collège ambition réussite** » pour faire naître un esprit d'ambition chez les élèves de ces établissements. 15 mesures sont déployées pour y parvenir, parmi lesquelles :

- 1 000 enseignants expérimentés supplémentaires pour accompagner les élèves dans un programme personnel et former les jeunes enseignants ;
- 3 000 assistants pédagogiques (étudiants se destinant à l'éducation) pour assurer l'aide aux devoirs ;
- des études accompagnées obligatoires 4 soirs/semaine ;
- plus de dispositifs relais ;
- au moins une infirmière scolaire.

- **Étendre le dispositif « écoles ou lycées ouverts »** pour accueillir les jeunes pendant les vacances.
- **Renforcer la présence des adultes** dans les établissements scolaires (médecins, assistants de service social, infirmiers, conseillers d'éducation, etc.).
- **Organiser des cours de morale et d'éducation civique** dans les écoles, les collèges et les lycées visant le respect d'autrui et de l'environnement.
- **Mesure particulière pour les mineurs de moins de 13 ans (juillet 2001) :** certaines municipalités ont instauré un « couvre-feu » pour les jeunes de moins de 13 ans qui traînent seuls dans les cités après minuit et sont donc potentiellement impliqués dans des actes de délinquance.

#### d. Mesures en faveur des logements

**Le plan pour la banlieue**[1] a prévu de :

- **débloquer** 5,34 milliards d'euros en faveur des quartiers les plus enclavés : les démolitions de tours et de barres d'immeubles sont accélérées pour permettre la reconstruction de logements à visage humain ;
- **réhabiliter les logements HLM ;**
- **créer des régies de quartier** pour impliquer les habitants dans la gestion quotidienne de leur cité ;
- **favoriser la mixité sociale** de l'habitat.
- **Le ministre chargé du Logement a lancé le programme de maison à 100 000 euros** pour favoriser l'accession sociale à la propriété. Il faut rajouter à ce coût de construction, certes attractif, celui du terrain. En outre, des déductions fiscales sont accordées pour l'acquisition de la résidence principale.

## 2 La lutte contre le chômage

### 1 *Définition*

« Le chômage, ou absence de travail, crée chez l'individu une rupture du lien social. »

- **Le travail = lien social**
  Paradoxalement, alors que le travail rémunéré subit de profondes modifications et devient plus rare, il reste considéré comme le plus fort des liens sociaux : outre les revenus qu'il procure, il procure un *statut*, une place dans la *hiérarchie* sociale, le sentiment d'appartenir à une collectivité ; il donne droit à des prestations ; il structure les différents temps de la vie.
- **Le chômage = exclusion sociale**
  Lorsque le travail n'est plus assuré, au-delà des difficultés économiques, la rupture des liens sociaux entraîne souvent une perte de repères identitaires et temporels aboutissant à l'exclusion.

1. Plan Jospin (2001).

Résultat d'un processus complexe, l'*exclusion* doit donc être combattue de multiples façons.

## 2 Les solutions

Elles sont du ressort du ministère de l'Emploi et de la Solidarité.
Les divers gouvernements ont adopté des plans successifs pour l'emploi, dont la loi quinquennale (relative au travail et à la formation professionnelle). Ces plans ont été complétés par l'adoption de mesures d'urgence.

### a. L'indemnisation des chômeurs

Elle comporte deux volets :

- **Le régime de l'assurance chômage**
  • Il est financé par des cotisations patronales et salariales. Ce régime est géré par des caisses de droit privé, administrées paritairement par les principales organisations syndicales des salariés et le patronat.
  • Le bénéficiaire (à condition d'avoir déjà travaillé depuis un certain temps) perçoit une *allocation* (versée à taux plein dans un premier temps, ensuite elle devient dégressive). La durée d'indemnisation varie en fonction de l'âge du bénéficiaire et de sa durée d'affiliation et du montant de son salaire antérieur.

• L'Unedic (Union nationale pour l'emploi dans l'industrie et le commerce) assure la bonne marche du système.
• Les Assedic (Association pour l'emploi dans l'industrie et le commerce) perçoivent les cotisations et versent les prestations aux chômeurs. Les Assedic ont un rôle à jouer pour le suivi personnalisé des chômeurs instauré par la loi sur le Pare.

- **Le régime de la solidarité**
  Il est financé par l'État. Il comporte :
  • *une allocation de solidarité* versée aux chômeurs en fin de droits, sous certaines conditions ;
  • *une allocation d'insertion* versée pendant un an maximum, et sous certaines conditions de ressources, à des personnes sortant de prison, ou expatriées, ou en réinsertion.

### b. Les mesures de soutien à l'emploi

Ces mesures sont diverses et variées :
• allègement du coût du travail :
– exonération des cotisations patronales sur les bas salaires (totale jusqu'au Smic),
– transfert progressif des cotisations maladie sur la CSG ;
• création de contrats aidés :
– le contrat d'avenir, établi dans la loi pour la cohésion sociale, donne la possibilité aux personnes percevant les minima sociaux (RMI, ASS, API, AHH) de se placer dans une situation d'emploi tout en lui permettant de se former,
– créé en 2006, le contrat d'insertion Revenu minimum d'activité (RMA) doit favoriser l'accès à l'emploi durable des Rmistes afin de leur octroyer une vraie identité professionnelle et une autonomie financière, tout en étant également attractif pour les employeurs,
– Certaines nouvelles mesures sont en expérimentation dans quelques départements avant d'être – ou non – étendues au reste du territoire. Ainsi, le RSA ou Revenu de

solidarité active est-il actuellement testé dans 16 départements. Le RSA consiste en un revenu supplémentaire versé aux bénéficiaires de minima sociaux (pour l'instant RMI et API) afin de les encourager à prendre ou reprendre une activité professionnelle. Ses objectifs sont l'amélioration de la situation des travailleurs pauvres, l'encouragement à la reprise d'un travail pour les bénéficiaires des minima sociaux en supprimant les effets de seuil, et la simplification des dispositifs ;

- allègement des charges pour les emplois à temps partiel ;
- aide de l'État à la création d'emplois familiaux (garde d'enfant à domicile...) ;
- aides à la création d'entreprise pour les jeunes de 18 à 26 ans ;
- aides accordées aux entreprises avec la loi sur la réduction du temps légal de travail à 35 heures (2001). Avec la réduction du temps de travail à 35 heures, une aide structurelle dégressive est accordée aux entreprises.

#### c. La création du Pare (loi du 1er juillet 2001)

Il s'agit du Plan d'aide au retour à l'emploi (Pare) qui propose une assistance aux chômeurs, un suivi personnalisé. Après étude du dossier (déposé par la personne en recherche d'emploi auprès de l'Assedic), un entretien est proposé par l'ANPE, il est suivi de propositions d'emploi selon le profil du chômeur. L'assurance chômage est maintenue sans dégressivité jusqu'à 3 propositions d'emploi. Si le 3e emploi est refusé, le chômeur est radié et ne perçoit plus d'indemnités chômage.

#### d. La création des contrats jeunes en entreprise (loi du 23 septembre 2002)

Ce dispositif se substitue aux emplois jeunes. Il s'adresse aux jeunes de 16 à 23 ans, dont le niveau de formation est inférieur au baccalauréat.

L'entreprise doit conclure un CDI et verser au jeune au moins le Smic. Des aides sont versées par l'État aux employeurs. L'objectif reste de redonner du travail aux jeunes sans qualification.

#### e. L'égalité des chances

Suite aux événements de la fin 2005, les pouvoirs publics ont adopté diverses mesures pour procéder au mieux à l'intégration, notamment en ce qui concerne l'emploi des jeunes avec :

- l'apprentissage junior, qui permet à des jeunes de 14 ans d'entrer en apprentissage (au lieu de 16 ans), le contrat n'étant signé qu'à partir de 15 ans. Les entreprises bénéficient d'un crédit d'impôt[1] ;
- le contrat jeune en entreprise (CJE) destiné aux jeunes des ZUS de moins de 25 ans, ou aux jeunes au chômage depuis plus de 6 mois ;
- la création d'une quinzaine de zones franches urbaines (ZFU) supplémentaires en plus des 85 mises en place depuis 1996 ;
- le service civil volontaire pour les jeunes de 16 à 25 ans qui permet d'acquérir une formation civique ou professionnelle.

## 3 La lutte contre l'exclusion

### 1 Définition

L'exclusion, c'est le rejet, la mise à l'écart, la marginalisation d'un certain nombre de personnes par la collectivité.

1. Adopté dès la rentrée 2006.

On distingue différentes formes d'exclusion :
- l'exclusion professionnelle (chômage) ;
- l'exclusion économique (exclusion à la consommation) ;
- l'exclusion du système de protection sociale (accès aux soins) ;
- l'exclusion de la communauté (perte du rôle social) ;
- l'exclusion familiale (divorce, solitude) ;
- l'exclusion culturelle (échec scolaire, illettrisme) ;
- l'exclusion géographique (rejet en périphérie, rejet des villes-centres) ;
- la discrimination.

## 2 *Descriptif : les causes de l'exclusion*

La montée de l'exclusion sociale et de la pauvreté est liée à divers facteurs :
- **des raisons socio-économiques** (la crise économique explique le durcissement du marché) ;
- **la chute du secteur industriel** (sidérurgie, aluminium, automobile) au profit du secteur tertiaire ;
- **l'ouverture du marché mondial** et de la concurrence ;
- **les progrès technologiques** (robotisation, informatisation) ;
- **les retards de la politique de la ville** (effet ghetto) ;
- **l'éclatement de la famille** (divorce, éloignement géographique) ;
- **le bouleversement des valeurs et la crise des institutions** (État, Église, École) ;
- **l'affaiblissement des syndicats** (moins de 10 % des salariés sont syndiqués).

## 3 *Les problèmes : les manifestations de l'exclusion*

### a. Au niveau des comportements sociaux

On assiste au développement :
- de la mendicité (avec menaces) ;
- de la délinquance (avec son cortège d'agressions diverses) ;
- de la prostitution ;
- du travail au noir ;
- de la détérioration des biens publics et privés ;
- des actes violents à l'encontre du citoyen (tags, vandalisme, rackets, viols) et des représentants de l'État (police, pompiers, chauffeurs de bus) ;
- des comportements de fuite (alcoolisme, toxicomanie) ;
- de l'utilisation abusive des aides proposées ;
- de trafics en tout genre (drogues…).

### b. Au niveau de la santé

On peut constater :
- *la résurgence de diverses maladies* (maladies de peau, dentaires, digestives, tuberculose, maladies infectieuses, troubles de malnutrition) ;
- *une recrudescence de troubles psychologiques* (de l'anxiété, de l'agressivité, des insomnies, des dépressions et des suicides).

### c. Au niveau social

- On assiste à l'apparition de « *nouveaux pauvres* ». Ce sont des personnes qui, jusqu'à présent, ne connaissaient pas la misère.

• On parle de « *spirale de l'exclusion* », c'est-à-dire d'un ensemble de mécanismes conduisant à l'exclusion.

## 4 Les solutions : la politique d'action sociale

### a. L'État : son rôle et ses relais

- **L'État définit la politique sociale** par l'intermédiaire du ministre de l'Emploi et de la Solidarité chargé de l'intégration et de la lutte contre l'exclusion. Le Programme national d'action et de lutte contre la pauvreté et l'exclusion sociale se fixe comme objectif :
  - de garantir l'accès aux droits ;
  - de prévenir les exclusions ;
  - de faire face à l'urgence sociale ;
  - de mieux agir ensemble.
- **Les collectivités locales, les caisses d'allocations familiales, le tissu associatif jouent un grand rôle.**
- **Un certain nombre d'associations caritatives** sont subventionnées par l'État et luttent contre l'exclusion (Restos du cœur, Secours Populaire, Armée du Salut, Secours Catholique, Médecins du Monde, Emmaüs, Croix Rouge...).
- **Des associations intermédiaires** sont aussi très importantes. Elles mettent en contact des personnes exclues du marché du travail avec des employeurs ou des particuliers demandeurs de services.

Le gouvernement propose dans sa loi sur l'égalité des chances de lutter contre les discriminations, car elles empêchent l'accès à l'emploi et attisent insatisfactions et rancœurs.

- Renforcement des pouvoirs de la Halde (Haute autorité de lutte contre les discriminations et pour l'égalité), créée en 2004. Les sanctions qu'elle peut infliger seront plus lourdes.
- Création d'une Agence nationale pour la cohésion sociale et l'égalité des chances, pour coordonner les actions en faveur des quartiers.
- Légalisation du « *testing* », qui consiste en des vérifications à l'improviste de pratiques discriminatoires (entrée de discothèques, refus de location...).
- Le CSA (Conseil supérieur de l'audiovisuel) devra veiller à la bonne représentation de la diversité de la société dans les programmes télévisés.
- Les COPEC (commissions pour la promotion de l'égalité aux chances et de la citoyenneté) remplacent les CODAC depuis 2005. Elles doivent recueillir localement les plaintes et dossiers des citoyens, les étudier et éventuellement les transmettre au procureur ou aux services de police.

### b. Les trois formes d'aide

✔ ***L'aide financière : le RMI (revenu minimum d'insertion)***

Il a pour but de créer les conditions d'une insertion durable pour les personnes frappées d'exclusion en apportant un minimum de ressources, une aide à l'insertion, une couverture sociale et une aide au logement (tableau 1).

✔ ***L'aide économique (aide à l'emploi)***

- **Aide à l'emploi des moins qualifiés** par l'allègement des charges sociales sur les bas salaires.
- **Aide à l'emploi des populations marginalisées :**
  - CES : contrat d'emploi solidarité ;
  - CIE : contrat d'initiative emploi.

Tableau 1 – Le RMI

| | |
|---|---|
| *Conditions requises pour bénéficier du RMI* | – Résider en France.<br>– Avoir des ressources inférieures à son montant.<br>– Être âgé de plus de 25 ans (ou avoir un enfant à charge). |
| *Attribution du RMI* | – Faire la demande auprès d'un CCAS (centre communal d'action sociale).<br>Le RMI est assujetti à la signature d'un contrat d'insertion entre l'allocataire et la commission locale d'insertion.<br>– Le Préfet (DDASS) l'attribue pour 3 mois.<br>Il est prolongé par périodes de 3 mois à 1 an. |
| *Droits accordés aux bénéficiaires du RMI* | *Les bénéficiaires du RMI ont droit à :*<br>– l'allocation logement ;<br>– l'aide médicale gratuite ;<br>– l'attribution d'une carte santé. |

- **Aide à l'insertion des jeunes dans l'entreprise :**
  - Programme TRACE ;
  - Contrats jeunes en entreprise.

Les diplômés des quartiers viennent souvent de filières généralistes – sociologie, littérature, langues – dévalorisées sur le marché de l'emploi. C'est le réseau d'amis ou de connaissances qui prime lorsque le diplôme est peu valorisé par les recruteurs. Or, c'est ce réseau qui manque aux enfants de l'immigration.

Un budget exceptionnel de 12 millions d'euros permettra dès mars 2006 à une centaine de cabinets privés de conduire à l'emploi quelque 5 000 jeunes des « zones urbaines sensibles » (ZUS) ou assimilées de niveau bac + 2 et plus.

### ✔ *L'aide sanitaire et sociale*

- **La création de l'accès gratuit aux soins pour tous les défavorisés**
- **La création d'un Samu social**

  C'est le dispositif de traitement de l'urgence sociale.

  Son but est de secourir la nuit les sans-logis en danger physique, psychologique ou moral et de leur apporter une aide ponctuelle (alimentation, logement, soin, hébergements…).

- **L'aide au logement social**

  Elle relance la construction de nombreux logements sociaux, l'aide au maintien des locataires dans les logements (ex. : elle alimente les fonds de solidarité pour les impayés EDF-GDF...).

- **La lutte contre l'illettrisme**

  Elle a pour objectif d'aider certaines personnes à maîtriser la langue française pour mieux s'intégrer à la société.

- **L'aide alimentaire**

  Il s'agit principalement de :
  - la délivrance de colis et de bons d'alimentation délivrés par les CCAS ;
  - repas servis dans les associations caritatives ;
  - la création d'un fonds social pour les cantines (financé par l'État pour aider les familles les plus défavorisées).

# Annales ?

### 1. EAS du lycée J. Monod de Paris

Pourquoi les jeunes vivant dans les cités sont-ils exposés à la violence ?

### 2. EAS de l'IFSI d'Eaubonne

Le phénomène des « Tags » (graffitis) peut-il être considéré comme une manifestation artistique ou n'est-il qu'une action hostile vis-à-vis de l'environnement ?

### 3. EAP de Nice

Certains quartiers de banlieue des grandes villes connaissent tour à tour des explosions de violence, impliquant des jeunes en révolte.
Donnez votre opinion sur ce sujet en indiquant les causes et les conséquences de ce phénomène.

### 4. Section AP du lycée Monod

Le terme d'« exclusion » est actuellement largement utilisé par les médias, les milieux politiques et associatifs.

**1.** Que signifie pour vous l'exclusion ?

**2.** Donnez des exemples et argumentez votre réflexion en vous positionnant sur les plans personnel et professionnel.

### 5. EAP de Bastia

**1.** Donnez une définition du chômage.

**2.** Le chômage peut-il avoir un retentissement sur la santé des individus ou de leur famille ? Si oui, comment ?

### 6. EAS du CHU de Bordeaux

Dès l'arrivée de l'hiver et du froid, les problèmes des sans-domicile fixe (SDF) réapparaissent.

**1.** Que doit faire la société ?

**2.** Comment expliquer ce phénomène social ?

### 7. EAS du CHU de Grenoble

Alors que certains accusent la société d'être responsable de la délinquance juvénile, d'autres estiment que les parents en sont responsables. Qui est, selon vous, responsable de cette situation ?

### 8. Section AP du lycée J. Monod Paris

427 000 jeunes hommes ont été soumis à des tests d'évaluation d'apprentissage lors de la journée d'appel de préparation à la défense qui remplace le service militaire depuis 1 an. 9,7 % d'entre eux sont incapables de lire et de comprendre des documents de la vie courante (programme de télévision,...). Plus grave, 3,9 % ne savent ni lire, ni écrire, ni compter correctement. Seuls 10 % de ces jeunes en difficulté ont accepté d'être mis en contact avec un organisme de remise à niveau. L'exclusion a encore de beaux jours devant elle.

*L'Infirmière magazine* n° 144, *droits réservés*

### 9. EAP de l'Hôtel-Dieu (Marseille)

Le gouvernement utilise diverses mesures à caractère sanitaire et social ayant pour but de réinsérer dans la société certaines personnes qui en sont exclues.

**1.** Qu'appelle-t-on « exclusion » ? Qui sont les exclus de nos sociétés ?

**2.** Quelles formes d'aides propose-t-on aux exclus ?

**3.** Qu'appelle-t-on RMI ? Quelles sont les conditions requises pour en bénéficier ?

# 9 TEST Que savez-vous sur… les loisirs ?

*Cochez la ou les bonnes réponses*

**1. Quelle est, pour vous, la meilleure définition des loisirs ?**

*a) repos, détente* ❒
*b) évasion, distractions* ❒
*c) vacances, voyages, famille (VVF)* ❒
*d) moments de liberté* ❒
*e) changements de rythme* ❒
*f) arrêt momentané de travail* ❒

**2. Pratiquer le « football » est un loisir classé :**

*a) ludique* ❒
*b) culturel* ❒
*c) collectif* ❒
*d) social* ❒
*e) sportif* ❒
*f) spectacle* ❒

**3. La fédération française unisport, comptant le plus de licenciés et adhérents, est :**

*a) la FF de judo* ❒
*b) la FF de tennis* ❒
*c) la FF de basket* ❒
*d) la FF de football* ❒
*e) la FF d'équitation* ❒

**4. D'après un sondage en 2003, les loisirs qui plaisent majoritairement aux jeunes sont :**

*a) les sorties* ❒
*b) la lecture* ❒
*c) le sport* ❒
*d) la musique* ❒
*e) le cinéma* ❒
*f) Internet* ❒

**5. Le temps moyen passé devant la télévision par les Français est, en 2007 :**

*a) environ 2 heures* ❒
*b) en baisse par rapport à 2006* ❒
*c) en hausse par rapport à 2006* ❒
*d) d'environ 3 heures 20* ❒

**6. « World of warcraft » est le nom :**

*a) d'un jeu de rôle en ligne massivement multijoueurs* ❒
*b) d'une série tv américaine* ❒
*c) d'un film sur la fin du monde* ❒
*d) d'un jeu vidéo comptant plus de 5 millions d'adeptes dans le monde* ❒

**7. L'activité physique ou sportive la plus pratiquée en France, est :**

*a) la pétanque* ❒
*b) la course à pied* ❒
*c) le vélo* ❒
*d) la marche* ❒
*e) la natation* ❒

**8. Les émissions de « télé-réalité » (type « La ferme ») sont classées :**

*a) abêtissantes* ❒
*b) distrayantes* ❒
*c) provocantes* ❒
*d) érotiques* ❒
*e) réactionnaires* ❒
*f) populaires* ❒

**9. En France, chaque semaine, un enfant passe devant la télévision :**

*a) 5 heures* ❒
*b) 9 heures* ❒
*c) 13 heures* ❒
*d) 17 heures* ❒
*e) 23 heures* ❒
*f) 31 heures* ❒

**10. Les jeux vidéo peuvent :**

*a) être nuisibles aux enfants* ❒
*b) développer parfois l'intelligence et les réflexes* ❒
*c) entraîner des confusions entre réel et virtuel* ❒
*d) entraîner des crises d'épilepsie* ❒
*e) faire l'objet d'un contrôle parental* ❒

## Corrigé du QCM

*1) au choix (très subjectif) pour nous : c*
*2) c et e*
*3) d*
*4) a, c et d*
*5) c et d*
*6) a et d*
*7) c*
*8) a, b, c et f*
*9) e*
*10) a, b, c, d et e*

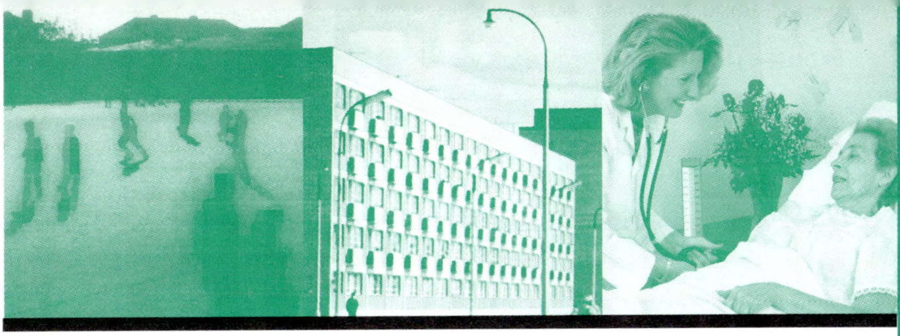

# 9 Les loisirs

Le saviez-vous ?

➤ ***La Déclaration Universelle des Droits de l'Homme*** *rappelle que « toute personne a droit au repos et aux loisirs et notamment à une limitation raisonnable de la durée du travail et à des congés payés périodiques » (art. 24).*

➤ ***Tintin,*** *personnage de BD créé par Hergé, a été adoré des petits et des grands et a fait l'objet de milliers de rééditions dans le monde depuis 50 ans, sous forme de livres, films, jouets, etc.*

➤ ***Le temps consacré chaque jour à la télévision*** *est de :*
- *2 h, pour un enfant de 4 à 10 ans ;*
- *3 h, pour un adulte de 25 à 34 ans ;*
- *4 h, pour une personne de plus de 50 ans.*

➤ ***Il y a 200 000 campeurs*** *utilisant des camping-cars en France. Il s'agit le plus souvent de personnes de plus de 57 ans ou plus. 44 % des utilisateurs sont en activité, 50 % à la retraite.*

➤ ***Seulement 37 % des 65 ans*** *et plus pratiquent encore une activité sportive.*

➤ ***Les 6 premiers volumes d'Harry Potter*** *se sont vendus à 325 millions d'exemplaires, traduits en 64 langues et 5 films en ont été tirés.*

➤ ***Le Programme national de développement du sport (PNDS)*** *a été lancé en janvier 2006 et vise à développer la pratique sportive pour le plus grand nombre. Ses deux objectifs principaux sont d'atteindre le nombre de 16,5 millions de licenciés d'ici 2012, et surtout de mettre en valeur le sport comme facteur de bien-être et de lien social. Il vise en particulier les femmes, les seniors et les jeunes.*

## 1 Les différents types de loisirs

### 1 *Définition*

- « **Le loisir se définit** comme l'état dans lequel il est permis à quelqu'un de *faire* ou *ne pas faire* quelque chose » (Petit Robert).
- **Les loisirs concernent les temps libres,** c'est-à-dire les jours de congé, les fins de semaine et les heures qui suivent le travail.
- **Les vacances sont l'occasion d'activités diverses,** en effet :
  - elles peuvent être consacrées à des pratiques culturelles, sportives... ;
  - elles peuvent privilégier (ou non) le repos ;
  - elles sont aussi les moments de retrouvailles des familles, ceux où se multiplient les occasions de :
  - relations et communications plus riches,
  - prises de décisions communes.

  Qu'elles soient prises près de chez soi, dans un lieu déjà connu, ou à des milliers de kilomètres, en des endroits jusqu'alors inconnus, les vacances sont d'abord :
  - des moments de dépaysement ;
  - une rupture du rythme de la vie quotidienne et de sa routine.
- **Les congés, ou temps de repos obligatoire,** ont une histoire énoncée ci-après.

**Quelques dates sur les congés et les loisirs**
- **1906 :** obligation de congé le dimanche ;
- **1936 :** congés payés obligatoires, congés familiaux, billets de congés payés ;
- **1960 :** création des colonies de vacances, villages de vacances, maisons familiales, les services sociaux des entreprises créent des lieux de vacances (ex. : pour l'EDF, la CCAS, etc.) ;

- **1968 :** apparition de la publicité sur les loisirs à la télévision ;
- **2002 :** la RTT (réduction du temps de travail) engendre plus de loisirs (*cf.* p. 133).

## 2 *Classification des loisirs*

La classification des loisirs peut se faire en fonction de leur type (tableau 1).

Tableau 1 – Classification des loisirs

| **Types de loisirs** | **Exemples** |
|---|---|
| Loisirs individuels | Lecture, maquettisme, collection... |
| Loisirs sociaux | Jeux de société, cartes... |
| Loisirs culturels | Cinéma, théâtre... |
| Loisirs de groupes | Orchestre, chorale... |
| Loisirs sportifs | Ski, tennis randonnée... |

## 3 *Descriptif : à chaque âge ses loisirs*

Les loisirs se conjuguent sous toutes les formes et à tous les âges de la vie [1].

### a. Les colonies de vacances (pour les enfants)

- **Pierre Perret a pu chanter** (dans une chanson célèbre) : « *Les jolies colonies de vacances, merci papa, merci maman... Tous les jours on voudrait que ça recommence...* » La suite des couplets dit que les enfants :
  - *mangent mal ;*
  - *ont des boutons ;*
  - *se baignent dans des rivières polluées ;*
  - *ont des moniteurs indifférents...*

  *... mais qu'ils sont heureux, car ils sont en vacances !*
- **La critique de ce mode de loisirs :** la colonie de vacances présente :
  - *des inconvénients* : certains (cités dans la chanson de Perret) sont volontairement exagérés (ex. : la nourriture est mauvaise, les loisirs malsains, la surveillance mal assurée....), mais il existe aussi une part de vérité dans cette accablante énumération ;
  - *des avantages* : les enfants sont ensemble, ils ont des distractions variées, ils font du sport, ils se socialisent au contact d'autrui, ils changent d'environnement, etc.

### b. Les loisirs de « groupes » (pour les jeunes) [2]

- Les jeunes ont pour loisir préféré les « réunions de groupe » et les sorties nocturnes.
- Les **boîtes de nuit et les clubs** répondent à leurs besoins. Ils représentent **un exemple de « loisir »** ayant une valeur suscitant l'incompréhension des parents. Pour ces derniers l'amusement doit garder une *moralité*, voire une *utilité*, chacun d'eux

1. Loisirs de l'enfant (*cf.* Thème 13 : L'enfant) et de la personne âgée (*cf.* Thème 15 : La personne âgée).
2. Loisirs des jeunes (*cf.* Chapitre 13 : Les jeunes).

accordant aux loisirs une signification différente. Chaque groupe de jeunes décrète ses normes de loisirs. C'est face à ces normes que réagit la société (et la famille).

- **Les sports (de risque), les journaux et la mode,** prisés par les jeunes, ébranlent aussi beaucoup les parents (voir Thème 14 : Les jeunes).
- Les *rave-party* : regroupement important de jeunes (100 000 parfois) de façon improvisée, pour danser au son de la musique techno.

### c. Les loisirs organisés (pour les adultes)

On sait que le loisir est le reflet fidèle de notre existence, et que l'absence totale de loisirs entraîne un certain déséquilibre, voire un état dépressif. Certaines formes de « loisirs », où l'on porte l'amusement au paroxysme, séduisent aujourd'hui beaucoup de Français. Il s'agit des « *Clubs de vacances* ». Ils sont nombreux.

## 4 *Les problèmes : l'impact de la publicité pour les loisirs*

### a. Types de publicité

La publicité peut être écrite (journaux, affiches...), orale (spots à la radio, annonces dans les magasins...) ou encore visuelle (spots télé, cinéma, enseignes...).
Prenons quelques exemples de publicités pour les loisirs :

- **La revue L. titre :** « *Achetez la robe de vos loisirs...* » (photo d'un décolleté ravageur à l'appui !...) : « *Obtenez la forme de vos loisirs* » (photo d'une femme filiforme à l'appui).
- **Une marque d'automobile** dit sur une affiche : « *Besoin de personne pour être heureux, partez avec elle.* »

Chacune de ces publicités mérite d'être analysée, car elle est riche d'enseignements sur nos loisirs.
Cette invasion de la publicité concerne tous les secteurs de la vie et fait fortune dans celui des loisirs. À une époque où l'être humain se sent souvent isolé, ou aliéné par le travail, ou stressé par la vie, la quête du loisir est une quête de *récréation.*

### b. Danger de « l'achat sous influence »

Les moyens de communication de masse ont-ils pour but d'informer ou d'influencer ? Les organisations qui veulent toucher un large public pratiquent l'information « médiatisée », qui fait plus souvent appel à l'instinct qu'au raisonnement.

### c. Réactions du « consommateur de loisirs »

Face à la publicité, le consommateur doit faire preuve de discernement. Les parents doivent organiser non seulement pour eux-mêmes, mais aussi pour leurs enfants des loisirs à but à la fois « ludique » et « éducatif ».
(Nous ne prétendons pas répondre à toutes les questions posées par ce vaste domaine, nous voulons seulement susciter une réflexion sur la nature des loisirs qui paraissent importants aux yeux de nos contemporains.)

## 5 *Quelques « loisirs-passion »*

Il existe de nombreux loisirs qui relèvent de la passion et procurent de grandes joies. Citons :

### a. La collection

- **Un exemple**
  *Marine* (12 ans) vit chez ses parents et collectionne les flacons vides. Elle les a accumulés depuis des mois, en a échangé avec ses copines, et les regarde avec plaisir. Aujourd'hui, sa mère a jeté la moitié de sa collection, elle pleure.
- **Le choix est vaste**
  Chacun de nous, au cours de sa vie, a fait au moins une collection de flacons, boîtes, pièces de monnaie, boîtes de camembert, étiquettes de vin, pierres, timbres ou cartes postales... C'est en général vers 10 ans que commence cette passion. Le plus souvent, les parents accueillent avec bienveillance ce loisir, car il est paisible et peut être éducatif.
- **Intérêts**
  Aux yeux du collectionneur, les objets sont choisis et aimés, et les posséder est un plaisir. Le jeune se valorise par ce choix et c'est pour lui un moyen d'échange avec autrui. Souvent, c'est l'occasion de dialoguer avec son père (ou son grand-père) qui partage la même passion que lui.

### b. La BD (bande dessinée)

- **Un exemple**
  *Olivier* (12 ans) est passionné de BD. Il en lit, en moyenne, 3 à 4 par semaine. Il les emprunte à des copains (ou les achète avec son argent de poche). Ses parents lui demandent de cesser cette « lecture sans intérêt » qu'ils qualifient de « sous-produit » de la littérature ! Olivier adore ces « images faciles à lire » et les aventures de D. le font « marrer » dit-il...
- **Le choix est vaste**
  Certaines BD sont axées sur la violence, d'autres, au contraire, peuvent apporter aux jeunes (et moins jeunes) une « évasion » souvent nécessaire, un moyen de les faire rire, de les détendre. Quelquefois même, la BD les met progressivement sur la trajectoire du livre classique. En ce domaine, les parents doivent se poser la question du bien-fondé de l'intervention éducative. Les grands classiques restent *Tintin* et *Astérix*. Des millions d'albums ont été vendus. Ils ont fait la joie de plusieurs générations (associant distraction et instruction).

### c. La télévision et l'ordinateur

- **Un exemple**
  Pierre, 15 ans, s'enferme dans sa chambre chaque soir pour regarder la télévision ou se mettre devant son ordinateur dernier cri équipé d'une connexion à Internet. Ses parents sont rassurés et n'envisagent surtout pas de le déranger. « Il est mieux là qu'à traîner dehors, disent-ils. En plus, il peut s'instruire avec ses équipements. »
- **Le choix est vaste (et à risque)**

Les divers moyens de communication peuvent être très bénéfiques pour les enfants et les adolescents quand ils les aident dans leur scolarité (émissions culturelles, sites Internet dédiés au savoir) et contribuent à les détendre intelligemment (cinéma, musique, etc.). Cependant, l'absence de contrôle parental peut entraîner de graves conséquences, comme la rupture avec le réel, le contact précoce avec la violence ou la pornographie, la sédentarité, l'isolement et la monoactivité.

• **La télévision**

Le choix des émissions vues par les enfants ne peut laisser les parents indifférents, et s'il y a dialogue sur le choix de l'émission et concertation après la visualisation des images, la TV peut avoir des aspects positifs (tableau 2).

Tableau 2 – Avantages et inconvénients des médias (TV, Internet...)

| Avantages | Inconvénients |
|---|---|
| – Complément culturel<br>– Distraction facile<br>– Détente<br>– Réconfort contre la solitude | – Favorise la paresse intellectuelle et physique<br>– Favorise la sédentarité, la passivité<br>– Favorise l'agressivité, la violence<br>– Entrave la communication interpersonnelle |
| Médias = « BON » si utilisation modérée et contrôle parental pour les enfants | Médias = « MAUVAIS » si utilisation abusive incontrôlée pour les enfants |

• **Internet**

Les fournisseurs d'accès à Internet et les opérateurs de téléphonie mobile mettent gratuitement à la disposition des parents des logiciels de contrôle, pour que leurs enfants ne soient pas exposés à des sites dits « à risques ». L'engouement pour Internet et les ordinateurs portables en font une source de loisirs.

Les jeux vidéo en ligne font de plus en plus d'adeptes. On en dénombre plus de 5 millions dans le monde. Les MMORPG, jeu de rôle en ligne massivement mulitjoueurs, favorisent les conduites addictives. Le joueur type est un homme de 16 à 25 ans, introverti, timide, issu de famille conflictuelle, qui utilise le jeu pour s'extérioriser. Il s'agit souvent d'une addiction refuge, un moyen de masquer son mal-être. La dépendance aux jeux vidéo est sur le point d'être reconnue comme une pathologie grave aux États-Unis. En décembre 2006, un Coréen mourait d'épuisement après avoir passé 10 jours à jouer en ligne sans interruption. Deux joueurs français du même jeu, « World of warcraft », ont dû être hospitalisés en psychiatrie.

• **Le blog**

Phénomène de société, le blog est un site Internet personnel qui suscite une petite révolution en France, où il séduit déjà un large public (près de 2 millions de personnes). À la recherche de « contacts », de relations, les personnes partagent leurs impressions, se livrent à des confidences intimes, *sans se connaître* (ce qui facilite cet échange sans retenue). Ces contacts à caractère virtuel peuvent aboutir à des rencontres (pour les plus jeunes, la vigilance des parents est recommandée).

### d. Le sport

Le sport est le loisir-passion par excellence. Des milliers de personnes dans le monde l'apprécient et lui donnent une place importante. Certains le pratiquent, parfois « à l'extrême », d'autres se gavent d'images sportives... et vibrent à l'unisson (tableaux 3 et 4).

Tableau 3 – Les principales activités sportives ou physiques chez les 15 ans ou plus

| | Nombre | % pratiquant au moins une fois par semaine |
|---|---|---|
| Ensemble des sportifs | 34 millions | 74 |
| Vélo | 18 millions | 24 |
| Natation/plongée | 14 millions | 13 |
| Marche | 12,5 millions | 25 |
| Pétanque/billard | 10,5 millions | 8 |
| Course à pied/footing/athlétisme | 8 millions | 28 |

Tableau 4 – Les fédérations unisport les plus importantes en France (2004)

| | Nombre de licences | Part des femmes étant licenciées en pourcentage |
|---|---|---|
| FF de football | 2 146 752 | 2,1 |
| FF de tennis | 1 065 531 | 32,2 |
| FF de judo | 539 733 | 24,8 |
| FF d'équitation | 490 660 | 76,1 |
| FF de basket | 435 816 | 39,9 |

## 2 Les enquêtes et sondages sur les loisirs

Le père et la mère jouent un rôle déterminant dans le choix des loisirs de leurs enfants, et la façon qu'ils ont de les vivre aura des répercussions sur leur rôle d'éducateurs en ce domaine.

### 1 *Qu'est-ce que, pour vous, le « vrai loisir » ?*

Ayant posé cette question à de nombreux adultes, la revue L. a obtenu quelques réponses intéressantes, qui méritent d'être évoquées.
Parler de leurs loisirs c'était, pour ces hommes et ces femmes, parler de soi, de leurs valeurs, de leurs centres d'intérêt, de leurs besoins, de leurs manques, de leurs rêves inachevés, ou de leur passion...

**Exemples** (**d'interview de 6 personnes**)

- *Jack W.* (54 ans, divorcé, 1 enfant, au chômage) : « Pour moi le vrai loisir c'est m'acheter une moto de rêve, et partir..., partir... »
- *Francky E.* (50 ans, marié, 3 enfants, en activité) : « Pour moi le vrai loisir serait de partir pêcher à la ligne dans une région chaude, avec ma famille. »
- *Claire G.* (60 ans, mariée, sans enfant, en activité) : « Pour moi le vrai loisir, c'est emmener mes neveux dans ma maison en Provence et leur faire des confitures. »

### 2 *Dans quels milieux de loisir s'effectuent les « rencontres sentimentales » ?*

**Enquête** (**de A. Gérard**[1])

On décompose les types de rencontres possibles de la façon suivante :

- au bal (ou dîner d'amis) : 17 % ;
- au hasard... des rencontres : 15 % ;
- au travail (bureau) : 13 % ;
- parmi les relations (d'enfance, de famille) : 11 % ;
- parmi les relations de voisinage : 11 % ;
- sur présentation : 11 % ;
- au cours de divers loisirs : 10 % ;
- dans les clubs sportifs : 6 % ;
- dans les cérémonies de famille : 6 %.

1. *In L'École des Parents* (n° 251), article « Se marie-t-on aujourd'hui comme hier ? ».

Notons que de plus en plus de rencontres sentimentales se font par Internet, qui a pris le relais des agences matrimoniales.

**Conclusion**

Ces résultats prouvent que la plupart des rencontres sont étroitement associées aux temps des loisirs. (Une étude plus pointue permettrait d'analyser la signification sociologique de tous ces pourcentages.)

## 3 *L'effet 35 heures*

La RTT (réduction du temps de travail) a influencé et parfois modifié l'organisation de la vie privée des salariés. Ainsi, l'industrie hôtelière note une répartition des séjours en dehors des vacances habituelles (scolaires, grandes vacances) du fait de longs week-ends (quand le congé RTT est posé le vendredi ou le lundi par exemple).

De même, les magasins de bricolage et de jardinage enregistrent une hausse importante de la fréquentation et des achats, qui serait imputable au temps supplémentaire que les salariés – aussi bien les hommes que les femmes – peuvent consacrer à leur maison et/ou leur jardin.

## 4 *Nouveau comportement : l'écotourisme et les vacances utiles*

De plus en plus de Français s'engagent dans des causes humanitaires, écologiques ou culturelles pendant leurs vacances. Beaucoup trouvent ainsi le moyen d'œuvrer utilement, alors que leur emploi du temps le reste de l'année ne leur permet pas un engagement régulier avec une association.

L'éco-tourisme, par exemple, a pour vocation de rendre responsable l'individu par rapport aux espaces naturels ou culturels qu'il découvre. Il encourage à la protection de l'environnement ou au bien-être des populations locales.

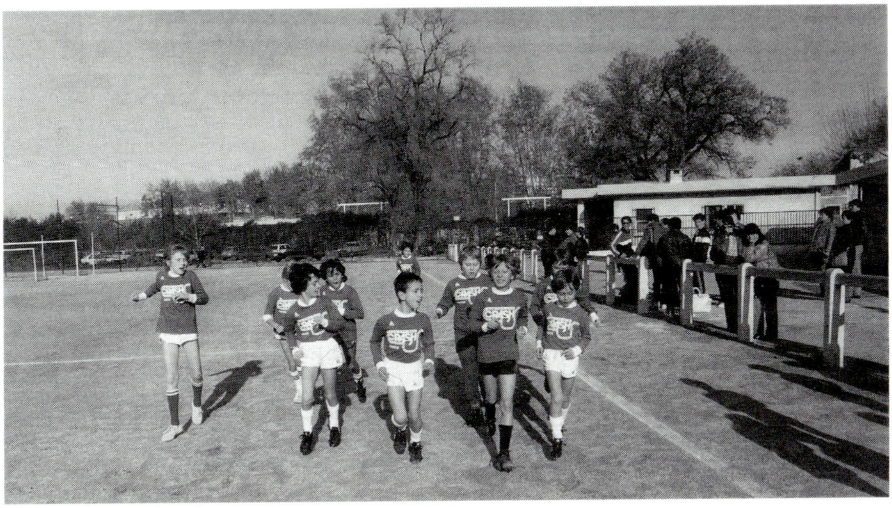

Le football suscite un sentiment de fraternité humaine qu'il faut développer dès l'enfance.

# Annales ?

### 1. EAS du CHU de Grenoble

On entend souvent cette phrase : « Nous vivons dans une société de loisirs ». Qu'en pensez-vous ?

### 2. EAS du CH du Santerre (Montdidier)

Pourquoi, de nos jours, les loisirs sont-ils si importants ?

### 3. EAS du CH de Saint-Vallier

*« "Les jeunes ne lisent plus", dit-on. La télévision, l'ère du zapping, des boutons et des souris auraient repoussé dans les méandres d'une culture prétendument dépassée les Émile Zola, Victor Hugo et autres Molière. »*

Victor Zahnd, *La Revue des Parents, droits réservés*

### 4. EAS de l'IFSI d'Abbeville

Les Français lisent un livre par an en moyenne.

**1.** En dehors de la télévision, quelles sont les raisons de cette désaffection pour la lecture ?

**2.** Quelles en sont les conséquences ?

**3.** Quels autres loisirs préfèrent-ils à la lecture ?

### 5. EAS du CH de Fontenay-le-Comte

La télévision occupe aujourd'hui une place centrale dans la vie des enfants. Face à ce constat, quel est votre point de vue ?

### 6. EAS de l'IFSI de Marseille

La télévision aux différents âges de la vie. Commentez.

### 7. EAP du CHU de Grenoble

La télévision est centre de loisirs. C'est à la fois un moyen d'information et d'évasion pour l'adulte, mais son usage excessif a des conséquences néfastes sur l'hygiène de vie. Quelles sont ces conséquences ? Peut-on en tirer des bénéfices ? Lesquels ?

### 8. EAS du CHU de Gisors

Quelles conséquences peut entraîner la médiatisation croissante du sport, sur le comportement des individus ?

### 9. Section AP du LEP de Neuilly

**Les « branchés » du cybercafé !**

*Il faut savoir que les cybercafés sont des débits de boissons qui, en plus de la carte, offrent un accès sur Internet et la possibilité de faire un essai sur les autoroutes de l'information.*
*Vous êtes très branché ? Il faut visiter un de ces bistrots d'un nouveau type qui fleurissent partout en France et en Europe.*

**1.** Que savez-vous de cette nouvelle forme de communication ?

**2.** Quels sont les avantages et les inconvénients des progrès scientifiques en matière de communication ?

**3.** Que savez-vous du système Internet ?
**4.** Quels sont vos moyens préférés de communication ?

### 10. Section AP du LEP de Neuilly

**Les « surfeurs » d'Internet !**

*« Le monde est devenu un village dont les habitants naviguent sur les autoroutes de l'information. Internet sert aujourd'hui 24 heures sur 24 à des échanges civils. Plusieurs millions d'utilisateurs « surfent » sur cet appareil où les informations circulent en toute liberté. N'importe qui peut accéder à des banques de données, expédier des messages (d'amour ou professionnels...) dans le monde entier ! »*

*Droits réservés*

**1.** Que savez-vous du système Internet ?

**2.** Que pensez-vous de ce média comme moyen d'éducation et d'information ?

**3.** Que pensez-vous du projet d'interdire certaines informations jugées dangereuses ?

### 11. Section AP du LEP d'Antony

**Pierre Perret,** dans une chanson célèbre, formule une critique des colonies de vacances de son enfance.
Extrait de la chanson :
*« Les joyeuses colonies de vacances*
*Merci papa, merci maman,*
*Chaque année on voudrait que ça recommence (...)*

*Ici on est aux petits oignons,*
*Suis pas grand mais je me débrouille !*
*Pour se baigner c'est un coin tranquille,*
*on peut chercher, y'a que nous,*
*ici se déversent les égouts de la ville (...)*
*Merci papa, merci maman »*

**1.** Sur quels domaines portent les critiques du parolier ? Sont-elles fondées ou exagérées?

**2.** Quels sont d'après vous, les loisirs préférés des enfants et des jeunes d'aujourd'hui ?

**3.** Quels son vos loisirs préférés?

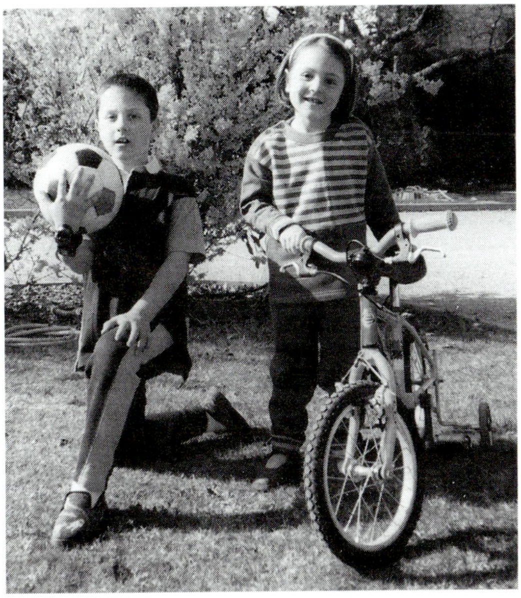

Les loisirs préférés des enfants sont les jeux partagés dans le jardin familial, les mercredis après-midi.

10 TEST

# Que savez-vous sur… l'individu ?

*Cochez la ou les bonnes réponses*

**1. En France, les associations :**

*a) sont estimés à 800 000* ❐
*b) se créent au rythme de 70 000 par an* ❐
*c) embauchent plus d'un million de personnes* ❐
*d) font vivre la citoyenneté* ❐
*e) concernent chacun, quels que soient ses centres d'intérêts* ❐

**2. Un individu de 15 à 50 ans parle à environ 10 personnes différentes, en moyenne, au cours d'une semaine. À partir de 80 ans, le chiffre passe à :**

*a) 12 personnes* ❐
*b) 9 personnes* ❐
*c) 7 personnes* ❐
*d) 5 personnes* ❐
*e) 3 personnes* ❐

**3. En France, l'âge moyen d'un premier mariage :**

*a) stagne* ❐
*b) augmente* ❐
*c) baisse considérablement* ❐
*d) baisse faiblement* ❐

**4. L'expression « mobilité sociale » désigne le fait que :**

*a) de plus en plus de personnes prennent les transports en commun* ❐
*b) de plus en plus de personnes se déplacent* ❐
*c) les individus évoluent à travers différentes positions sociales* ❐
*d) la société ne permet pas de beaucoup évoluer* ❐

**5. Le nombre des mariages**

*a) augmente* ❐
*b) baisse régulièrement tous les ans* ❐
*c) est plus important que le nombre de Pacs* ❐

**6. L'évolution psychologique d'un individu est soumise à l'influence de :**

*a) ses souvenirs d'enfance* ❐
*b) son milieu socioculturel* ❐
*c) ses camarades de classe* ❐
*d) ses collègues de travail* ❐
*e) sa religion* ❐
*f) ses voisins* ❐

**7. Le « quotient SA » d'un individu, c'est le rapport de :**

*a) sympathie et antipathie* ❐
*b) sociabilité et adaptabilité* ❐
*c) sociabilité et associabilité* ❐

**8. Les facteurs d'inégalités culturelles sont :**

*a) un niveau intellectuel médiocre* ❐
*b) l'absence de famille et d'éducation* ❐
*c) le refus d'intégration* ❐
*d) l'abus de télévision* ❐
*e) les différences de milieu social* ❐

**9. Une « blessure sociale » est :**

*a) un avortement* ❐
*b) le chômage* ❐
*c) une injure reçue* ❐
*d) un emprisonnement* ❐
*e) une grippe* ❐

**10. En 1969, seuls 41 % des adolescents estimaient que les valeurs familiales revêtaient une très grande importance. En 2003, ils sont :**

*a) autant* ❐
*b) 32 %* ❐
*c) 53 %* ❐
*d) 68 %* ❐
*e) 84 %* ❐

## Corrigé du QCM

*1) a, b, c, d et e*
*2) d*
*3) b*
*4) c*
*5) b et c*
*6) a, b et e*
*7) b*
*8) a, b, c et e*
*9) b et d*
*10) e*

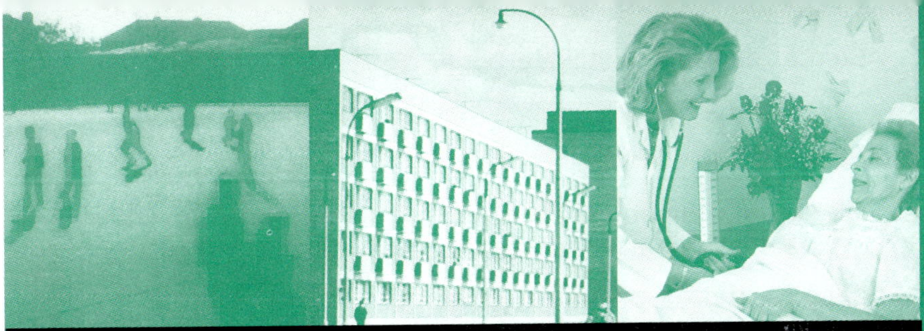

# 10 L'individu



## 1 Les besoins fondamentaux de l'individu

### 1 *Définitions*

La psychologie a déterminé les besoins essentiels à la formation de la personnalité et à la socialisation de l'individu.

- La satisfaction de ces besoins fondamentaux est source de *plaisir* depuis l'enfance. En revanche, leur insatisfaction crée un état *désagréable* qui peut aller jusqu'à la souffrance.
- L'impression (positive ou négative) liée à la satisfaction de ces besoins, est un « *affect* » qui se traduit par des émotions. Celles-ci sont classées en *sentiments de base : l'attachement, la joie, la tristesse, la colère,* l'anxiété (avec de très nombreuses variantes possibles en fonction des individus, de leur hérédité et de leur vécu).

Parmi les besoins fondamentaux de l'homme, citons cinq besoins.

#### a. Le besoin de valorisation

C'est le besoin d'exister pour ses proches, d'être reconnu avec ses qualités, sa valeur ; d'être encouragé lorsqu'il progresse. Cette valorisation permet de prendre confiance en soi, de s'aimer.

#### b. Le besoin d'appartenance

C'est le besoin d'appartenir à un groupe qui reconnaît l'individu comme un des siens. L'être humain ne peut vivre isolé, il a besoin des valeurs de son groupe culturel qui sont autant de repères. L'exclusion du groupe est toujours vécue comme un drame personnel.

#### c. Le besoin de sécurité

C'est un besoin fondamental sur les plans physique, matériel et affectif :
• le sentiment de sécurité est indispensable au développement harmonieux de la personnalité ;
• le sentiment d'insécurité est générateur d'angoisse, particulièrement chez l'enfant et la personne âgée qui sont dépendants des

*Le saviez-vous ?*

➤ ***En France,*** *il y a 43 divorces pour 100 mariages. 266 000 mariages ont eu lieu en 2004, contre 276 000 en 2003.*
➤ ***Un illettré (ou analphabète)*** *désigne, selon l'Unesco, une personne incapable de lire un texte en le comprenant, ou d'écrire un exposé simple et bref de faits en rapport avec sa vie quotidienne.*
➤ ***Une personne non diplômée*** *a quatre fois plus de risques de devenir chômeur qu'un diplômé de l'enseignement supérieur.*
➤ ***La dépression nerveuse*** *affecte environ 5 % de la population française. Elle représente 15 à 20 % des consultations en médecine générale. Avec l'anxiété, elle correspond à 50 % de la vente des médicaments.*
➤ ***Le Pacs*** *est apparu en 2000. Il permet à 2 personnes physiques majeures, de sexes différents ou de même sexe, de créer un lien juridique entre elles, hors du mariage.*
➤ ***Depuis 2000, 203 413 Pacs*** *ont été enregistrés et 26 713 ont été dissous.*
➤ ***L'année 2005 a été une année record pour le Pacs*** *puisque 60 040 Pacs ont été contractés cette année-là.*
➤ ***1,6 million d'enfants*** *vivent dans une famille recomposée.*
➤ ***Un tiers des 60-70 ans*** *sont engagés dans des activités de bénévolat.*

autres. On connaît les dégâts que peut occasionner la maltraitance dans l'équilibre psychique d'un enfant.

### d. Le besoin de communication

C'est le besoin d'entrer en relation avec ses semblables ; il permet à l'individu de découvrir les autres, de prendre conscience de son identité propre et de s'intégrer à sa société... L'isolement, l'enfermement sont des facteurs de troubles psychiques graves, comme la dépression.

### e. Le besoin de dépassement

Le dépassement de soi permet à l'adulte de mettre en accord ses actes avec l'image valorisée qu'il a de lui-même. Ce besoin est très présent chez les adolescents qui cherchent à se dépasser dans le sport ou parfois dans des conduites à risque. Le dépassement de soi est aussi la capacité à maîtriser ses pulsions ou ses frustrations pour progresser, à adhérer à des valeurs culturelles ou spirituelles.

**Il n'y a pas d'individus sans société. Il n'y a pas de société sans individus.**
On ne peut opposer individu et société, puisque la société est composée d'individus entre lesquels s'instaurent des échanges de toute nature.
• La *sociologie* est donc la description et l'analyse des relations sociales. Cette étude prend en compte l'évolution constante de l'homme, donc des groupes qu'il constitue. Les sociétés ne sont pas figées, elles se modifient à mesure qu'évoluent les secteurs de la vie sociale.
• Les professionnels de santé doivent connaître les *effets* que peuvent avoir sur l'individu, *l'influence* :
– du groupe familial ;
– des groupes sociaux auxquels il appartient ;
– et de l'environnement culturel.

Nous allons donc étudier les influences de chaque groupe sur la personnalité de l'être humain et les répercussions positives et négatives de celles-ci.

## 2 Descriptif : l'individu dans le groupe familial

Premier groupe d'influence : la famille. Dans le langage courant, la famille est un ensemble de personnes vivant sous le même toit. On utilise aussi le terme de ménage.

### a. Les relations avec le conjoint

Les relations au sein du couple ont changé, car le statut social de la femme s'est modifié. En effet :
• la femme fait des études et elle a fait le choix d'une activité professionnelle ;
• la libéralisation de la contraception et de l'interruption de grossesse lui a donné la maîtrise de sa fécondité et la capacité de choisir ses maternités ;
• l'égalité des conjoints a été légalisée et la femme peut être chef de famille ;
• l'autorité parentale partagée par les deux conjoints a remplacé l'autorité paternelle.
Le couple, hier stabilisé par des relations sociales fortement structurées, doit aujourd'hui s'habituer à la fluctuation des relations affectives. Les situations familiales sont très variées. On constate aujourd'hui :
• *une augmentation des divorces*, mais cette augmentation est relativement stable depuis 10 ans. En 1995, il y avait 2,1 divorces pour 1 000 personnes, en 2005, il y en

a 2,2. De plus, la France est dans la norme européenne puisqu'il y a en Europe 2,1 divorces pour 1 000 personnes en 2005.
- *une augmentation des naissances hors mariage* ;
- *un accroissement du nombre de familles monoparentales et de familles recomposées* :
– 1 famille sur 10 est recomposée,
– 2 familles sur 10 sont monoparentales ;
- *une diminution de la nuptialité* a été observée dans les années 1990, mais, depuis 2001, on constate une remontée de la courbe des mariages ;
- *une augmentation du concubinage* : la vie maritale est de plus en plus répandue car elle soulève moins de réprobation sociale qu'autrefois ;
- *une nouvelle forme de structure familiale : le Pacs* (pacte civil de solidarité) qui permet à deux personnes majeures, quel que soit leur sexe, de créer un lien juridique d'aide mutuelle et matérielle. Le Pacs a été adopté par certains couples homosexuels.

### b. Les relations avec les enfants

**Les tout-petits**

L'enfant est au centre de la famille et les conjoints devenus parents consacrent leur énergie à lui fournir :
- une vie confortable ;
- un épanouissement personnel ;
- une scolarité satisfaisante ;
- une profession lui permettant de s'élever dans l'échelle sociale.

**Les adolescents**

- Avec l'apparition du chômage, l'insécurité financière, l'allongement de la scolarité et une plus grande permissivité dans le mode de vie, les jeunes adultes restent plus longtemps au sein de la famille. Environ un quart des jeunes de 25 ans, souvent étudiants, sont toujours installés chez leurs parents.
- Dans beaucoup de familles, les relations sont bonnes, cependant, le besoin de liberté, les relations avec d'autres jeunes, associés à un état de dépendance économique et un désir de consommation, peuvent générer des conflits.
- Il faut noter les situations particulières posées par la délinquance et la toxicomanie ; leur gravité nécessite l'intervention de structures particulières pour aider les jeunes et leurs familles.

### c. Les relations avec ses parents, devenus grands-parents

L'adulte en activité a souvent des parents et ses enfants ont ainsi des grands-parents (parfois encore jeunes). Une femme sur deux est grand-mère à 50 ans ; l'homme quelques années plus tard.
Ces grands-parents gardent un rôle important. Ils fournissent une aide non négligeable à leurs enfants et petits-enfants :
- *l'aide aux jeunes couples* (argent, logement...)[1] ;
- *l'aide à la maison et la garde des petits-enfants* (50 % des enfants passent des vacances chez leurs grands-parents).

Les relations sont bien différentes lorsque la personne âgée est seule. Une étude de l'Insee fait apparaître que 36 % des personnes de plus de 75 ans vivent seules. Le grand-parent survivant peut alors être vécu comme une charge pour la famille, d'autant plus s'il y a cohabitation.

1. Un « sondage Insee » signale que les grands-parents donnent chaque année 3 à 4 % de leurs revenus pour aider leurs enfants, ce qui représente une somme globale de 135 milliards.

### d. L'influence de la famille sur l'individu

Face à l'agressivité du monde extérieur, la famille est le dernier refuge de l'affectif ; c'est la cellule protectrice et rassurante.
Le développement de la personnalité et de l'équilibre d'un être humain dépend du *milieu familial*. L'influence du « milieu familial » l'emporte sur l'hérédité, qui ne peut pas transmettre les caractères « acquis ».

- **Exemple**
  Des parents musiciens ou mathématiciens feront baigner l'enfant dans une atmosphère correspondant à leurs goûts, et c'est l'influence éducatrice qui aura des répercussions sur la descendance, plutôt qu'une éventuelle hérédité. C'est donc le *milieu* qui va déterminer le développement affectif, intellectuel et social de l'adulte, et il va le faire en favorisant ou, au contraire, en s'opposant à la satisfaction des besoins de l'enfant.

## 3 *Descriptif : l'individu dans le travail, les réseaux de communication en milieu hospitalier*

La qualité des échanges dans un groupe est liée à l'établissement de réseaux de communication. Ils établissent le sens des échanges entre les membres du groupe. Les réseaux diffèrent. Prenons quelques exemples. Il existe les réseaux suivants.

### a. Le réseau en chaîne

C'est un réseau de communication très morcelé qui comporte des risques de perte et de déformation de l'information. Il est cependant très utilisé en milieu hospitalier lors de « *transmissions orales* » car il respecte la hiérarchie.

- **Exemple de réseau en chaîne**
  Médecin → surveillant(e) → infirmier → aide-soignant ou auxiliaire de puériculture (AS/AP).

### b. Le réseau en étoile

L'information est bien transmise car elle est centralisée sur le leader, mais il y a peu de relations entre chaque membre du groupe.

- **Exemple de réseau en étoile**
  Le principe de transmissions va de l'AS (ou de l'AP) à l'infirmier et vice versa.

### c. Le réseau en cercle

Les échanges ont lieu en cercle avec l'ensemble du groupe, ce qui améliore la cohésion de celui-ci.

- **Exemple de réseau en cercle**
  Un exemple de transmissions sur 24 h dans un service hospitalier.

## 4 *Descriptif : l'individu dans le groupe social*

L'individu vit dans un groupe social souvent secoué par des courants d'opinion ; il a ses émotions et ses réactions partagées. Il vit souvent au diapason du groupe.

### a. L'adoption des courants d'opinion

Tous les membres du groupe social ont des sentiments collectifs. Se sentir membre du groupe, c'est précisément vibrer à l'unisson de la vie émotionnelle du groupe (que ce soit pour acclamer, s'enthousiasmer ou au contraire rejeter et protester).

**Exemple : le rejet d'un coupable**
Le crime commis par Patrick (50 ans) sur Émilie (5 ans) a soulevé l'indignation unanime de la population lorsque T. Patrick a avoué son meurtre. « En prison ! », « À mort ! » criait la foule à la sortie du palais de justice. Certains se préparaient même à le lyncher.

### b. L'adoption du rythme social

L'individu vit dans un groupe qui a son propre rythme de vie. Ainsi « la ville », berceau du groupe social :
- s'éveille et s'endort ;
- a ses heures de grande affluence et de moments creux ;
- a ses périodes de grands froids ou de grandes chaleurs ;
- vit ses moments de grandes migrations (exemple : départs et retours des congés annuels).

**Exemple : le départ des grandes vacances**
En ce week-end du 14 juillet, les Français se sont retrouvés nombreux sur l'autoroute du Sud. Le départ en vacances a occasionné un bouchon de 40 km à l'entrée de Lyon. La chaleur a posé des problèmes aux touristes, et en particulier aux jeunes enfants immobilisés dans les véhicules.

Le départ des grandes vacances est l'un des « rythmes sociaux » les plus mobilisants pour les Français. La sécurité routière est à pied d'œuvre pour gérer le phénomène des départs, car les accidents sont nombreux.

### c. Le respect des règles sociales

Le groupe social est fait de règles que l'individu doit respecter. L'organisation sociale se traduit par un ensemble de *droits et de devoirs, de permis et d'interdits*. Elle garantit les libertés de chacun, définit et protège les fonctions, organise la sélection et la compétition, aussi bien que l'aide et l'assistance.
Ainsi le groupe social peut profiter de l'institution et doit s'y soumettre. Quand la confiance est rompue, quand les acteurs sociaux ne jouent plus leur rôle loyalement, l'exploitation du groupe social est tentante pour quelques irréductibles aux intentions malveillantes.
Or, dans certaines circonstances, cette confiance peut être rompue. Le groupe social vit alors des perturbations qui peuvent être d'ordre :
- *collectif* : guerres, émeutes, révolutions ;
- *individuel* : agressions, vols, crimes, prises d'otages...

## 5 Descriptif : l'individu dans l'environnement culturel

L'ensemble des valeurs et des comportements intégrés par l'individu au cours du *processus de socialisation* constituent une *culture*. Cette culture est complétée par l'ensemble des traditions communes à l'ensemble du groupe.

### a. L'importance de la culture

L'art, la foi, les rites font partie de la culture puisqu'ils imprègnent fortement les manières d'agir et de penser des individus d'une même société.
La culture est une construction humaine. Toutes les sociétés élaborent leur propre culture à partir des contextes historiques, géographiques, économiques.
Les dessins rupestres des grottes préhistoriques témoignent de cultures primitives et du mode de vie des hommes de cette époque.

Toutes les cultures changent à mesure qu'évoluent les sociétés qui les ont créées. Les traditions et les rites sont reproduits plus ou moins fidèlement. Quelques-uns disparaissent, de nouveaux apparaissent, mais subsistent souvent des traces du passé.
Refuser de reconnaître à un homme la validité de sa culture, c'est faire de lui un être asocial. Cependant, celui qui choisit de vivre dans un autre pays doit savoir s'adapter à sa culture, donc s'intégrer.

**Exemple : les immigrés en rupture culturelle**
Certains immigrés (de la 1re génération) sont parfois socialement déstabilisés en raison de la rupture avec leur culture d'origine et de leurs difficultés à intégrer les normes sociales du pays qu'ils ont choisi d'habiter.
Ainsi, les filles issues de l'immigration sont soumises à des pressions importantes afin de préserver l'identité culturelle du groupe d'origine. Il y a souvent conflit pour les enfants d'immigrés – surtout les filles – entre la culture transmise par les parents qui suit le modèle culturel de leur pays, et celle transmise par l'école et le contexte quotidien de la société qui leur transmet d'autres valeurs, parfois contradictoires : par exemple, la société française donne aux femmes les valeurs d'autonomie et d'indépendance, tandis que dans les familles, ce sont plutôt celles de soumission et dépendance.

Il faut constater que, dans le domaine culturel, une cassure s'opère en fonction du milieu social d'origine. Les personnes d'une même classe sociale partagent les mêmes goûts et souvent les transmettent à leurs enfants.

### b. Les facteurs d'inégalités culturelles

On constate donc des inégalités culturelles, qui s'expliquent par :
- le milieu social ;
- l'éducation reçue depuis l'enfance ;
- les conditions de vie et de travail difficiles ;
- le manque de curiosité et de volonté ;
- l'abrutissement médiatique, etc.

### c. Les chances d'égalité culturelle

Il y a cependant une possibilité d'*égalité culturelle*, offerte par l'enseignement public, gratuit et obligatoire jusqu'à 16 ans. Par ailleurs, le sport tend à opérer un certain nivellement des goûts et à rapprocher les différentes catégories sociales.

### d. Les religions, les idéologies

Les religions font partie des habitudes sociales, c'est-à-dire des habitudes de pensée citées précédemment. Il est fréquent qu'un individu adopte la même religion que ses parents ; il peut cependant en adopter une autre à l'âge adulte, mais au prix d'efforts soutenus. Chaque religion inclut, en son sein, beaucoup de *rites*, qu'il faut également intégrer et adopter.

**Exemple : les rites musulmans**
Supposons que par inadvertance, trompant la vigilance du gardien, vous pénétriez *chaussé* dans une mosquée. Au moment de la prière, on vous fera sortir très rapidement avec bien des admonestations.
Aviez-vous une intention malveillante ? Certainement pas. Voilà donc là un exemple d'effort à faire pour une adaptation culturelle.

Il y a en effet une différence entre *l'effort intellectuel* de connaissance et de respect des rites du groupe culturel visité (ce qui, ici, aurait évité des ennuis au touriste égaré) et *l'engagement*, qui implique un effort d'intégration total au groupe, et l'apprentissage des rites religieux, si l'on souhaite changer de religion.

# 2 Les problèmes

## 1 *Les blessures sociales*

Le groupe social cherche, comme tout être vivant, à accroître ses forces et a, de ce fait, une réaction de méfiance, voire de rejet pour tout ce qui pourrait l'affaiblir.

### a. Les mises à l'épreuve sociale

Le groupe social érige nombre d'épreuves à ses membres sur la route sociale. Citons : le chômage, l'exclusion, l'emprisonnement. La société récompense d'un côté les bons éléments, les valorise, les dynamise, et, par ailleurs, blâme et rejette ceux qui réussissent moins bien que les autres.

On semble observer un phénomène de « survie » du groupe qui sélectionne les plus productifs.

**Exemples de sélection sociale**

- On prête plus facilement aux gens solvables.
- On redoute d'embaucher quelqu'un qui sort de prison.
- On ne donne pas volontiers du travail à une personne de plus de 50 ans, etc.

On dit depuis longtemps que la loi de la jungle doit laisser la place à la paix et à la solidarité, mais l'être humain reste un prédateur dans le champ libre des individualismes (sous couvert de règles sociales !).

**Un exemple de mise à l'épreuve sociale**

*Jack (54 ans) chômeur.* – Bien que non diplômé, Jack avait réussi à créer sa propre entreprise. Malheureusement, une crise économique lui a fait déposer le bilan. N'ayant jamais économisé, il désespère de pouvoir se relever socialement.

### b. Les réactions aux blessures sociales

La réintégration au groupe social exige de l'individu une capacité de résistance aux chocs sociaux et des armes personnelles, dont la force ou la faiblesse, lui permettront de sortir ou non de l'impasse.

Après certains « accidents sociaux », l'individu ressent une « blessure sociale ». C'est un véritable traumatisme social, auquel l'individu peut réagir sur le mode négatif :

- l'agressivité ;
- la dépression (= démission) ;
- le stress.

### c. Les facteurs d'adaptation

Comme l'illustre la figure 1, il existe pour chacun de nous un quotient SA, « *quotient de sociabilité et d'adaptabilité* » qui est le rapport entre la somme des traumatismes sociaux reçus, et la capacité de résistance et d'adaptation à une situation nouvelle.

Exemple : sur la figure ci-dessus, monsieur A. réagit mieux aux traumatismes sociaux que monsieur C.

La socialisation d'un individu n'est pas uniquement l'apprentissage du répertoire de conduites jugées acceptables par le groupe social, elle est surtout l'aptitude continue à *l'adaptation.*

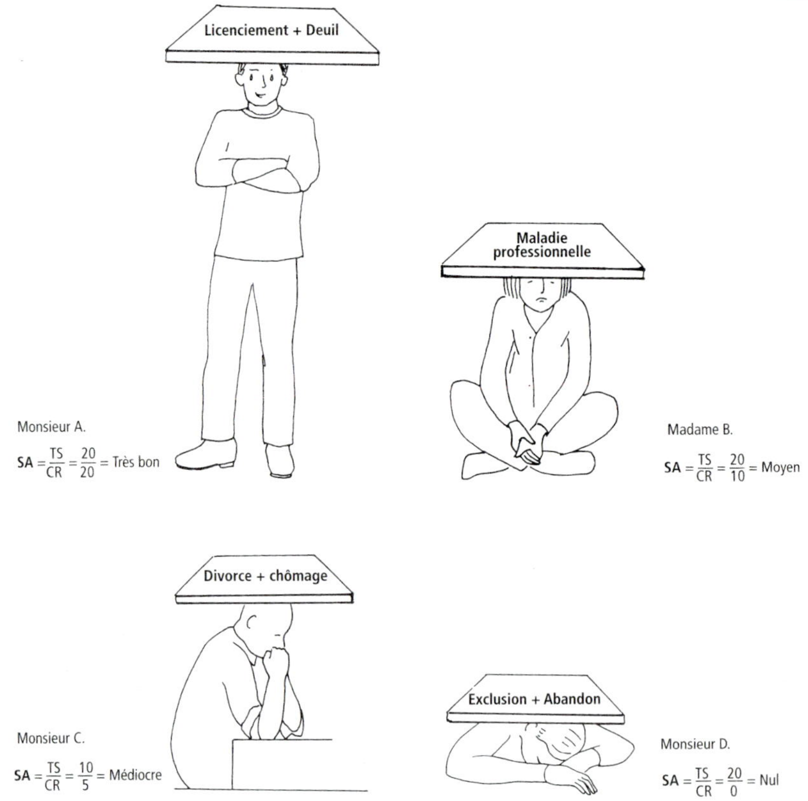


Fig. 1 – **Le quotient de sociabilité (S) et d'adaptabilité (A).** Le quotient SA est le rapport entre la somme des traumatismes sociaux (TS) reçus (ex. : licenciement, deuil, etc.) et la capacité de résistance de l'individu (CR) (ex. : stress, dépression, activisme, volontariat, etc.).

Pour s'adapter, l'individu doit pouvoir *assumer* une nouvelle situation ou un nouveau rôle social, même plus modeste, plus pénible. Ex. : après un licenciement, pour envisager un nouveau travail, l'être socialisé doit le considérer comme une fonction sociale, et en accepter l'effort et la discipline exigés par la société. C'est précisément cet *effort* que refuse le dyssocial.

Pour s'adapter, des trésors d'énergie doivent être déployés. Le moteur existentiel, c'est autrui qui nous le fournit. Car, c'est ce que l'on fait *pour* les autres et *avec* les autres *(enfants, famille, amis ou associations)* qui aide à avancer vaillamment dans le plan de vie.

## 2 Le stress et la consommation de tranquillisants

**Définition :** le mot « *stress* » est un dérivé du mot anglais « *distress* » (détresse) et a une connotation de violence et de tension.

### a. Mécanisme du stress

Le stress est une réponse de l'organisme à toute sollicitation importante, qu'elle soit *physique*, *psychologique* ou *sensorielle*. Cette réponse est toujours biologique, liée à une libération brutale d'une hormone, l'adrénaline, qui entraîne des modifications organiques (pâleur, rougeur, transpiration, accélération cardiaque, contractions musculaires...) et parfois du comportement (excitation, agressivité, dépression...).
Lorsque le stress ne dépasse pas un certain seuil, variable en fonction des individus, l'organisme résiste et revient à son état d'équilibre initial. Au-delà de ce seuil, ou lorsque le stress est chronique, des troubles physiques et psychiques peuvent apparaître.

### b. Causes du stress

Les causes principales du stress sont :
- la fatigue, l'isolement, la solitude ;
- les problèmes relationnels, le deuil, le divorce, le chômage, la maladie ;
- la compétitivité du monde du travail, l'endettement.

Il faut savoir s'observer et prêter attention à l'environnement et aux signes caractéristiques du stress.

### c. Conséquences du stress sur la santé

Dans une situation stressante intense et prolongée, la sécrétion des hormones est modifiée. Cela peut amener une trop grande activation des systèmes de l'organisme, qui peut à son tour très rapidement entraîner de symptômes divers comme :
- des douleurs, qu'elles soient articulaires ou musculaires, des maux de tête ;
- des problèmes digestifs, perte d'appétit, troubles du sommeil, sentiment d'oppression ;
- des dérèglements émotionnels, crises de larmes ou de nerfs, angoisse, tristesse, mal-être, nervosité, susceptibilité ;
- des problèmes de concentration intellectuelle, des erreurs, des oublis, de l'inattention, du mal à prendre des initiatives ;
- des changements de comportement social, de la violence ou de l'agressivité, de l'isolement, un repli sur soi, du mal à travailler avec les autres.

Si la situation de stress se prolonge trop ou est particulièrement intense, l'organisme risque de s'épuiser à tenter de faire face. Cela entraîne une aggravation des symptômes et laisse apparaître des troubles ou des pathologies graves et difficiles à traiter.

### d. Moyens de remédier au stress

Afin d'éviter l'apparition des véritables symptômes du stress, il faut connaître la cause de ce que l'on ressent. Cette prise de conscience permet de faire le point sur une situation et, ainsi, de la modifier. Deux solutions sont conseillées :

**L'analyse de la situation**

Il faut analyser la situation de stress.
- On peut, par exemple, faire la liste de trois évolutions potentielles de la situation, en essayant de trouver les meilleures solutions possibles.
- On peut aussi penser à quelqu'un qui maîtrise bien le stress en imaginant comment il aurait réagi dans la même situation.
- On construit ainsi progressivement un « répertoire » des solutions permettant de remédier au stress et d'avancer.

- **La démarche de compensation**
Cette démarche exige la définition exacte des « zones d'influence » de l'individu. Si le stress provient, par exemple, d'un manque de liberté, il faut qu'il essaye de se *ménager des créneaux* où la compensation pourra s'exercer sans obstacle, par exemple : choisir un nouveau « passe-temps » ou sport ou engagement social, etc. Cela permet d'acquérir la *confiance en soi* nécessaire pour faciliter la vie et réduire ainsi les facteurs de stress (ou en diminuer les effets).

### e. La consommation de tranquillisants

Le stress a des répercussions gênantes qui amènent les personnes à recourir à des produits calmants ou excitants (café, tabac, alcool, somnifères, anxiolytiques...).
Les Français sont les champions du monde de la consommation de tranquillisants. Ils sont devenus des adeptes des « *prothèses chimiques* » qui leur permettent de supporter le stress de leur vie quotidienne.
Un seul chiffre : les ventes annuelles en France de produits antidépresseurs sont de l'ordre de 45 millions de boîtes par an. Les ventes d'antidépresseurs ont été multipliées par 7 en vingt ans.

### f. Le syndrome d'épuisement professionnel ou *burn out syndrome*

Ce terme est emprunté à l'anglais (*to burn out*, « se consumer jusqu'au bout, s'éteindre, s'épuiser ») pour qualifier les personnes qui s'épuisent, qui « craquent » suite à une activité trop intense ou trop prolongée. Ce syndrome amène une diminution de l'efficacité au travail et des symptômes proches de la dépression. Il a été particulièrement utile d'étudier ce phénomène au niveau des soignants, où il apparaît comme un syndrome à trois dimensions en réponse à un stress émotionnel et physique chronique :
- un épuisement émotionnel et physique ;
- une déshumanisation de la relation avec le patient ;
- une baisse du sentiment d'accomplissement de soi au travail.

Les causes sont nombreuses et tiennent autant à la personnalité, aux motivations de la personne, à son engagement dans le travail, qu'aux conditions de travail actuelles et à la reconnaissance de celui-ci par la société et l'individu.

### g. « Le stress positif »

Malgré cette présentation très négative, il ne faut pas oublier que le stress est aussi un formidable mécanisme de défense qui permet à tout individu de réagir et de faire face à une situation dangereuse. Il est indispensable à l'organisme et favorise son épanouissement. Grâce à lui, notre organisme peut s'adapter à un environnement qui se modifie sans arrêt. Cette réaction permet de mobiliser nos capacités physiques et/ou intellectuelles. Nous éprouvons souvent ce stress dans les moments importants de notre vie, ou lors des examens et concours.

# Annales ?

### 1. EAS de Mortagne-au-Perche

Comment concevez-vous le travail en équipe, notamment en milieu hospitalier ?

### 2. Section AS/AP du lycée de Paris

En région parisienne, beaucoup de personnes de cultures différentes se côtoient (pays, religions différents). Quels sont les avantages et les inconvénients de ce mélange culturel ?

### 3. EAS du CHU de Grenoble

La femme moderne doit pouvoir associer harmonieusement sa vie d'épouse, de mère et ses responsabilités professionnelles et sociales. Ce n'est pas toujours tâche facile.
Qu'en pensez-vous ?

### 4. EAS du CHU de Fort-de-France

Quel est l'intérêt du travail pour l'individu et la société ?

### 5. EAS du CH de Fontenay-le-Comte

Que pensez-vous de ce proverbe « *Charité bien ordonnée commence par soi-même* » ?

### 6. EAS du CH de Santerre

**1.** Malgré les nombreux moyens de communication, la solitude est tout à fait présente dans notre société. Qu'en pensez-vous ?
**2.** De nos jours, beaucoup de gens se disent victimes du stress. Quelles sont, selon vous, les principales causes du stress ? Expliquez à l'aide d'exemples.

### 7. EAS du CH de Fontenay-le-Comte

« La France a le triste privilège de détenir l'un des records mondiaux de mortalité par le suicide. »
**1.** Quelles sont les causes de ce fléau ?
**2.** Comment serait-il possible de le prévenir ?

### 8. EAP de l'Hôtel-Dieu de Marseille

D'après un rapport du ministère de la Santé : « *Il est plus facile de prescrire un anxiolytique ou un antidépresseur à une personne désemparée, que de lui proposer une série d'entretiens pour l'aider à dénouer ses difficultés existentielles.* » Le traitement médicamenteux est devenu l'unique moyen face à la tristesse, à l'abattement, à la fatigue liés aux conditions de vie. [...] En France, le nombre de décès annuels par suicide est en augmentation. Parallèlement, la consommation française d'antidépresseurs augmente, elle aussi, de près de 10 % par an. Conséquences :
- soit les antidépresseurs ne sont pas prescrits aux malades déprimés (en dépit des campagnes dont les médecins font l'objet) ;
- soit le traitement par les antidépresseurs incite au suicide ;
- soit la dépression et le suicide ne sont pas aussi liés que certains l'affirment, et l'argument qui présente les antidépresseurs comme le traitement préventif du suicide est à rejeter. »

*Droits réservés*

**1.** Les Français sont les champions d'Europe de l'automédication ! Que vous inspire cette constatation ? Quelle peut en être la cause ?

**2.** Que savez-vous des médicaments appelés antidépresseurs et anxiolitiques ?

**3.** Quels sont leurs effets et quels risques présentent-ils ? (analysez les propos de l'article de presse ci-dessus).

**4.** Que vous inspirent les chiffres énoncés sur le dessin page suivante ?

### 9. EAS de l'IFRAD de Paris

« *Toute la vie, nous n'en finissons pas de nous incarner dans un corps qui ne cesse de changer.* »
Quel sens cette phrase prend-elle pour vous, en tant que futur(e) professionnel(le) ?

### 10. EAS du CH de Villeneuve-la-Garenne

Que pensez-vous de la solidarité qui peut se créer lors d'un événement imprévu ?

### 11. EAS de l'IFSI d'Eaubonne

« Françoise, 60 ans, jeune retraitée de l'enseignement, donne depuis quelques mois le goût de la lecture à de jeunes élèves d'une école primaire de Sarcelles. Les retraités offrent aux enfants le plaisir de lire. »
Qu'en pensez-vous ?

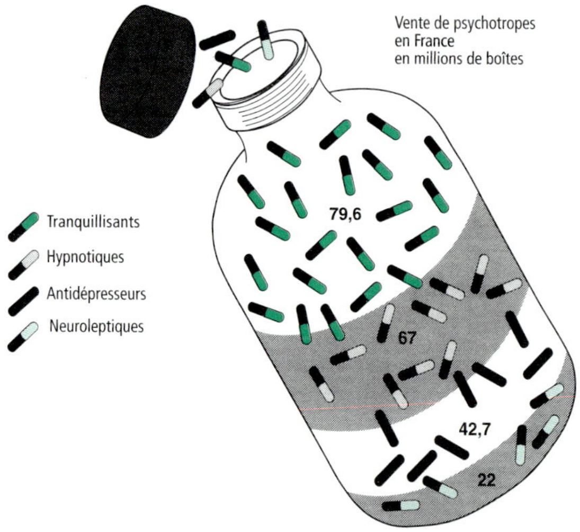


Les Français et les médicaments, *droits réservés.*

## 12. Section AP du LEP d'Antony

**Lise** (45 ans), aide-soignante, catholique pratiquante, est mariée et a 2 enfants qui poursuivent des études. Elle a pris à son foyer sa grand-mère très âgée qui ne pouvait vivre seule. Son mari (Jean) s'entend bien avec elle et s'occupe avec joie de la famille. Lise dit qu'elle est une « femme heureuse » et tous ceux qui l'approchent tirent bénéfice de sa joie de vivre.

**1.** Quels sont les « besoins » essentiels à l'épanouissement de l'individu ?

**2.** Quelles sont les relations que Lise entretient avec les différents membres de sa famille ?

**3.** Que savez-vous des formes de communication de l'individu dans le milieu du travail (ici, le milieu hospitalier) ?

**4.** Quelle est l'influence de la religion sur l'individu ? Donnez votre sentiment à ce sujet.

# 11 TEST Que savez-vous sur… la femme ?

*Cochez la ou les bonnes réponses*

**1. Les moyens de contraception, protégeant également du sida et autres MST, sont :**

*a) la pilule* ☐
*b) le préservatif* ☐
*c) le stérilet* ☐
*d) les spermicides* ☐

**2. Le congé maternité a été modifié en 2006. Ce qui change :**

*a) sa durée ; il passe de 16 à 18 semaines* ☐
*b) sa durée ; il passe de 16 à 14 semaines* ☐
*c) sa répartition ; la mère peut répartir les 16 semaines de congé comme elle l'entend après la naissance, en gardant si possible 3 semaines avant* ☐
*d) il n'existe plus* ☐

**3. Les enfants nés d'une mère de plus de 40 ans :**

*a) sont de plus en plus nombreux* ☐
*b) ont plus de risques de prématurité* ☐
*c) ont plus de risque d'hypotrophie* ☐
*d) ont plus de risque de mort* in utero *ou à la naissance* ☐

**4. La contraception orale est légalisée en France depuis :**

*a) 1945* ☐
*b) 1957* ☐
*c) 1967* ☐

**5. La pilule du lendemain est :**

*a) une pilule pour les jeunes* ☐
*b) une pilule moins chère* ☐
*c) un moyen contraceptif d'urgence* ☐
*d) un contraceptif occasionnel* ☐
*e) un contraceptif donné par l'infirmière scolaire* ☐

**6. L'IVG peut se pratiquer :**

*a) à partir de la 10e semaine de grossesse* ☐
*b) jusqu'à 12 semaines de grossesse* ☐
*c) sans l'avis des parents ou du conjoint* ☐
*d) jusqu'au 5e mois de grossesse* ☐
*e) jusqu'au 6e mois de grossesse* ☐
*f) dès l'âge de 18 ans* ☐

**7. L'âge moyen des femmes au premier mariage :**

*a) a baissé depuis 20 ans* ☐
*b) a augmenté depuis 20 ans* ☐
*c) est supérieur à celui de l'homme* ☐
*d) est inférieur à celui de l'homme* ☐

**8. En 1965, une réforme de la loi modifie le statut des femmes mariées qui peuvent enfin :**

*a) voter* ☐
*b) exercer une profession sans l'autorisation de leur mari* ☐
*c) voyager seules* ☐
*d) disposer de leurs biens personnels* ☐
*e) percevoir l'allocation de chômage* ☐

**9. Partout dans le monde, la « journée de la femme » se déroule :**

*a) le 8 janvier* ☐
*b) le 8 mars* ☐
*c) le 16 février* ☐
*d) le 16 avril* ☐
*e) le 13 août* ☐

**10. En France, les femmes qui meurent suite à des violences conjugales représentent :**

*a) 1 décès par jour* ☐
*b) 1 décès par semaine* ☐
*c) 1 décès par mois* ☐
*d) 1 décès par an* ☐
*e) 10 décès par an* ☐

## Corrigé du QCM

*1) b*
*2) c*
*3) a, b, c et d*
*4) c*
*5) c, d et e*
*6) b et c*
*7) b et d*
*8) b, d et e*
*9) b*
*10) a*

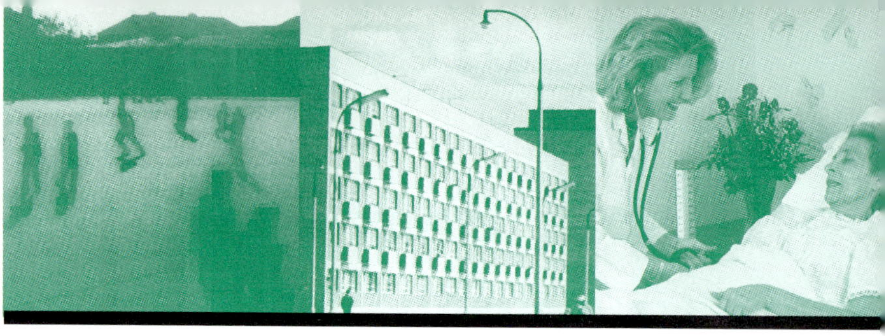

# 11 La femme

> **Le saviez-vous ?**
>
> ➤ ***Les moyens modernes de contraception*** *sont utilisés par 2 femmes sur 3 dans les pays développés (moins d'une femme sur 2 en Afrique et au Moyen-Orient).*
> ➤ ***Les femmes de moins de 25 ans*** *représentent 40 % des interruptions volontaires de grossesse pratiquées en France.*
> ➤ ***Parmi les femmes subissant une IVG :***
> *– 58 % ont oublié de prendre leur pilule ;*
> *– 20 % n'utilisent pas de contraceptif ;*
> *– 20 % ont un « accident » de préservatif ;*
> *– 60 % ignorent l'existence de la pilule du lendemain.*
> ➤ ***Lois sur l'IVG :***
> *– 1975 : la loi Veil autorise l'IVG ;*
> *– 1982 : remboursement à 80 % par la SS ;*
> *– 1989 : autorisation de la pilule abortive (RU 486) ;*
> *– 2001 : IVG autorisée avant la 12e semaine de grossesse (Loi Aubry).*
> ➤ ***Les chances pour un couple d'avoir un enfant*** *par fécondation* in vitro *sont de 14 %. Un couple n'ayant pas besoin d'avoir recours à la médecine a 25 % de chances d'avoir un enfant.*
> ➤ ***Les médecins californiens*** *ont permis à une femme de 67 ans de devenir maman de 2 garçons.*
> ➤ ***Après 40 ans,*** *la femme enceinte encourt des risques accrus d'hypertension, de diabète, d'hématome au niveau du placenta, tandis que la mortalité maternelle augmente : elle passe de 6 décès pour 100 000 naissances entre 25 et 30 ans, à 37 pour 100 000 naissances.*

## 1 La procréation médicalement assistée

### 1 *Définition*

La femme peut normalement « concevoir » un enfant quand elle le désire. En cas d'infertilité, le couple peut recourir à une technique de procréation médicalement assistée.

### 2 *Descriptif*

Différentes techniques sont proposées par les médecins, après un bilan et un diagnostic (*l'infertilité* pouvant toucher l'homme comme la femme).

#### a. L'Insémination artificielle (IA)

Pour remédier à l'infertilité masculine, on peut recourir à une insémination avec du sperme recueilli et préparé en laboratoire, soit :

- insémination avec sperme du conjoint (IAC) ;
- insémination avec sperme de donneur (IAD).

#### b. La fécondation *in vitro* et transfert d'embryon (FIVETE)

Des ovocytes sont prélevés par ponction après stimulation de l'ovulation puis incubés avec le sperme du conjoint (prélevé en laboratoire). Si la fécondation a lieu, les embryons obtenus sont déposés dans la cavité utérine 2 à 6 jours après la ponction.

#### c. L'injection intracytoplasmique de spermatozoïdes (ICSI)

L'ISCI *(intra cytoplasmic sperm injection)* est une micro-injection dans l'ovocyte d'un spermatozoïde prélevé, soit par recueil de sperme frais ou ayant été congelé, soit par biopsie du testicule. Cette technique complémentaire de la fécondation *in vitro* (FIV) est la plus avancée des techniques de fécondation assistée et permet de résoudre les stérilités masculines sévères.

## 3 Les problèmes : vers une nouvelle éthique

Amandine, le premier bébé FIV, est née le 24/02/1982. Aujourd'hui, on compte 100 000 bébés nés par cette technique.

L'avancée des techniques d'*assistance médicale à la procréation* (AMP) pose essentiellement des problèmes d'éthique.

- Les enfants nés d'un don de gamètes ne peuvent pas connaître leurs origines biologiques.
- Lors d'une FIV, on introduit, pour plus de succès, plusieurs embryons dans l'utérus. On doit donc parfois pratiquer une réduction embryonnaire pour éviter les grossesses multiples.
- Des embryons surnuméraires peuvent être conservés par congélation.
- On se pose aussi le problème du « court-circuit » de la sélection naturelle, de la protection de la stérilité masculine, voire de la sélection des caractères génétiques dans un but eugénique (amélioration de l'espèce humaine).

## 4 Les solutions : des dispositions légales

### a. La loi sur la bioéthique [1]

Cette loi préserve au mieux les intérêts de l'enfant. Elle autorise l'assistance médicale à la procréation pour remédier à l'infertilité pathologique ou à l'hypofertilité d'un couple. Cette assistance peut être demandée par un couple en âge de procréer et marié (ou vivant ensemble depuis au moins deux ans).

Le comportement des individus évoluant, de plus en plus de couples ayant dépassé 40 ans demandent à avoir recours à la procréation médicalement assistée pour répondre à leur désir d'enfant. Ces grossesses tardives n'étant pas sans risque pour la mère comme pour l'enfant, des limites d'âge sont imposées à certaines pratiques (42 ans pour les FIV).

De même, la société française ne permet pas le recours à ces techniques pour les couples homosexuels.

Dans certains pays, des femmes peuvent acheter du sperme et se faire inséminer.

Certains couples ne recourent pas à l'assistance médicale à la procréation pour cause de stérilité, mais pour éviter de transmettre à leur enfant une maladie extrêmement grave et incurable. La loi autorise alors le DPI (diagnostic préimplantatoire) qui permet de vérifier quels embryons du couple ne sont pas porteurs du gène incriminé avant l'implantation dans l'utérus.

### b. Les embryons surnuméraires

Ce terme désigne les embryons congelés réalisés dans le cadre de la procréation médicalement assistée, mais non utilisés. La loi prévoit la destruction de ces embryons après 5 ans de conservation si le couple n'a plus de projet parental en cours. Mais elle prévoit aussi qu'un couple puisse accepter que ces embryons surnuméraires soient utilisés par les scientifiques (dans le but de faire progresser la thérapie cellulaire notamment) ou qu'un embryon soit cédé à un couple stérile qui ne peut réaliser son projet parental sans ce « don ». Dans tous les cas, la décision appartient au couple.

1. Loi sur la bioéthique : 29 janvier 1994, révisée en 2001 et 2004.

### c. Les conditions de l'insémination artificielle (IA)

- Le don de gamètes est anonyme et gratuit.
- L'enfant né d'une IA n'aura aucune filiation juridique avec le donneur.

# 2 La contraception

## 1 Définition

La contraception est « l'ensemble des méthodes permettant une infécondité volontaire, temporaire et réversible ».

- Elle permet au couple d'avoir des relations sexuelles sans la hantise d'une grossesse indésirée.
- Elle offre à l'enfant le bien-être d'avoir été « voulu » avant d'être conçu.
  Il existe actuellement de nombreuses méthodes de contraception. Chacune présente des avantages et des inconvénients.

## 2 Descriptif : les méthodes de contraception *(fig. 1)*

### a. La contraception naturelle

Elle est fondée sur l'étude de la période de fécondité de la femme[1]. Elle est très contraignante, car elle n'autorise les rapports sexuels que pendant de très courtes périodes, et son efficacité est aléatoire.
Il existe deux méthodes :
• *la méthode Ogino* basée sur le calcul de probabilité de la *date d'ovulation* : elle suppose l'observation des cycles pendant toute une année ;
• *la méthode des températures* fondée sur l'étude de la *température matinale*.

### b. La contraception chimique vaginale

La contraception chimique vaginale se réalise par l'introduction de produits spermicides dans le vagin. Ces produits ont pour action de tuer les spermatozoïdes.
Le spermicide le plus utilisé est le *chlorure de benzalkonium* dont le taux d'échecs est de 5 %.
Les spermicides se présentent sous différentes formes : crèmes, gelées, mousses (que l'on associe souvent au diaphragme), ovules, unidoses, tampons...

- **Avantages**
  - *Contraception ponctuelle* : elle convient particulièrement pour les femmes n'ayant pas une vie sexuelle régulière.
  - *Contraception locale* : elle n'a aucune influence sur la vie hormonale.
  - *Bactéricide* : elle assure une protection efficace contre les IST[2].
  - *Innocuité totale.*

### c. Contraception mécanique

Il s'agit d'une contraception locale, qui fait appel à des moyens mécaniques.

1. La période de fécondité est la période où la femme est apte à concevoir un enfant.
2. IST (infections sexuellement transmissibles) jadis appelées MST (maladies sexuellement transmisibles).

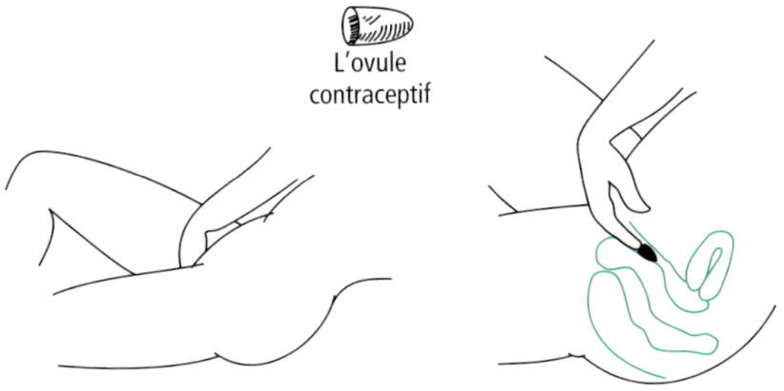


En position allongée : la pose de l'ovule dans le vagin

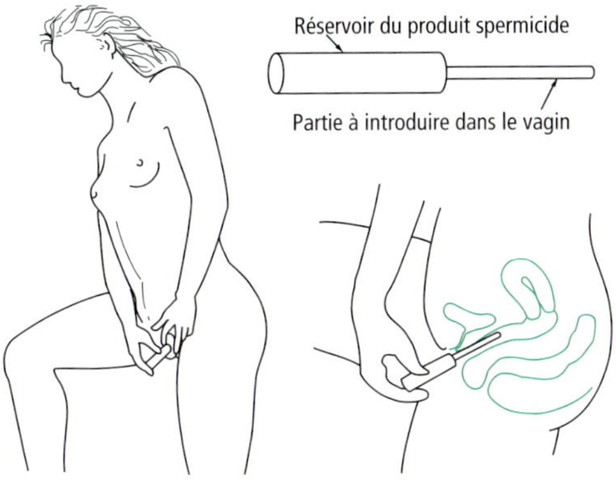


En position debout : la pose de l'unidose dans le vagin

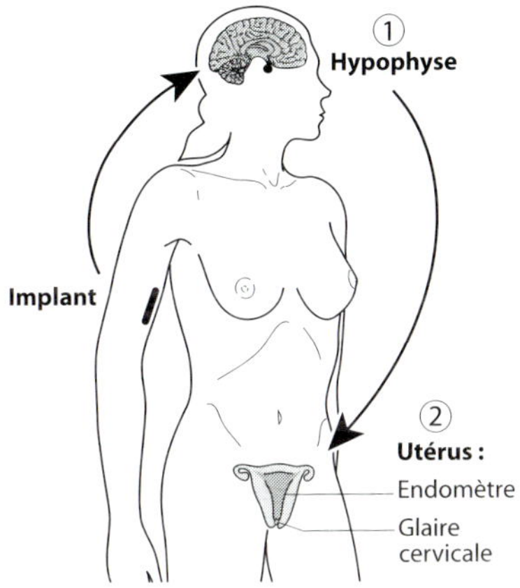


L'implant

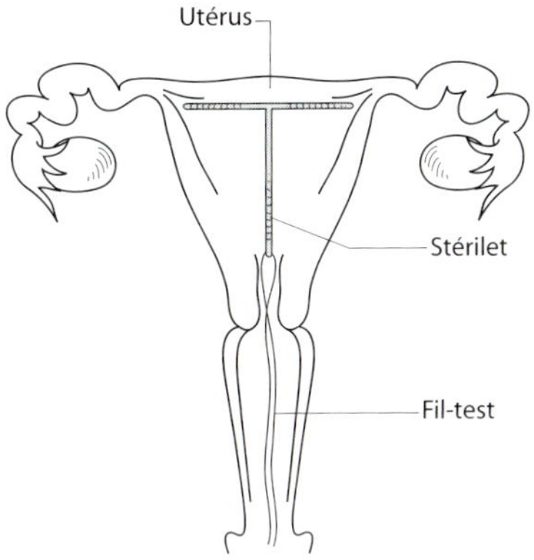


Le stérilet mis en place dans l'utérus

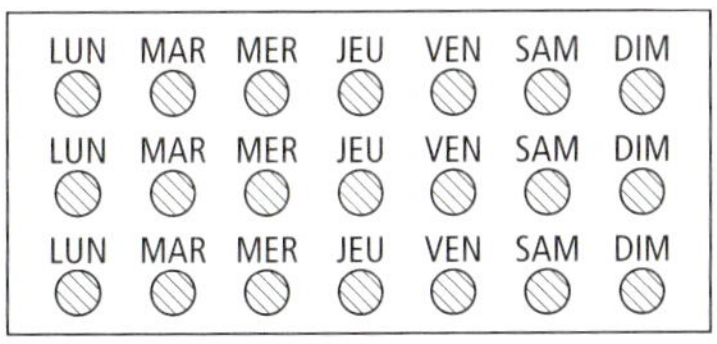


La pilule

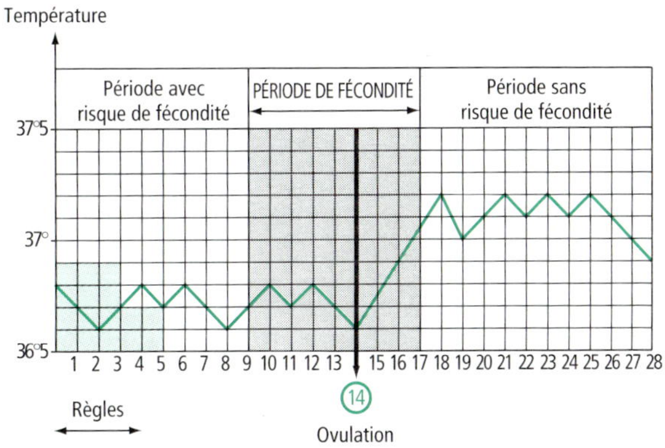


La période de fécondité au cours du cycle génital

Fig. 1 – La contraception

- **Les préservatifs masculins**
  Appelés aussi « capotes », les préservatifs sont de petits étuis en latex très fins et très résistants. Certains d'entre eux sont lubrifiés. Ils présentent des avantages et des inconvénients.

Tableau 1 – Avantages et inconvénients du préservatif

| Avantages | Inconvénients |
|---|---|
| – Protection contre le sida et les autres IST.<br>– Réversibilité totale et immédiate.<br>– Innocuité totale.<br>– Coût minime. | – Contraintes liées à sa pose.<br><br><br>– Efficacité insuffisante (taux d'échecs : 5 %). |

- **Le stérilet**
  Le stérilet est un petit appareil (3 à 4 cm de long) qui se place dans l'utérus. Il est terminé par un fil, le « fil-test », permettant de vérifier à tout moment qu'il est bien en place. Il existe des stérilets à manchon de cuivre ou à réservoirs de progestatif.
  *Le taux d'échecs est de 0,1 à 3,1 %.*

### d. La contraception hormonale

- La pilule
  La contraception hormonale utilise des hormones de synthèse : *œstrogènes et progestatif*. Elle s'administre généralement par voie orale et se réalise par la prise quotidienne de « pilules ».
  • **Mode d'action**
  La pilule agit de 1 à 3 niveaux, selon sa composition :
  – *sur l'hypophyse* : elle empêche la sécrétion d'hormones hypophysaires. Il en résulte une mise au repos de l'ovaire et un blocage d'ovulation ;
  – *sur l'endomètre* : elle le rend impropre à la nidation ;
  – *sur la glaire cervicale* : elle devient imperméable.
  • **Mode d'emploi**
  Il est très variable selon la pilule prescrite (discontinu ou continu).
  • **Avantage**
  Son taux d'efficacité est de 99 %.
  • **Inconvénients :**
  – certains incidents sont mineurs et temporaires : troubles digestifs, nausées, vomissements, prise de poids... ;
  – il existe des contre-indications absolues : diabète, maladies cardio-vasculaires, cholestérol, tabagisme ; aussi, une surveillance médicale régulière est-elle obligatoire.
  • **La pilule du lendemain (ou *Norlevo*) ou contraception d'urgence**
  Elle doit être prise le plus rapidement possible après un rapport sexuel. (L'œuf ne doit pas être implanté dans l'utérus, sinon elle est inefficace).
  Cette pilule est :
  – vendue librement en pharmacie ;
  – remise aux lycéennes (à la demande) par une « infirmière scolaire ».
- L'implant sous-cutané
  C'est un petit bâtonnet qui délivre en continu de faibles doses de progestatif de synthèse pour une durée de 3 ans.

• Il agit en empêchant l'ovulation et en modifiant la glaire cervicale.
• Il est efficace à 100 % mais il y a quelques risques de saignements irréguliers.
• Disponible en France depuis janvier 2004, le patch contraceptif est un timbre qui délivre des doses continues de progestérone et œstrogène. Il doit être collé sur le bas de l'abdomen ou sur les fesses. Il doit être changé chaque semaine (le même jour) pendant 3 semaines. Les oublis sont moins fréquents par rapport à la pilule, mais il n'est pas remboursé.
• L'anneau vaginal suit le même principe que le patch et la pilule, mais les hormones sont délivrées à travers la paroi vaginale.

#### e. La contraception chirurgicale : la stérilisation

L'intervention chirurgicale représente une forme *ultime* et *irréversible* de contraception.

- **La stérilisation féminine** (ligature des trompes).
- **La stérilisation masculine** (vasectomie ou ligature des canaux déférents).

Ces deux techniques sont autorisées par la loi du 4 juillet 2001, à condition de faire l'objet d'une décision éclairée par le couple.

## 3. L'interruption volontaire de grossesse (IVG)

### 1 Définition

« L'IVG (interruption volontaire de grossesse) est l'expulsion provoquée du fœtus. » Elle peut être pratiquée à la demande d'une femme enceinte que son état place dans une « situation de détresse ».

### 2 Conditions

L'IVG doit être pratiquée avant la fin de la 12$^{e}$ semaine de grossesse (soit 14 semaines après le début des dernières règles) (loi Aubry, novembre 2000). Les mineures n'ont plus à obtenir le consentement d'un des parents, mais doivent se faire accompagner d'une personne majeure. Les étrangères doivent résider en France depuis 3 mois.

### 3 Procédure pour l'IVG

**La procédure pour l'IVG** (formalités obligatoires) répond à des préoccupations administratives, psychologiques et médicales. Elle se fait en plusieurs étapes décrites dans le tableau ci-après.

### 4 Descriptif : les pratiques de l'IVG

L'IVG est aussi bien pratiquée dans les établissements publics que dans les établissements privés. On distingue plusieurs méthodes.

#### a. La méthode instrumentale

La méthode la plus courante est celle par « aspiration ». Elle peut se faire :
• soit sous anesthésie générale ;
• soit sous anesthésie locale (une hospitalisation de quelques heures suffit).
Les complications majeures sont devenues exceptionnelles.

Tableau 2 – Procédure à suivre pour l'IVG

| | |
|---|---|
| **a. La visite médicale comprend :** | Lors de cette visite, le médecin, sollicité pour pratiquer l'IVG, doit : |
| – *l'information* | – *informer la femme enceinte des risques encourus* et lui indiquer s'il accepte ou non de pratiquer cette intervention (tout médecin a le droit de refuser) ; |
| – *la remise du dossier guide* | – *lui remettre un dossier-guide* comportant :<br>• l'*énumération des aides* dont elle peut bénéficier,<br>• la *liste des centres de planification familiale* et des centres où sont pratiquées les IVG,<br>• le rappel des dispositions législatives ; |
| – *la remise d'une attestation médicale* | – établir une « *attestation médicale* » précisant qu'il a informé la femme enceinte des risques encourus et qu'il a remis le dossier-guide. |
| **b. L'entretien (pour réflexion)** | La femme souhaitant poursuivre sa démarche doit consulter un *centre de conseil* ou d'*éducation familiale* ou un *service social* en vue d'un entretien (obligatoire pour les mineures, facultatif pour les autres femmes).<br>Lors de cet entretien avec un conseiller familial, elle est invitée à « *réfléchir* » sur les conséquences de sa décision. |

### b. La méthode médicamenteuse

Cette méthode utilise un produit qui bloque l'action des hormones de grossesse, et un autre qui augmente les contractions de l'utérus.
Cette méthode doit être utilisée *avant la fin de la 5e semaine de grossesse* (soit 7 semaines après le début des règles).
Contre-indications : les femmes qui :
• sont fumeuses et âgées de plus de 35 ans ;
• ont des problèmes cardiaques.

### c. L'interruption thérapeutique de grossesse (ITG)

Cette méthode peut être utilisée à tout moment si la poursuite de la grossesse met en péril la vie de la mère. Deux avis médicaux sont nécessaires, ou l'embryon doit présenter tous les signes d'une anomalie physique ou mentale grave et incurable.

## 5 *Les problèmes posés par l'IVG*

### a. Un nombre élevé d'IVG

Chez les mineures, le nombre d'avortements répétés est en hausse. Cela est dû au manque d'information des jeunes, au nombre insuffisant de centres de planification et d'éducation familiale, d'où une augmentation des récidives d'avortement.

### b. Le manque d'établissement assurant l'IVG

Les établissements médicaux spécialisés pour ces interventions sont en nombre insuffisant et la sécurité est parfois toute relative dans d'autres (certaines IVG ont été pratiquées sans anesthésie).

### c. Les problèmes d'éthique

Trente ans après la loi Veil, le droit à l'avortement est encore contesté, notamment pour motif religieux : pour les chrétiens et les musulmans, pratiquer une IVG, c'est tuer un être humain. D'où les nombreux commandos anti-IVG dans les hôpitaux et les tentatives de certains députés visant la suppression du remboursement de l'IVG.

# 4 L'approche psychologique de la grossesse

## 1 *Définition*

La grossesse constitue une étape importante dans le développement psycho-affectif de la femme.
La façon dont la femme vit sa grossesse influencera la qualité des relations qu'elle nouera plus tard avec son enfant.

## 2 *Descriptif : de la conception à l'accouchement*

Le « vécu » de la grossesse est très différent d'une femme à l'autre en fonction de sa personnalité, de son histoire personnelle, de son environnement. Il est également fortement influencé par le désir d'avoir ou non un enfant.

### a. Le désir d'enfant

Depuis l'avènement d'une contraception efficace, le couple doit se situer par rapport à son désir d'enfant. Il a la possibilité de « choisir » de faire ou non un enfant. En fait, ce choix n'est pas toujours évident, il est le plus souvent marqué d'ambivalence. Parfois la grossesse « survient » en l'absence de tout souhait conscient. Elle serait alors la manifestation du désir inconscient.

- **Désir d'enfant conscient**
  Les motivations invoquées pour justifier le désir d'enfant font apparaître que quelquefois le désir d'enfant ne concerne pas l'enfant lui-même.
- **Désir d'enfant inconscient**
  Pour la psychanalyse, le désir d'enfant trouve son origine dans le développement psycho-affectif de la petite fille. Selon la théorie de Freud, la fillette a d'abord souhaité avoir un enfant de sa mère, puis de son père. À l'âge adulte, la femme revit ces désirs infantiles.

### b. Le premier trimestre de la grossesse

- **À l'annonce de la grossesse : les troubles**
  À l'annonce de la grossesse, certaines femmes sont extrêmement heureuses, d'autres sont « catastrophées », d'autres sont « ambivalentes », c'est-à-dire qu'elles ont envie d'avoir un enfant et que, en même temps, elles le refusent, le rejettent. Cette ambivalence se manifeste par des symptômes tels que les vomissements...
- **Au début de la grossesse : l'acceptation**
  Au début de la grossesse, la femme ne se sent pas « porteuse d'enfant ». La prise de conscience de porter un enfant se fera progressivement, notamment lorsqu'elle entendra battre son cœur et qu'elle le verra sur l'échographie.

Le premier trimestre est marqué par des angoisses diffuses et un repli sur soi. C'est la période d'acceptation.

- **Le rôle des professionnels**
  Au cours de ce premier trimestre, la femme a besoin d'être sécurisée. Très préoccupée d'elle-même, elle a besoin d'être informée sur la prévention des désagréments physiques liés à la grossesse.

### c. Le deuxième trimestre de la grossesse

Cette période est marquée par l'établissement des premières relations avec l'enfant et par les modifications corporelles.

- **La maman « sent » bouger son bébé**
  Ce moment est très riche en émotions et constitue la preuve « ressentie » de l'existence d'un enfant vivant.
  La prise de conscience de la présence de l'enfant permet à la femme d'entrer en communication avec lui. Elle favorise la diminution de l'angoisse : c'est généralement à partir de ce moment que les vomissements de la grossesse disparaissent spontanément.
  Enfin, la femme souhaite protéger cet enfant et devient plus attentive à ce qu'il faut faire pour assurer son bien-être.
- **Les modifications du corps deviennent apparentes**
  Elles sont vécues très différemment selon les femmes :
  - certaines se trouvent très bien dans ce nouveau corps ;
  - d'autres, en revanche, le trouvent déformé, enlaidi, lourd à porter.

  Le regard du compagnon a souvent une influence déterminante sur l'acceptation par la femme des modifications de son corps.
  Au cours de ce trimestre, la grossesse prend généralement son « rythme de croisière ». La femme est paisible et généralement heureuse de son état. Elle se sent en « pleine forme ».
- **Le rôle des professionnels**
  Cette période est la plus favorable pour informer la femme enceinte sur l'hygiène de vie pendant la grossesse car elle est disponible et généralement très réceptive aux conseils.

### d. Le troisième trimestre de la grossesse

- **Les peurs et angoisses**
  La fin de la grossesse s'accompagne souvent d'une réactivation des peurs et angoisses (qui seraient la manifestation du « *travail de deuil* » : deuil de l'enfant imaginaire indispensable à la naissance de l'enfant réel).
- **Les sentiments contradictoires**
  Les femmes éprouvent des sentiments contradictoires : le désir de voir naître leur enfant s'oppose à celui de prolonger l'état de grossesse.
- **Le repli sur soi**
  Le bébé devient le *centre exclusif* des pensées et des préoccupations de la future mère. La femme s'intéresse de moins en moins aux autres personnes (son mari), au monde extérieur (travail...).

### e. L'accouchement

L'accouchement représente pour la femme un événement très intense, tant du point de vue physique qu'émotionnel.

La perception de la douleur et son expression sont différentes d'une femme à l'autre :

- certaines femmes adoptent une attitude infantile faite de dépendance, d'autres manifestent des sentiments agressifs à l'égard de leur entourage ;
- certaines se maîtrisent, d'autres, au contraire, éprouvent le besoin de crier. Il est important que la femme ne se sente pas obligée de correspondre à un « bon modèle ».

#### f. La mère après la naissance

La mère peut éprouver des sentiments contradictoires une tristesse (spleen post-natal) liée à un sentiment de *vide* et de *perte*, mais également un sentiment de *puissance* et de *joie*. Elle peut aussi se sentir « étrangère » à cet enfant-là (car l'enfant réel est toujours différent de l'enfant imaginaire !).

Cette tristesse ou « baby-blues » peut prendre une tournure plus grave et évoluer vers la dépression dite du *post-partum*. Plus rarement, elle peut dégénérer en psychose puerpérale, nécessitant alors une prise en charge institutionnelle de la mère, mais qui ne sera pas séparée de son enfant.

Il est important pour les professionnels de repérer ces états de la nouvelle mère, faute de quoi l'enfant pourrait devenir l'objet de mauvais traitements de sa part.

**Rôle des professionnels**

Il est important, quand tout se passe bien, de donner aux parents et au nouveau-né un « temps à eux » pour faire connaissance. Il est très précieux car il permet le « tissage des premiers liens affectifs de la trilogie père-mère-enfant[a]. »

a. Dr B. Brazelton (coll. Stock-Pernoud).

## 5 L'hygiène de vie de la femme enceinte

### 1 Définition

L'hygiène de la grossesse est l'ensemble des pratiques que doit respecter la future mère afin de préserver sa santé et celle de son enfant.

Les conseils d'hygiène de vie devront toujours être *adaptés* à chaque femme, en tenant compte de son mode de vie, de ses désirs et de ses goûts. Ils seront rappelés aux futures mères lors des examens médicaux de surveillance de la grossesse.

### 2 Descriptif : les différentes formes de l'hygiène de la femme enceinte (fig. 2)

L'hygiène de la femme enceinte concerne les aspects suivants.

#### a. L'hygiène de l'habitat

Le logement doit être propre, bien aéré, bien éclairé, ensoleillé, non humide et d'accès facile (ascenseur).

### b. L'hygiène corporelle

- **Le *bain* ou la *douche*** est recommandé une fois par jour. Le bain est conseillé le soir car il est relaxant. Il faut éviter de le prendre trop chaud.
- **L'*hygiène bucco-dentaire*** comprend un brossage soigneux des dents matin et soir qui intervient dans la prévention des gingivites et des caries.
- **Une *consultation chez le dentiste*** est vivement recommandée en début et en cours de grossesse.

### c. L'hygiène vestimentaire

- ***Les vêtements*** seront amples, confortables et adaptés à la saison. Les vêtements trop serrés (tels que certains jeans), pouvant entraîner des troubles par compression, sont à éviter.
- ***Le soutien-gorge*** doit s'adapter au volume croissant de la poitrine et, surtout, bien soutenir les seins afin d'éviter leur affaissement. Il sera porté dès le début de la grossesse et sera de préférence en coton. Il existe des soutien-gorges « spécial grossesse », cependant le soutien-gorge d'allaitement peut déjà convenir.
- ***La ceinture de grossesse*** est déconseillée, sauf pour les femmes dont la sangle abdominale est relâchée. On recommande plutôt aux femmes enceintes de faire des exercices musculaires abdominaux.
- ***Les chaussures*** avec un talon moyen de 5 cm sont recommandées. Les talons hauts aggravent la cambrure dorsale. Les talons plats favorisent l'affaissement de la voûte plantaire.
- ***Les chaussettes*** serrées, ou les bas à mi-cuisse, entravant le retour veineux et favorisant les varices des membres inférieurs, sont à proscrire.

### d. L'hygiène de vie

- **Le repos**
  Le besoin de repos est augmenté. La femme enceinte doit dormir au minimum 8 heures par nuit, dans une chambre bien aérée. Elle fera une petite sieste et essaiera de se décontracter plusieurs fois par jour.
  Pendant le repos, elle surélèvera les jambes afin de prévenir les varices.
- **Les activités ménagères**
  La future mère doit éviter de :
  • *porter des charges trop lourdes ;*
  • *faire de gros travaux* (tels que nettoyage des vitres, lessivage des murs...) ;
  • *rester debout pendant de longs moments.*
  Au cours de ses activités quotidiennes, elle veillera à prendre des bonnes « positions », afin de prévenir les douleurs lombaires (ainsi pour ramasser un objet, il est préférable de se baisser en pliant les genoux plutôt que de se pencher en avant). Le recours à une « aide familiale » peut être envisagé.
- **L'activité professionnelle**
  • L'activité professionnelle entraîne un surcroît de fatigue. La législation prévoit une série de mesures (telles que le *congé prénatal*...) afin de protéger l'état de santé de la femme et de son enfant.
  • Toute femme enceinte fatiguée doit prendre un *arrêt de travail* ; le repos est le meilleur moyen de prévention de la prématurité.
- **Les transports quotidiens**
  • Les longs trajets quotidiens sont source de fatigue. La femme enceinte a droit à une *carte de priorité* lui donnant accès aux places assises.

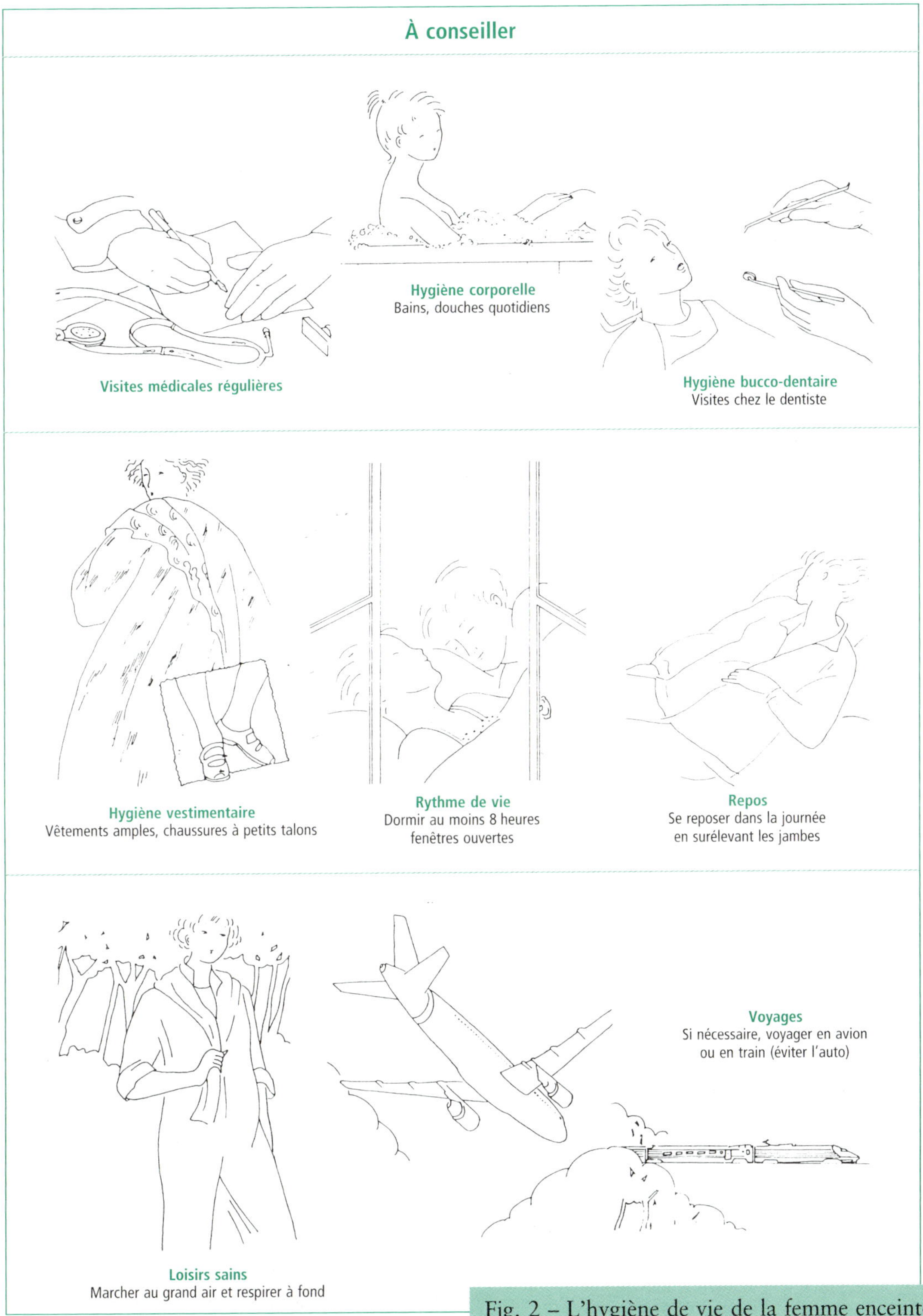


Fig. 2 – L'hygiène de vie de la femme enceinte

## Il est conseillé :

**Hygiène alimentaire**

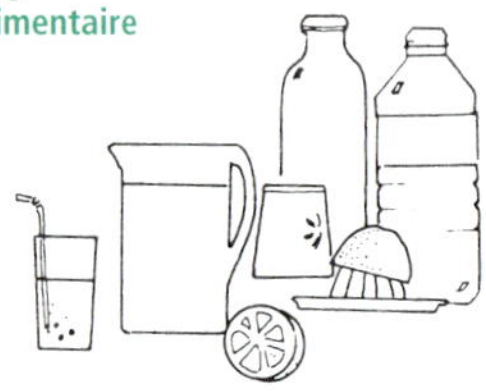

- de boire du lait
- de consommer des laitages
- de boire suffisamment
- de consommer des jus de fruits

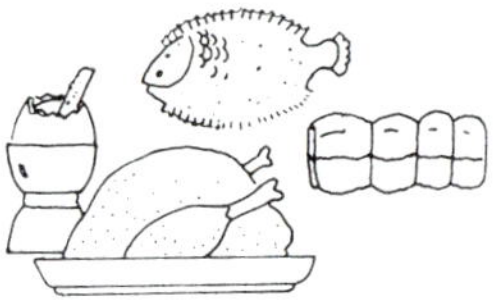

- de manger des protides en quantité suffisante

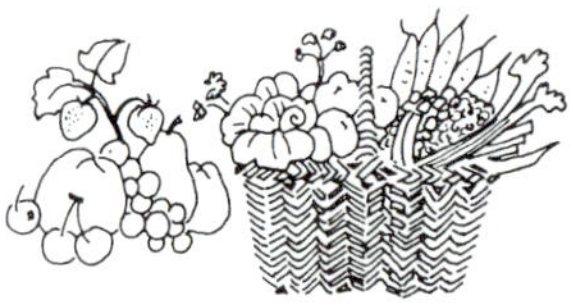

- de manger des légumes et des fruits quotidiennement

## Il est déconseillé :

**Rythme de vie**

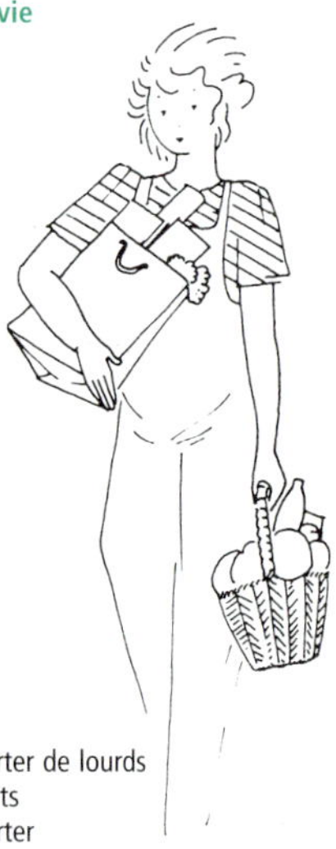

- de porter de lourds paquets
- de porter des chaussures :
  - à talons hauts
  - à talons plats

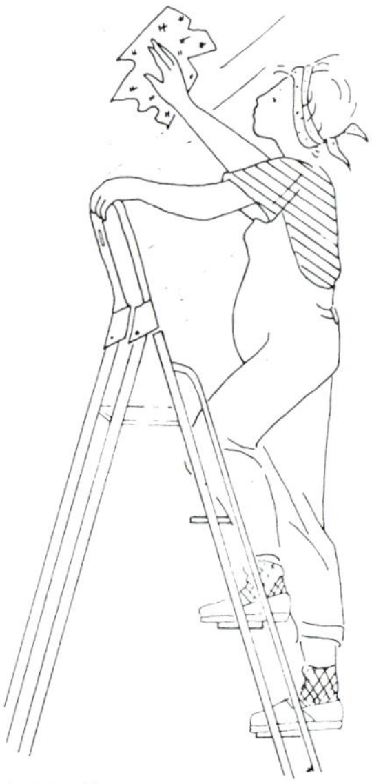

- de faire de gros travaux ménagers

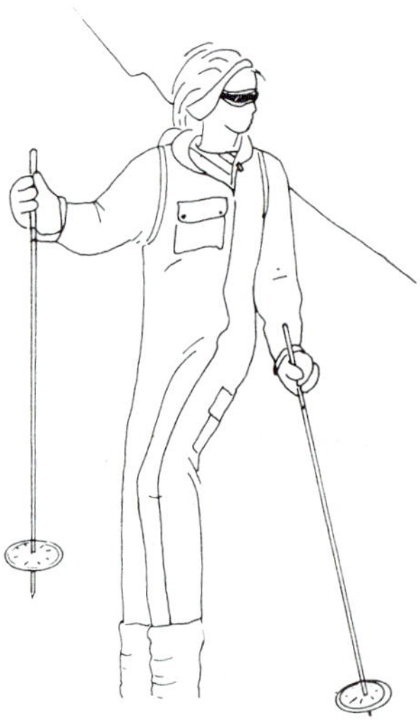

- de faire des sports violents ou risquant de provoquer des chutes

## Sont vivement déconseillés :

**1. L'alimentation lourde ou à risque**

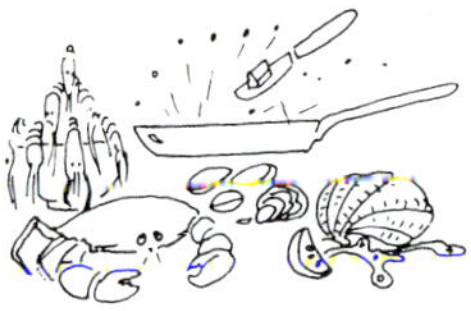

– de consommer, par ex. :
- des matières grasses cuites
- des crustacés
- des champignons

**2. Les excitants**

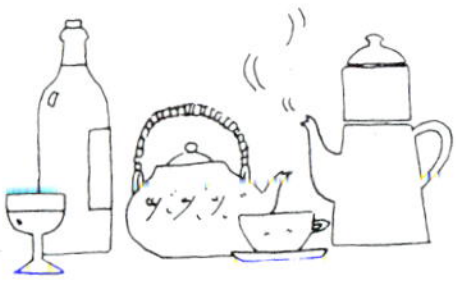

– d'abuser, par ex. :
- du café
- du thé
- du vin

**3. Les toxiques**

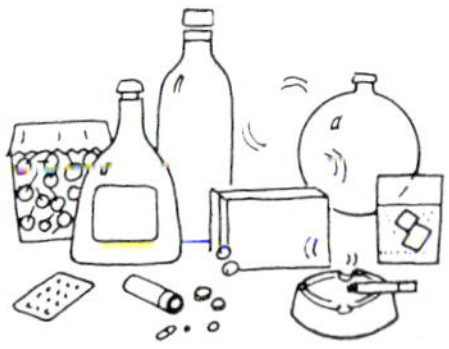

- de fumer...
- de boire de l'alcool (liqueurs)
- de prendre des médicaments (sans prescription médicale)

Fig. 2 – L'hygiène de vie de la femme enceinte (suite)

• L'heure de repos accordée par certains employeurs permet à la femme d'éviter les « heures de pointe ».
• L'état de grossesse diminuant la vigilance, la femme enceinte qui conduit doit redoubler de prudence. Le port de la ceinture de sécurité est conseillé (des pinces spéciales évitent la compression abdominale).

**Les loisirs**

Les loisirs sont indispensables au bon équilibre physique et psychique citons :
• *les promenades* : la marche au grand air est recommandée ; elle active la circulation, renforce la musculation, favorise la respiration et la digestion. L'oxygénation de la mère intervient sur l'oxygénation du fœtus ;
• *les sports ou exercices physiques* : la femme enceinte peut continuer à pratiquer tous les sports ou exercices physiques à condition qu'elle le fasse avec modération. Les sports violents, ou ceux entraînant un risque de chute trop important (équitation, ski, bicyclette...) sont déconseillés ;
• *la natation,* de même que la pratique d'une gymnastique adaptée aux femmes enceintes, sont recommandées, car elles entretiennent la musculature abdominale et lombaire, assouplissent le périnée ;
• *les voyages* sont permis, à condition qu'ils ne soient pas trop longs et que le moyen de transport soit adapté (choisir l'avion de préférence à l'auto et au train).

**La vie sexuelle**

Dans ce domaine, c'est le bon sens, l'état de santé de la femme et le désir du couple qui doivent dicter les comportements de chacun. Si la grossesse se déroule bien, il est souhaitable, pour l'équilibre du couple, que les relations sexuelles se poursuivent jusqu'à l'accouchement.

### e. L'hygiène alimentaire

Les conseils alimentaires devront être adaptés à chaque femme en tenant compte de ses habitudes alimentaires et de ses goûts.

**Besoins spécifiques**

Les besoins alimentaires sont accrus pendant la grossesse, en particulier :
• *les besoins énergétiques* : la femme enceinte devra augmenter sa ration alimentaire en se gardant cependant de « manger pour deux » ;
• *les besoins protidiques* : les protéines jouent un rôle important dans la construction des tissus maternels et fœtaux. Elles interviennent notamment dans la croissance cérébrale fœtale ;
• *les besoins en sels minéraux*, parmi lesquels :
– *le calcium* et *le phosphore* sont nécessaires à la fabrication des os du fœtus. On les trouve surtout dans le lait et les produits laitiers ;
– *les besoins en fer sont accrus* à cause de l'augmentation de la masse sanguine de la mère et des besoins spécifiques de l'enfant.

**Conseils généraux d'alimentation**

La femme enceinte ne doit pas « manger pour deux » contrairement aux idées anciennement répandues, mais augmenter ses apports : 2 100 calories au premier trimestre et entre 2 250 et 2 400 calories aux deuxième et troisième trimestres. La prise pondérale pendant la grossesse est normalement de 12 kg mais varie selon la morphologie.
Il est conseillé à la femme enceinte de :
• ne pas faire des régimes restrictifs sans avis médical ;
• manger *lentement* et à heures régulières, sans sauter de repas ;

- diminuer la consommation de *café*, de *thé*, de *vin*... ;
- veiller à la *fraîcheur* des aliments ;
- *éviter* les matières grasses cuites, les crustacés ;
- ne prendre aucun médicament sans prescription médicale ;
- *supprimer* la cigarette, les alcools forts.

## 6 L'accouchement sous X

800 femmes accoucheraient sous X chaque année en France.

Sur l'acte de naissance, un X est apposé à la place du nom de la mère qui laisse son enfant à la pouponnière et qui a 3 mois pour changer d'avis. Passé ce délai, l'enfant pourra être adopté.

Les personnes nées sous X revendiquent leur souffrance à ne pas être à même de connaître leur « histoire », leurs géniteurs. Aussi, le CNAOP (Conseil national d'accès aux origines personnelles) a-t-il été mis en place en 2002. Les femmes qui accouchent sous X sont invitées (mais pas obligées) à laisser une lettre, pas nécessairement identifiante, qui permettra à l'enfant devenu adulte et désireux d'en savoir plus d'accéder à quelques informations sur sa mère et son histoire. De même, cet organisme sert d'intermédiaire pour contacter la mère sur demande de l'enfant pour une rencontre éventuelle. Si celle-ci n'est pas d'accord, aucune rencontre n'aura lieu, aucune information identifiante ne sera donnée à l'enfant. Cette démarche est possible dans l'autre sens : la mère cherchant à contacter son enfant pourra faire le demande sur la même base de contact, par intermédiaire.

## 7 La place de la femme dans la société

### 1 *L'égalité des sexes*

La notion d'égalité des sexes est acquise et enregistrée dans les fondements de notre démocratie.

Dans les faits quelques disparités subsistent :

- Il est plus difficile pour les femmes de faire carrière ; leur progression dans certains secteurs, à compétence, ancienneté et expérience comparables, n'est pas aussi importante que celle des hommes.
- Des disparités en termes de salaire perdurent.
- Le chômage des femmes est plus important que celui des hommes (10,7 % pour les femmes en 2005, contre 8,8 % pour les hommes la même année).
- Les femmes constituent 80 % des travailleurs pauvres (CDD, travail à temps partiel...) et assurent 80 % des tâches ménagères et des soins aux personnes dépendantes.

### 2 *Les femmes battues*

- *Une femme sur 10* en France est victime de violences conjugales, tandis qu'une femme meurt de ces violences tous les 4 jours. L'organisation non gouvernementale *Amnesty International* a reproché à la France, dans un rapport paru le 8 février 2006, la trop grande importance de ce phénomène, ainsi que les lacunes de notre pays en matière de prise en charge financière, de prévention ou d'accompagnement social.

- Le rapport a également indiqué que *14 000 femmes étrangères* (pays de l'Est, Afrique, Asie) seraient vendues et contraintes à se prostituer.

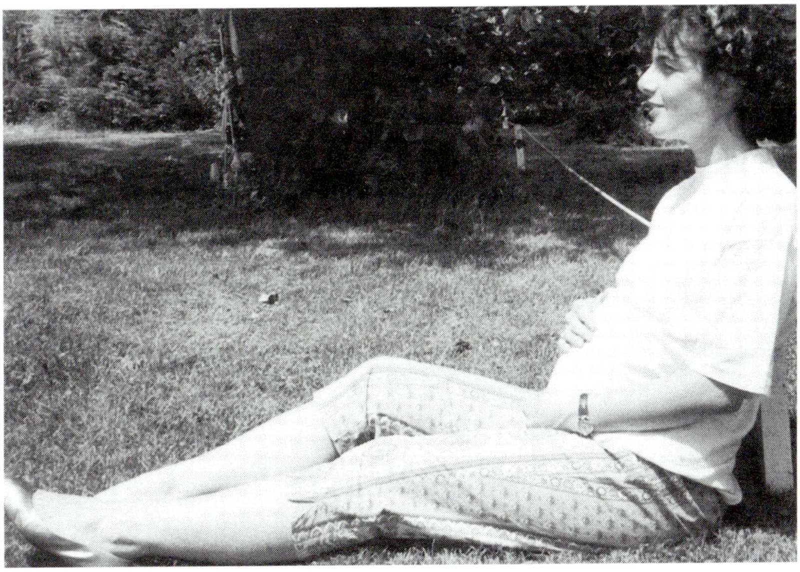

Au cours de la grossesse, les conseils d'*hygiène de vie* doivent être adaptés à chaque femme, en tenant compte de ses habitudes et de ses goûts.

# Annales ?

## 1. EAS de l'IFSI d'Abbeville

La vie de la femme : quelle évolution au cours de ce XXe siècle ?

## 2. EAS de Sucy-en-Brie

Pour vous, quelle est la place de la femme dans la société actuelle ? (Femme et politique, femme qui travaille, mère de famille, femme isolée.)

## 3. EAS du CH de Bordeaux

On dit que « la libération de la femme passe par la contraception ». Qu'en pensez-vous ? Que savez-vous de la contraception ?

## 4. Section AS/AP du Lycée J. Monod de Paris

« Au cours des siècles, la place, le rôle et le statut des femmes dans la société française se sont sensiblement modifiés. L'accès à l'instruction et le contrôle des maternités sont des facteurs-clés de cette évolution [...]. »

Revue *MGEN* n° 42

Quelles réflexions vous inspire ce texte ? Argumentez votre réponse.

## 5. Section AS/AP du Lycée J. Monod de Paris

« Personne ne savait, personne n'avait vu : mercredi soir, une lycéenne de 17 ans a accouché clandestinement dans les toilettes de son lycée à Angoulême (Charente). Le lendemain, le jardinier a retrouvé le corps du nouveau-né dans une poubelle de l'établissement. Hospitalisée, la jeune fille, interne au lycée professionnel Jean Rostand, a été entendue par la police [...] ».

Extrait de *Libération, droits réservés*

Quelles réflexions vous inspire ce texte ? Argumentez votre réponse.

## 6. EAS du CH de Neufmoutiers-en-Brie

En matière d'hygiène de vie et d'hygiène alimentaire, quels conseils donneriez-vous à une future maman ?

## 7. Section AP du LEP de Neuilly

La jeune femme qui va mettre un enfant au monde tout à l'heure a décidé de ne pas donner son nom. Elle va repartir en laissant son bébé à la maternité. L'enfant, devenu adulte, recherche sa mère mais trouve son dossier vide...

Exemple d'un cas : celui de Sylvia (25 ans)

« J'ai fugué à quinze ans, raconte Sylvia, pour chercher papa-maman, au hasard, dans les rues. C'était plus fort que moi.

– Mais pourquoi désirez-vous savoir ce que sont devenus vos parents ? demandent les responsables de l'Aide sociale à l'enfance à cette jeune femme venue consulter son dossier. Vous avez réussi dans la vie, alors ? Et s'ils étaient alcooliques, prostitués, vos parents ? À quoi sert de connaître ses antécédents ?

– Ma curiosité a été simplement satisfaite, répond Sylvia. Et je suis contente d'avoir leur photo. Je sais que je ressemble à quelqu'un. »

*Droits réservés*

C'est en ce sens que la loi sur l'accouchement sous X a été modifiée en mars 2001 sous la pression de nombreuses associations d'enfants nés sous X [1].

**1.** Que savez-vous des aides proposées aux femmes en difficulté qui souhaitent abandonner leur enfant ?

**2.** Qui peut aider psychologiquement de telles femmes ?

**3.** Que pensez-vous de Sylvia qui a « fugué » ?

**4.** Que savez-vous de l'adoption et de ses difficultés ? De l'accouchement sous X ? De la modification de la loi dans le sens de l'information donnée à l'enfant ?

## 8. EAS du CH de Wissembourg

Dans de nombreux pays des commandos anti-interruption volontaire de grossesse viennent s'opposer aux avortements. Qu'en pensez-vous ?

## 9. EAS de Trappes

Depuis la naissance d'Amandine, premier bébé « éprouvette » (1982), 100 000 bébés sont nés par cette technique.

**1.** Que savez-vous de la procréation médicalement assistée ?

**2.** Quels en sont les avantages et les inconvénients ?

1. Association Droit de parole pour les citoyens différents – 64220 Ispoure.

## 10. Section AP du LEP d'Antony

En matière d'hygiène alimentaire de la femme enceinte, qu'évoquent pour vous ces conseils ? (complétez les cases vierges et argumentez).

| Il est conseillé : | | |
|---|---|---|
| 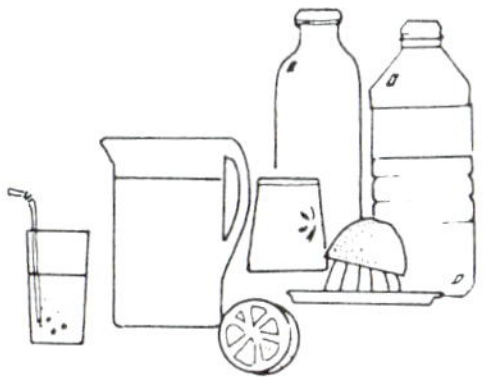 | 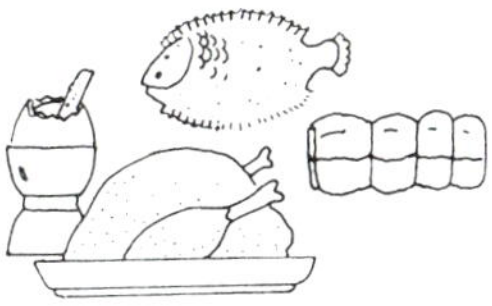 | 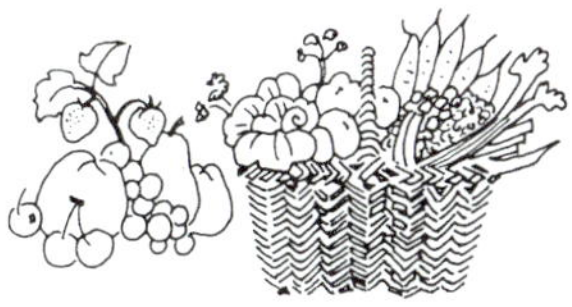 |
| | | |
| **Il est vivement déconseillé :** | | |
| 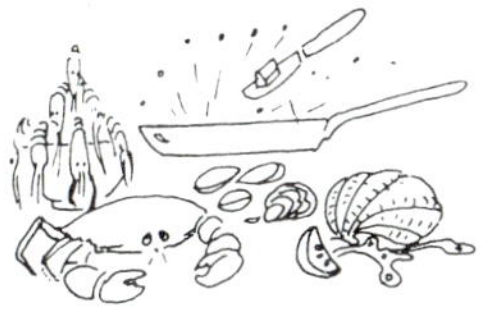 | 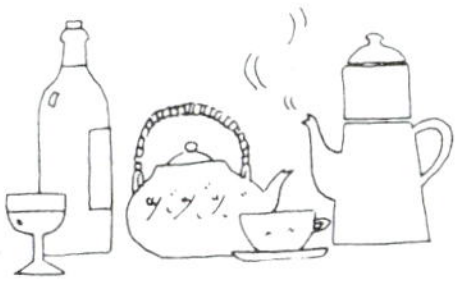 | 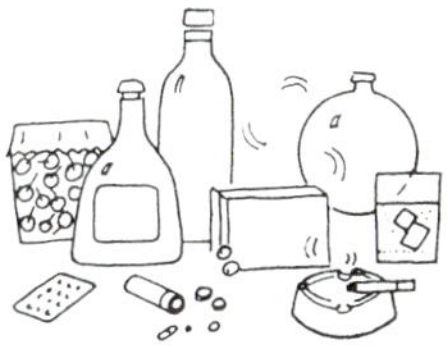 |
| | | |

## 11. EAS de Trappes

Le vécu de la grossesse est très différent d'une femme à l'autre en fonction de sa personnalité, de son histoire. Il est fortement influencé par le désir d'avoir ou non un enfant.

Que savez-vous des motivations invoquées par la femme (ou le couple) pour justifier du désir d'enfant ?

12 TEST

# Que savez-vous sur... la famille ?

*Cochez la ou les bonnes réponses*

### 1. Une famille est composée de :

*a) une mère et ses enfants* ❒
*b) un couple concubin sans enfants* ❒
*c) un couple marié et ses enfants* ❒
*d) un couple, leurs enfants et les grands-parents* ❒
*e) un couple remarié et leurs enfants d'un premier mariage* ❒

### 2. Le mariage oblige les époux à :

*a) la fidélité* ❒
*b) l'assistance* ❒
*c) le secours* ❒
*d) la reproduction* ❒
*e) la cohabitation* ❒
*f) l'adoption du nom du mari* ❒

### 3. Quelle forme de divorce relève de la juridiction française ?

*a) le divorce pour infertilité de l'un des époux* ❒
*b) le divorce par consentement mutuel* ❒
*c) le divorce par rupture de la cohabitation* ❒
*d) le divorce pour faute* ❒

### 4. Un couple marié a 2 enfants, la filiation est :

*a) naturelle* ❒
*b) légitime* ❒
*c) adultérine* ❒
*d) plénière* ❒

### 5. L'autorité parentale, c'est :

*a) le droit du père sur ses enfants* ❒
*b) le devoir de garde dévolu au parent divorcé* ❒
*c) le devoir des 2 parents d'éduquer leurs enfants* ❒
*d) le devoir des 2 parents de protéger leurs enfants* ❒
*e) l'ensemble des droits et devoirs des 2 parents (mariés ou divorcés)* ❒

### 6. La politique familiale :

*a) vote les prestations familiales* ❒
*b) étudie les nouvelles prestations familiales pour aider les familles* ❒
*c) régit l'IVG* ❒
*d) prévoit des emplois pour les jeunes* ❒
*e) encourage l'éducation morale des enfants au sein de la famille* ❒
*f) encourage le mariage* ❒

### 7. Le carnet de santé de l'enfant indique :

*a) le poids et la taille* ❒
*b) les signes de maltraitance* ❒
*c) le comportement scolaire* ❒
*d) les vaccinations* ❒
*e) le résultat des tests d'intelligence (QI)* ❒

### 8. La loi d'avril 2006 sur le mariage :

*a) fixe l'âge légal à 18 ans* ❒
*b) rend obligatoire le mariage religieux* ❒
*c) interdit le mariage entre personnes d'une même famille* ❒

### 9. Dans l'esprit des Français, la principale source d'entraide intergénérationnelle se situe entre :

*a) parents et enfants* ❒
*b) frères et sœurs* ❒
*c) grands-parents et petits enfants* ❒
*d) cousins* ❒
*e) oncle-tante et neveu-nièce* ❒

### 10. Un mineur émancipé :

*a) n'est pas responsable de ses actes* ❒
*b) cesse d'être sous l'autorité de ses parents* ❒
*c) acquiert tous les droits et devoirs d'un adulte* ❒
*d) peut demander à ses parents de participer financièrement à son entretien et à son éducation* ❒

### Corrigé du QCM

*1) a, c, d et e*
*2) b et c*
*3) d*
*4) b*
*5) e*
*6) b*
*7) a et d b*
*8) a*
*9) a*
*10) b, c et d*

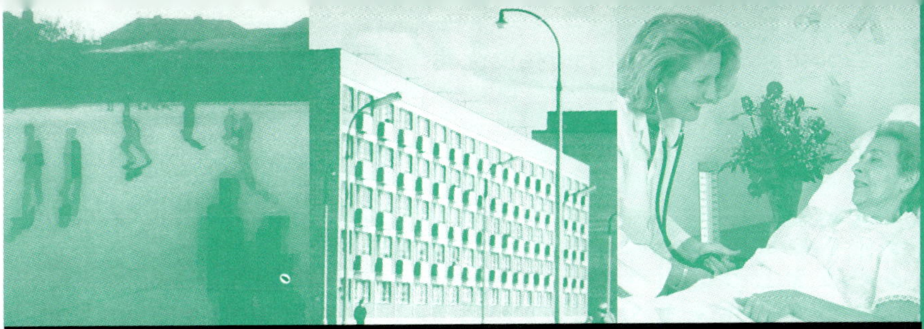

# 12 La famille



**Le saviez-vous ?**

➤ **En France,** aujourd'hui, sur environ 12 millions de familles :
- 18,6 % sont monoparentales ;
- 5 % sont recomposées.

➤ **Une famille est dite recomposée** lorsque le parent responsable de la garde de l'enfant a formé un autre couple.

➤ **Un enfant sur trois** est issu d'un nouveau couple.

➤ **Les familles monoparentales** sont en augmentation (plus 40 % en 15 ans).

➤ **Après le divorce,** un père sur quatre ne voit plus ses enfants.

➤ **La durée légale des ventes en soldes** (2 fois 6 semaines par an) est fixée, depuis 1997, par les préfectures.

➤ **Le « foyer »** vient du mot « feu » (de cheminée), lieu où se réunissait la famille, jadis.

➤ **Une conférence nationale de la famille** a lieu chaque année sur un thème différent, organisée par le gouvernement. Les pouvoirs peuvent ainsi présenter les grandes orientations et l'état d'avancement de la politique familiale du gouvernement.

➤ **L'association « Familles Rurales »** regroupe 180 000 familles depuis 60 ans. Elle accompagne les familles dans leur quotidien et participe au développement du milieu rural.

## 1 Éléments constituants et évolution de la famille

### 1 Définition : la famille

#### a. Famille restreinte et famille élargie

La famille comprend le père et la mère (c'est-à-dire le couple) accompagné d'un ou plusieurs enfants, c'est une *famille restreinte.* Si des grands-parents, ou des oncles et tantes vivent avec eux, il s'agit de *famille élargie.*

#### b. Une communauté durable d'intérêts

Les personnes qui font partie de la famille se retrouvent ensemble pendant plusieurs années, et ont des intérêts communs. Nous trouvons dans chaque famille :

• une répartition des *charges* et des *responsabilités* (travail de chacun, services rendus) ;

• des *types de relations privilégiées* (réconfort, protection, aide et assistance) ;

• des *échanges* et une *communication* assez libres (discussions, conseils...).

#### c. Un « groupe social » élémentaire

En outre, la famille a une certaine importance sociale (rapports avec les autres familles, rapports avec le monde extérieur).

C'est pour toutes ces raisons qu'on dit que la famille forme une société. C'est le plus petit des groupes sociaux.

### 2 Descriptif : les modèles et rôles familiaux

#### a. Les modèles familiaux

- **La famille nucléaire** est composée des parents (père et mère) et des enfants non mariés ou non indépendants économiquement.

- **La famille monoparentale** est formée d'un adulte avec un (ou des) enfants de moins de 25 ans.
- **La famille recomposée** regroupe l'un des parents, son nouveau conjoint et les enfants nés d'un premier lit qui vivent alors avec un beau-parent. (L'augmentation du nombre de séparations et de divorces est à l'origine de ce type de famille.)
- **La famille homoparentale** est formée de 2 adultes de même sexe et ayant des enfants. L'un des deux seulement est officiellement le père et la mère de ou des enfant(s), mais les recours fréquents des homosexuels pourraient faire évoluer les choses. Ces couples ont des enfants :
  - parce qu'ils faisaient partie d'un couple hétérosexuel avant de changer d'orientation sexuelle ;
  - en ayant recours aux techniques de procréation médicale à l'étranger (en France, la loi n'autorise le recours à la PMA que pour des pathologies, l'homosexualité n'entre pas dans cette définition) ;
  - par le biais de l'adoption. La loi n'est pas claire sur l'adoption par des homosexuels, mais autorise les célibataires à adopter. Il suffit alors de taire sa vie de couple.

### b. Les rôles familiaux

Dans une famille, généralement, il y a une répartition des rôles familiaux :

- **le père** partage avec la mère les responsabilités du foyer. Ils aident à son entretien ;
- **la mère** assure parfois une part importante du revenu par son travail à l'extérieur et entretient la maison ;
- **ensemble,** ils éduquent les enfants, etc.

La répartition des rôles est toujours différente dans le détail, selon les *conditions sociales* de la famille, c'est-à-dire s'il s'agit de bourgeois, de commerçants, d'ouvriers... Ou selon *les contraintes économiques* (aisance ou pauvreté) ou *accidentelles* (mort d'un parent, longue maladie...).

### c. Les fonctions de la famille

La famille remplit des fonctions dont bénéficie chacun des membres qui la composent.

- **Une fonction de protection**
  Les parents sont responsables de la garde et de l'entretien des enfants. La famille assure leur équilibre psychologique. Avec le chômage, les emplois précaires et l'exclusion, on redécouvre l'entraide familiale.
- **Une fonction de socialisation**
  C'est la famille qui socialise et permet l'intégration de l'enfant. Elle transmet aussi le capital culturel. Les parents trop souvent délèguent leur fonction éducative.
- **Une fonction de reproduction (et de transmission des biens)**
  Aujourd'hui, cette fonction a perdu de son importance, sauf chez certains agriculteurs, artisans ou commerçants.

## 3 *Législation sur la famille*

D'un point de vue juridique, la famille est fondée sur les notions de mariage et de filiation.

### a. Le mariage

Le mariage est un acte juridique qui officialise l'*union* d'un homme et d'une femme. L'autorisation des parents est obligatoire pour les mineurs. En principe l'homme doit être âgé de 18 ans révolus et la femme de 15 ans.

Le mariage oblige les époux à la cohabitation, la fidélité, l'assistance et le secours. La coutume veut que la femme utilise le nom de son mari mais elle conserve néanmoins son patronyme.

Cette institution est en baisse de 30 % depuis les années 1970. 230 000 mariages ont été enregistrés en 2004.

La situation des femmes issues de l'immigration pose parfois problème. Ainsi, pour éviter que ne se multiplient les mariages « forcés », la loi d'avril 2006 a porté l'âge légal du mariage à 18 ans. 75 000 adolescentes étaient concernées par les mariages forcés à un jeune âge.

### b. Le divorce : un acte juridique

C'est le juge aux affaires familiales qui, dans le cadre du tribunal de grande instance, est compétent pour prononcer le divorce. La loi du 12 mai 2004 a prévu quatre cas de divorce.

- *Le divorce par requête conjointe.*
- *Le divorce par acceptation du principe de la rupture du mariage,* il repose sur un simple accord des parties.
- *Le divorce pour altération définitive du lieu conjugal* ; il peut être engagé par la volonté d'un seul conjoint après 2 ans de suspension de la communauté de vie.
- *Le divorce pour faute*, en cas de violation grave des obligations du mariage.

Le divorce a pour conséquences le partage des biens du couple et l'organisation de la garde des enfants.

Depuis le 1er mai 2007, la loi impose le partage des allocations familiales entre parents divorcés en cas de garde alternée.

### c. Le Pacte civil de solidarité (Pacs)

Le Pacs a pour objectif de doter le concubinage d'un statut minimum.

C'est un contrat qui :

- est conclu entre deux personnes majeures, de *sexe différent* ou de *même sexe*, pour organiser leur vie commune, par une déclaration conjointe au greffe du tribunal d'instance compétent ;
- crée des *droits* et des *obligations* entre les partenaires. Ceux-ci doivent s'aider mutuellement et matériellement (ils sont tenus solidairement des dettes de la vie courante) ;
- produit également des effets juridiques en matière *patrimoniale*, de *statut fiscal*, de *protection sociale*. Le Pacs prend fin d'un commun accord ou en cas de décès de l'un des partenaires (aujourd'hui, 70 % des Pacs concernent des couples homosexuels). 170 000 Pacs ont été signés depuis sa création en 1999.

### d. La filiation

« La filiation est un lien juridique qui unit l'enfant à ses père et mère. »

La filiation est dite :

- « *légitime* » lorsque l'enfant est né de parents mariés entre eux. Toutefois un enfant né antérieurement au mariage peut être légitimé par le mariage des parents. L'autorité parentale sur l'enfant légitime appartient conjointement au père et à la mère ;

• « *naturelle* » lorsque l'enfant est né de parents non mariés entre eux. L'autorité parentale est exercée par celui des deux parents qui a reconnu l'enfant. Cependant, en cas de reconnaissance conjointe, l'autorité parentale est confiée aux deux parents. La filiation naturelle confère à l'enfant des droits identiques à ceux acquis par l'enfant légitime ;
• « *adoptive* » lorsque il n'existe pas de lien biologique entre les parents et l'enfant mais un lien juridique qui établit des rapports de père et mère avec l'enfant. L'autorité parentale est exercée par l'adoptant.

## 4 *Les problèmes de la famille*

### a. La montée du divorce et de la solitude

Les statistiques sur la famille prouvent un éclatement de la famille. Celle-ci n'est plus le havre de paix et de sécurité qu'elle était et elle subit de nos jours de graves cassures. Les chiffres le prouvent :
• 42 divorces pour 100 mariages ;
• 1 enfant sur 3 naît hors mariage ;
• 12 millions de personnes vivent seules en France (dont 6 millions à Paris, soit un adulte sur 2), 100 millions en Europe ;
• les familles monoparentales sont en augmentation, souvent dans une situation de précarité. (Le parent qui se retrouve seul, avec un ou plusieurs enfants, est le plus souvent une femme.) En 2005, 18,6 % des familles sont monoparentales contre 9,4 % il y a 30 ans.

### b. Des enfants en détresse

La plupart des enfants souffrent du divorce de leurs parents et présentent des troubles (anxiété, échec scolaire, délinquance et plus...).
Les conséquences de cette détresse dépendent des conflits passionnels entre les parents et du maintien ou non des relations avec le père. Un père sur quatre ne voit plus ses enfants dans les 5 ans qui suivent la séparation, or on sait l'importance de celui-ci dans la construction de l'identité de l'enfant. Dans 80 % des cas, le domicile de l'enfant reste celui de la mère. Cependant, la loi de 2004, prône le recours le plus fréquent possible à la résidence alternée, ainsi que le principe de continuité et d'effectivité des liens de l'enfant avec chacun de ses parents.

### c. Une natalité insuffisante

Le divorce et les éclatements familiaux diminuent le taux de natalité. Si le taux de fécondité devait se maintenir aux alentours de 1,7, la relève des générations ne serait plus assurée.
Les naissances ont atteint en 2006 leur niveau le plus élevé depuis 1981, avec un taux de natalité de 2 enfants par femme en âge de procréer. Ce taux fait de la France le pays le plus fécond d'Europe avec l'Irlande, la moyenne européenne étant de 1,52 enfant par femme en 2005, tandis qu'en Allemagne, 25 % des couples mariés depuis 20 ans n'ont pas d'enfants. Mais cette augmentation en France est aussi liée à l'augmentation des grossesses tardives puisque 52,8 % des nouveau-nés en 2006 ont une mère de plus de 30 ans, alors qu'ils n'étaient que 44,3 % en 1996.

### d. L'augmentation du coût de l'entretien de l'enfant

Le coût de l'entretien d'un enfant a augmenté bien au-delà de la hausse générale de la consommation (prolongement de la scolarité, évolution des loisirs, du prix du logement, du travail féminin). Il est cependant compensé par le versement des allocations familiales qui ne sont versées que jusqu'à l'âge de 16 ans (20 ans si l'enfant poursuit ses études).

## 5 *Variantes des modes de vie*

### a. Les revenus familiaux et sociaux

- Les *revenus familiaux* sont les entrées d'argent du ménage. Ils sont la contrepartie d'un travail ou de prêts.
- Les *revenus sociaux* sont versés pour aider les familles en cas de dépenses supplémentaires *(allocations familiales)* ou de pertes de revenus *(maladies, accidents, chômage).*
- Le développement des revenus familiaux et sociaux assure une certaine sécurité des ménages.

*Exemples* : a) *types de revenus familiaux* : rémunération d'un travail (salaire, honoraires...)
b) *types de revenus sociaux* (Sécurité sociale) :
– Sécurité sociale (maladie, handicap...) ;
– pension de retraite (vieillesse) ;
– allocations familiales, allocations pré- et postnatales (aide à la famille), allocations chômage, etc ;
– bourses (scolarité) ;
– indemnités (accident), etc.

### b. L'éducation sanitaire dans la famille

L'éducation sanitaire doit être le premier souci de la famille. Elle comprend la conduite à tenir pour éviter les maladies, mais aussi tout ce qui concerne un bon équilibre corporel, une ambiance saine, l'apprentissage de la prudence. C'est en famille que se fait cet apprentissage, que se prennent ces habitudes.
La maladie est l'accident le plus fréquent qui touche la famille. C'est aussi la première source d'angoisse dans la famille. Préserver la santé de chacun est le premier devoir familial. Il existe des règles simples pour limiter l'apparition des maladies : c'est ce qu'on appelle la prévention.

- **Conseils d'hygiène dans la famille :**
  - hygiène (*cf.* chapitre 3. L'hygiène individuelle) ;
  - vaccinations (*cf.* chapitre 5. La prévention des risques).

### c. Le type d'habitat

Le type d'habitat familial dépend des possibilités économiques mais aussi de contraintes, comme celle que l'on peut avoir d'habiter loin de son lieu de travail.
Les conditions de vie dépendent des cadres de vie familiaux ou de travail. Ceux-ci ont une très grande importance ; ils pèsent lourd sur l'équilibre des personnes car ils sont responsables de bien des fatigues, de vies déséquilibrées, même de maladies.
On parle de cas de logements insalubres, on a parlé du mal des grands ensembles. Le milieu dans lequel vit la famille joue un rôle considérable dans *l'équilibre physique et psychologique* de chacun.
Les critères de confort et d'inconfort sont variables selon le lieu et le cadre de vie.

### Le lieu de vie

Nous comparons 2 lieux de vie différents : immeubles et maisons individuelles.

| Éléments de confort de l'habitat | Éléments d'inconfort de l'habitat |
| --- | --- |
| Immeubles | |
| – Soleil, lumière, espaces verts<br>– Commerces proches<br>– Écoles proches<br><br>– Contacts humains favorisés<br>– Sécurité (surveillance) | – Horizon bouché (vis-à-vis, manque de lumière)<br>– Absence d'espaces verts<br>– Éloignement de la ville<br>– Mal desservi par les transports publics<br>– Bruits, insécurité |
| Maisons individuelles | |
| – Espaces verts<br>– Verdure<br>– Vue dégagée<br>– Calme | – Isolée<br>– Mal desservie par les transports publics<br>– Loin des commerces<br>– Sécurité relative (cambriolages) |

### Le cadre de vie

Nous citons les principaux critères de confort d'un lieu d'habitation (nous en déduirons par défaut les critères d'inconfort).

| Critères de confort | |
| --- | --- |
| *a) Équipement général* | – Eau et électricité<br>– Chauffage rationnel<br>– Électroménager minimum |
| *b) Hygiène de vie* | – Espace suffisant ($m^2$)<br>– Répartition rationnelle (bon plan)<br>– Bonne exposition et calme<br>– Moyens d'accès facilités (ascenseur, parking)<br>– Bon voisinage, sécurité (vidéophone...) |
| *c) Mobilier* | – Suffisant et rationnel<br>– Ordonné et entretenu |

## d. Le type de consommation

Pour vivre, pour satisfaire les besoins de chacun, la famille dépense. C'est ce qu'on appelle la *consommation.*

- Il y a plusieurs façons de dépenser, donc de consommer. On appelle « *besoin* » la force qui nous pousse à acheter. Ce qu'on peut manipuler, ce sont des *biens de consommation*. Exemple : le pain est un *bien consommable*. Les vêtements sont des *biens durables*.
- Parmi les biens de consommation, il y a ceux qui sont tout à fait indispensables (le logement, la nourriture, les vêtements) ; on parle alors de biens *primaires*, les autres étant *secondaires*. Le choix que l'on fait dans les achats de consommation, que ce soit des biens ou des services offerts aux consommateurs, dépend de notre *niveau de vie*.

# 2 La politique familiale

## 1 Le cadre de la politique familiale

La politique familiale touche directement ou indirectement tous les secteurs de la vie sociale et économique (logement, équipement, construction, éducation, loisirs, impôts...), ce qui explique l'existence de nombreuses prestations :

- *prestations générales d'entretien* (allocations familiales, allocation maternité, allocation de parents isolés...),
- *prestations pour la naissance* (ex. : la PAJE : « prestation accueil du jeune enfant », voir page 64-65 : tableau 3),
- *prestations à affectation spéciale* (allocation logement, prestations pour handicapés, aide au recouvrement des pensions alimentaires...).

## 2 La loi sur la famille[1]

La famille est ces dernières années le point de mire des législateurs : la loi relative à la famille suit quatre objectifs principaux :

- encourager la natalité ;
- prendre en compte le travail de la femme et alléger les frais de garde de l'enfant ;

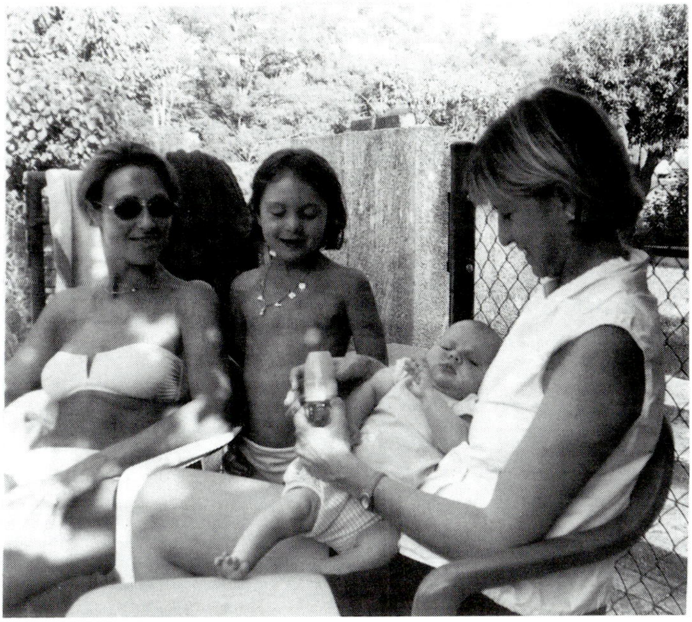

La famille forme, à elle seule, une micro-société. C'est le plus petit des groupes sociaux. Au sens le plus réduit du terme, elle comprend les parents et les enfants, au sens le plus large, elle englobe « les cousins et les cousines ».

1. 1er janvier 2003.

• prendre en compte les difficultés des parents ayant un enfant handicapé et les aider ;
• encourager les parents qui souhaitent cesser momentanément leur activité pour s'occuper de leurs enfants et aider à l'entretien de l'enfant.

## 3 *L'autorité parentale (AP)* [1]

L'autorité parentale appartient aux père et mère pour protéger l'enfant mineur dans sa sécurité, sa santé et sa moralité.

- **Droits et devoirs des parents**
  La notion d'autorité parentale recouvre l'ensemble des droits et des devoirs des père et mère à l'égard de leur enfant, c'est-à-dire :
  • *le droit de garde* en fixant la résidence de l'enfant et en exigeant que celui-ci y reste. En conséquence, l'enfant mineur ne peut, sans permission de ses parents quitter le domicile familial ;
  • *le droit de surveillance* en contrôlant le comportement et les relations de leur enfant, afin de le protéger ;
  • *le droit d'éducation* en dirigeant la formation de l'enfant dans tous les domaines : moral, scolaire, professionnel, religieux ;
  • l'importance du père est désormais clairement énoncée par la loi : depuis le 1er janvier 2003, chaque nouveau père a droit à un congé de 14 jours.
- **L'autorité parentale en cas de divorce**
  • *Exercice en commun de l'AP* : dans la majorité des cas, le divorce ne remet pas en cause le principe de l'exercice en commun de l'autorité parentale. Les deux époux décident tous les deux des questions importantes concernant l'enfant, au sujet de sa santé, de son éducation, de son orientation scolaire, de ses relations…
  • *Exercice de l'AP par un seul parent* : si l'intérêt de l'enfant l'exige, le juge aux affaires familiales peut confier l'exercice de l'autorité parentale à un seul parent. Le parent qui exerce l'autorité parentale prend donc seul des décisions concernant l'enfant. L'autre parent conserve le droit de surveiller l'entretien et l'éducation de l'enfant.
- **La loi du 5 mars 2002** stipule que :
  • l'enfant doit bénéficier de l'autorité des deux parents ;
  • la résidence alternée en cas de divorce est mentionnée avant la résidence monoparentale.

La proposition du gouvernement de faire signer un Contrat de responsabilité parentale (CRP) aux familles défaillantes rappelle l'importance de leur rôle en tant que premiers socialisateurs des enfants. Or, ce rôle est essentiel, car les parents sont censés enseigner les attitudes et comportements adéquats pour cohabiter sereinement avec autrui. De plus, l'enfant n'a pas conscience de ce qui est bon pour lui ; les parents ont pour mission de l'influencer positivement, notamment en ce qui concerne son assiduité scolaire. Ce contrat devrait motiver les parents défaillants dans ces rôles pour retrouver la compréhension de leurs responsabilités et reprendre leurs fonctions d'éducateurs de l'enfant.

## 4 *Les prestations familiales*

Une amélioration des conditions de vie de la famille est apportée par les prestations familiales (tableau 3 p. 65-66).

1. 5 mars 2002.

# Annales ?

## 1. EAS du CH du Santerre (Montdidier)

Quel est le rôle de la mère de famille dans la société ? Expliquez votre réponse.

## 2. EAS du CH de Saint-Vallier

On nous répète à l'envi que la solution à tous nos problèmes d'éducation est de discuter avec nos enfants. D'accord, mais quel est le mode d'emploi ?

*Prima*

Les enseignants doivent-ils aider les parents dans le rôle éducatif auprès de leurs enfants ?

## 3. EAS du CH de Mulhouse

La question de la solidarité entre les générations et des obligations réciproques des jeunes et de personnes âgées se pose. Naguère : « les jeunes prenaient en charge les plus vieux, et les plus vieux aidaient les plus jeunes. »
Pensez-vous qu'actuellement les liens entre les jeunes et les moins jeunes soient toujours les mêmes ?

## 4. Section AS/AP du lycée J. Monod de Paris

***« Les grands-parents nouveaux » sont arrivés***

« Les grands-parents n'ont jamais été aussi proches de leurs enfants et de leurs petits-enfants. Encore jeunes, disponibles, ils jouent avec les petits et viennent en aide aux grands. Aujourd'hui, c'est bien simple, les grands-parents, on ne peut plus s'en passer !
[...] Une grande enquête, menée par la Cnav (Caisse nationale d'assurance vieillesse) montre que 82 % des grands-parents gardent leurs petits-enfants au cours de l'année ou durant les vacances scolaires, 56 % les deux à la fois. »

*Vies de famille, droits réservés*

Quelles réflexions vous inspire ce texte ? Argumentez votre réponse.

## 5. Section AS/AP du lycée J. Monod de Paris

***Les amoureux du Pacs***

Il existe un statut pour les couples non mariés : le Pacs. Deux personnes (de sexe différent ou de même sexe) peuvent conclure un contrat civil, sans pour autant se marier.

**1.** Quelles réflexions vous inspire cette loi ? Argumentez votre réponse.

**2.** Est-ce un progrès ou un danger pour la société ?

13

# TEST Que savez-vous sur… l'enfant ?

*Cochez la ou les bonnes réponses*

**1. Les premiers modes d'expression du nouveau-né sont :**

*a) les pleurs* ❒
*b) les postures (corps, bras)* ❒
*c) le sourire social* ❒
*d) le sourire d'ange* ❒
*e) le regard* ❒
*f) le langage* ❒
*g) les cris* ❒

**2. Quand votre enfant de 3 ans touche son sexe, il faut :**

*a) le questionner sur ce « tic »* ❒
*b) consulter un psychologue* ❒
*c) considérer cet acte comme naturel* ❒
*d) le divertir par un jeu* ❒
*e) lui expliquer l'anatomie* ❒
*f) lui dire qu'il est « comme » papa ou maman* ❒

**3. Pour qu'un enfant puisse acquérir la « propreté », il faut :**

*a) le gronder s'il se souille* ❒
*b) le menacer s'il fait pipi au lit* ❒
*c) l'encourager à faire comme les parents* ❒
*d) le féliciter s'il y arrive* ❒
*e) lui apprendre très tôt* ❒

**4. La mission de l'école maternelle, c'est de :**

*a) socialiser l'enfant* ❒
*b) accueillir l'enfant dont les parents travaillent* ❒
*c) lutter contre l'illétrisme* ❒
*d) engendrer un esprit combatif* ❒
*e) faire respecter la discipline* ❒
*f) apprendre l'autonomie* ❒

**5. La technique du « peau à peau » consiste à :**

*a) tirer la peau des personnes pour la rendre plus élastique* ❒
*b) placer le nouveau-né nu directement au contact de la peau de la mère* ❒
*c) placer le prématuré nu sur la peau de la mère, du père ou d'un proche* ❒
*d) maltraiter un enfant* ❒

**6. Depuis le 1er janvier 2005, la loi sur les noms de famille autorise :**

*a) la transmission du patronyme du père* ❒
*b) la transmission du patronyme de la mère* ❒
*c) la transmission des deux patronymes dans l'ordre souhaité* ❒
*d) la transmission d'un patronyme totalement différent de celui de l'un ou l'autre des parents* ❒

**7. Un nourrisson pleure parce que :**

*a) il a faim* ❒
*b) il est fatigué* ❒
*c) il a mal* ❒
*d) il a froid ou chaud* ❒
*e) il a peur* ❒
*f) il joue la comédie* ❒

**8. Qu'entend-on par PMI ?**

*a) problèmes médicaux et institutionnels* ❒
*b) procédure de mise en institution* ❒
*c) protection maternelle et infantile* ❒
*d) protection des mères inexpérimentées* ❒

**9. Le protocole d'accueil individuel (PAI) permet :**

*a) à chaque personne d'être bien reçue dans les administrations*
*b) la prise en charge sur mesure des enfants allergiques à la cantine*
*c) la prise en charge des enfants à l'hôpital*
*d) l'accueil personnalisé des enfants à l'école*

**10. Taper le « 119 » sur son téléphone, c'est appeler :**

*a) allô enfance maltraitée* ❒
*b) les pompiers* ❒
*c) le SAMU* ❒
*d) la gendarmerie* ❒
*e) les services sociaux* ❒

**Corrigé du QCM**

*1) a, b, d, e et g*
*2) c, d et f*
*3) c et d*
*4) a, c et f*
*5) b et c*
*6) a, b et c*
*7) a, b, c et e*
*8) c*
*9) b*
*10) a*

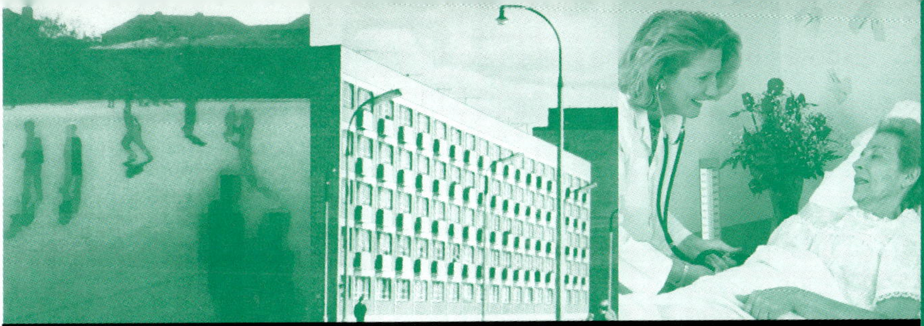

# 13 L'enfant



**Le saviez-vous ?**

➤ ***Sucer son pouce :***
*– 8 nourrissons sur 10 sucent leur pouce ;*
*– 4 nourrissons sur 10 persisteront après 2 ans.*

➤ ***Le nombre d'enfants signalés en danger*** *a doublé en quelques années (il est passé de 35 000 cas à 74 000), d'après les services de la protection de l'enfance.*

➤ ***Ne pas répondre aux pleurs*** *d'un nouveau-né crée une « carence affective » très préjudiciable pour l'équilibre psychologique de l'adulte en devenir.*

➤ ***Le nombre de victimes d'accidents domestiques*** *est de 20 000 décès par an. Les principales victimes de ces accidents sont les personnes âgées et les enfants. (Cependant, aucune étude n'a chiffré le pourcentage exact d'enfants victimes d'accidents domestiques.)*

➤ ***Les enfants auxquels on applique la technique du peau à peau*** *au moment de la naissance prennent mieux le sein, ont un rythme cardiaque et respiratoire plus régulier et une température plus stable que les autres enfants.*

➤ ***Il ne faut pas faire vomir un enfant qui a avalé un produit toxique****, mais appeler les centres antipoison. Il en existe 10 en France qui répondent 24 heures sur 24.*

➤ ***74 % des enfants adoptés*** *ont entre 0 et 4 ans.*

En quelques décennies, le statut de l'enfant a énormément changé :

- Le désir et le fait d'avoir un enfant deviennent une *préoccupation essentielle*, qu'il s'agisse d'un projet de couple ou individuel. On retrouve également cette recherche et revendication de la part de couples homosexuels, qui réclament l'accès à la procréation médicalement assistée pour y parvenir.
- L'enfant est aussi devenu *le reflet de notre société* et des insatisfactions des parents qui la composent, et qui transfèrent sur leur descendance les frustrations ou échecs qui caractérisent leur existence. Aussi l'enfant est-il devenu la personne privilégiée de la famille : à lui de réussir tout ce que ses parents n'ont pas su ou pu entreprendre, à lui d'accéder aux activités sportives, musicales, technologiques, auxquelles ses parents n'ont pas eu accès. À lui de bénéficier de l'éducation compréhensive et raisonnée que n'ont pas reçue ses parents. Cette situation a facilité l'émergence du phénomène de *l'enfant roi*.

**Le phénomène de l'enfant roi**

Ce terme fait référence à la place prépondérante qu'occupe l'enfant dans la famille. Tel un monarque, c'est autour de lui que tout s'organise. C'est souvent lui qui décide de ce qui le concerne, mais éventuellement aussi d'autres aspects l'impliquant beaucoup moins. La conséquence principale de cette situation est un déplacement du pouvoir au sein de la famille. Souvent aussi, l'enfant roi aura du mal à trouver sa place dans les autres échanges sociaux. Difficile de régner sur l'école, la rue, le reste de la société. N'ayant pas appris qu'il faut parfois se soumettre à une autorité, puisque celle de ses parents est souvent inexistante, le monde extérieur devient souvent une source de contrariétés qui l'impatientent.

**Le phénomène de l'enfant tyran**
Sous sa forme la plus développée et la plus grave, ce phénomène peut donner naissance à celui *d'enfant tyran*. Sous cette appellation seront désignés les agissements d'un enfant roi devenu totalement despotique au point d'exercer une domination extrême sur sa famille. Il n'est pas rare de voir apparaître des cas de brutalités verbales ou physiques infligées par l'enfant tyran à ses parents. Plus que l'enfant roi, puisqu'il en est une forme poussée à l'extrême, l'enfant tyran est le seul à disposer d'un pouvoir. De ce fait, les parents sont dépossédés de leur statut et responsabilités de parents, ce qui peut mener à des situations gravissimes : l'enfant n'ayant ni cadre, ni repère se mettra en danger physiquement ou socialement.

# 1 Le développement affectif du nourrisson (avant l'usage du langage)

Avant l'apparition du langage, l'enfant entre en contact avec l'autre par différents moyens relationnels.

## 1 *Le regard*

Dans les premiers mois, c'est essentiellement par le regard que l'enfant entre en communication. Il est particulièrement intéressé par le visage humain. En regardant l'autre, il :
- crée et maintient un contact avec lui ;
- provoque chez l'autre le sentiment d'être perçu comme un partenaire avec lequel il va pouvoir parler.

La non-réponse peut donc avoir des conséquences importantes sur le développement psychomoteur, affectif et social de l'enfant.

## 2 *Le sourire*

- Au début, le nouveau-né a des petits « *sourires réflexes* ». Il s'agit de décharges spontanées [1].
- À partir de la sixième semaine apparaît le « *sourire social* » : l'enfant sourit en réponse aux sourires de ses parents ou de ses proches.

## 3 *Les expressions vocales*

Elles précèdent l'apparition du langage.
- *À la naissance,* les seules manifestations vocales sont les cris, accompagnant ou non les pleurs.
- *À partir du 2e mois,* apparaissent les vocalisations, en particulier dans les moments de bien-être.

1. Appelés parfois « sourires d'ange ».

## 4 Les pleurs

Le fait de répondre adéquatement aux pleurs de l'enfant lui permet d'évoluer vers des signaux plus précis et plus variés. Ceux-ci permettront à l'adulte attentif de mieux comprendre les besoins de l'enfant et d'y apporter une réponse adaptée.
Les pleurs peuvent signifier différents malaises (exemple : un état d'inconfort dû à une couche souillée ou à la faim, la douleur, la chaleur, le froid).

## 5 Les expressions faciales

Dès la naissance, le nouveau-né est capable de *mimiques variées* ; il réagit à différentes saveurs (sucré, salé, amer, acide...) par des expressions du visage. La mimique est souvent observée dans la communication avec l'adulte qui la provoque et la renforce.

## 6 Les gestes et les postures

Avant l'apparition du langage, les enfants utilisent certaines expressions corporelles pour nous signifier leurs désirs et leurs états d'âme :

- *pour signifier son acceptation,* l'enfant :
  - a un visage souriant, accueillant,
  - tend les bras,
  - ouvre une large bouche (par ex. au moment du repas quand on lui présente le biberon ou la cuillère),
  - fait oui de la tête ;
- *pour signifier son chagrin,* l'enfant :
  - pleure,
  - se prosterne sur le sol,
  - détourne son regard,
  - a un regard triste, sans expression, perdu dans le vague.

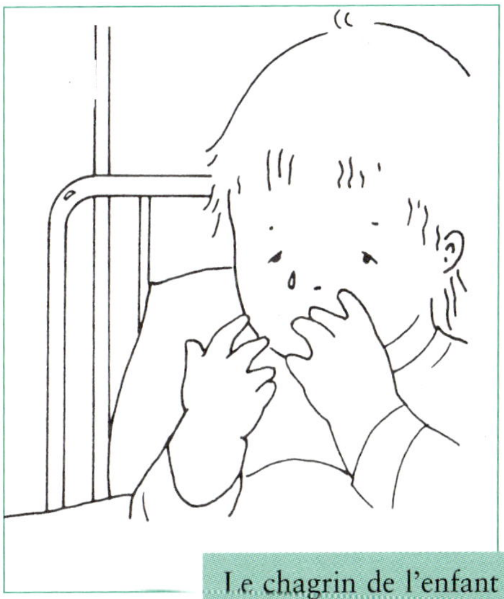

Le chagrin de l'enfant

## 7 Le rôle de l'adulte : « les stimulations affectives »

La qualité des échanges affectifs de l'enfant avec ses proches a une influence très positive sur son développement. Faute d'affection, l'enfant a moins envie de vivre : son développement moteur se ralentit, voire s'arrête.
L'entourage humain a donc une importance considérable. Il peut stimuler l'enfant, le valoriser, lui donner confiance en lui ou, au contraire, le freiner, l'inhiber, le faire régresser.
Par exemple, les enfants délaissés, mis très tôt en pouponnière, peuvent présenter un retard psychomoteur considérable. Tout dépend de la prise en charge de la structure et des capacités relationnelles de la référente de l'enfant.

**Rôle de l'adulte**

L'adulte doit :
- être à lécoute de l'enfant et de ses besoins ;
- accepter chaque enfant en tant qu'être unique et éviter les comparaisons à son désavantage ;
- ne pas avoir d'exigences démesurées par rapport à l'enfant (sport à outrance, élitisme...) ;
- donner à l'enfant des responsabilités au sein de la famille... ces responsabilités ne devant être en aucun cas des responsabilités d'adulte (sources d'angoisse pour l'enfant) ;
- lui proposer des jeux adaptés à son âge et à ses besoins ;
- porter un regard bienveillant et valorisant à ses activités ;
- mettre des mots sur les chagrins de l'enfant (ex. : « tu pleures parce que... ») ;
- lui parler « vrai » (ex. : « je te dépose à la crèche parce que... »).

# 2 Le développement affectif et social au cours de la moyenne enfance (6/12 ans)

S'il est une tranche d'âge où le vécu affectif et social prend racine, c'est bien au cours de la moyenne enfance, qui s'étend de l'âge de 6 ans à 12-13 ans.
L'affectivité se développe au sein de deux groupes différents mais complémentaires.

## 1 *Le groupe familial*

La famille sécurise l'enfant et joue un rôle fondamental dans son évolution. Elle peut l'aider à épanouir sa personnalité, à prendre confiance en lui... la famille devrait favoriser l'équilibre de l'enfant et l'aider à mieux affronter la vie dans le groupe social.

## 2 *Le groupe social*

L'enfant va faire l'apprentissage de la vie sociale, faite de règles, de compétitions, de rivalités et aussi de conflits, d'agressivité...

**L'école**
- Un esprit de *corps social* se développe : on fait corps contre un professeur, contre un nouveau venu... On fait preuve d'intolérance contre les défavorisés, les timides...
- On observe des *groupes de jeunes* entraînés par un « meneur ». Il a ses vassaux et ses rivaux ; des sympathies et des antipathies voient le jour, des disputes éclatent ! Mais la vie de groupe est indispensable à l'enfant.

**Les clubs sportifs**

L'enfant forme son caractère au contact de groupes sportifs (ou autres). Les exercices sportifs codifiés fortifient le corps et l'esprit, développent l'*émulation* et la *coopération*.

## 3 *Études de situations de « vécu affectif et social » de l'enfant*

L'enfant aime les jeux avec des *règles*, où l'on distribue les *rôles*, mais il les préfère plus « actifs », plus « compétitifs » qu'auparavant. Quand il est exclu du groupe, il en souffre. Quand il est agressé, il ne trouve pas toujours le soutien espéré de la part de l'adulte.

**L'enfant aime les jeux de rôles compétitifs**

*Intérêt de ces jeux*

Ces jeux répondent à différents besoins de l'enfant à cet âge :

- courir, se dépenser après l'école ;
- distribuer et changer les rôles... ;
- décharger une agressivité latente ;
- se faire peur : le loup est symbolique ;
- multiplier les contacts : on se touche lorsqu'on s'attrape (c'est une façon d'aller vers l'autre).

Grâce à ce jeu, l'enfant :

- se valorise, il faut gagner, ne pas être attrapé ; ce jeu aide l'enfant à avoir confiance en lui, à faire mieux : c'est une émulation ;
- participe au « sentiment collectif » du groupe (troupeau) qui se défend contre le loup (qui représente symboliquement le chef) ;
- développe son esprit d'observation, son éveil intellectuel, sa rapidité psycho-gestuelle, etc.

**L'enfant peut être exclu du groupe**

L'enfant de 6 à 12 ans aime beaucoup les jeux en groupes où une complicité s'instaure, avec des consignes précises. Ces jeux renforcent la camaraderie des enfants. Ceux qui en sont exclus le vivent très mal.

**Étude de cas**

*Marco* (8 ans), *Brahim* (9 ans) et *Tania* (10 ans) jouent ensemble. Sylvio, un copain d'école, souhaite s'associer à leur jeu. « Oh le petit *rouquin* ! » dit Marco, et Tania d'ajouter : « Qu'est-ce que tu viens faire ici ? On t'a pas sonné ! »
Sylvio, mal à l'aise, repart aussitôt. Il n'est pas pressé de rentrer chez lui et s'assoit sur un muret près d'une cour d'immeuble.

Les enfants peuvent être très durs avec un camarade plus faible ou défavorisé. Ils l'agressent, se moquent de lui en faisant ressortir ses défauts. Il y a les « *dominants* » et les « *dominés* ». Ces derniers, dans certains cas, en sont réduits à l'isolement qui est très préjudiciable à leur épanouissement. De plus, ils ne trouvent pas toujours auprès des parents le soutien et la compréhension dont ils ont besoin.

À cet âge-là, *l'acceptation par le groupe* procure à l'enfant une satisfaction importante. Pour justifier les amitiés, les enfants parlent de personnalité, de traits de caractère (il est marrant, il est débrouillard, il ne triche pas...).

À cet âge, on préfère, en général, les amis du même sexe.

**L'enfant peut être « agressé »**

Les enfants et préadolescents développent de plus en plus de *jeux violents* dans les cours de récréation. Ces jeux peuvent même s'avérer mortels. Le *jeu du foulard* consiste en une strangulation pour tester ses limites. D'autres jeux, le *petit pont*, le *jeu de la cannette*, consistent à laisser le hasard désigner la victime sur laquelle tout le monde s'abattra pour une pluie de coups. Les adolescents pratiquent ces jeux aussi bien pour se situer par rapport aux autres que par conformisme : tout le monde le fait, ne pas s'y soumettre, c'est prendre le risque d'être mis à l'écart, moqué. Ce sont des occasions de se défouler collectivement. Les enfants ou adolescents ne perçoivent pas les risques que ces jeux peuvent occasionner pour la santé et le moral. Ils les acceptent d'autant plus volontiers que la « victime » change sans arrêt, et que son choix est « juste » : c'est le hasard qui la désigne, elle n'est pas un bouc émissaire ou un souffre-douleur. L'importance de ce phénomène est préoccupante et a incité les surveillants et les parents à plus de vigilance.

**Étude de cas**

*Barnabé* (9 ans), enfant pâle, fragile, rentre de l'école couvert de bosses, les vêtements déchirés... Visiblement, il a été victime d'un jeu agressif ! Sa mère s'apitoie sur lui, veut le réconforter. Il réplique d'un ton sec : « *Je suis le plus fort, je suis le chef... J'ai encore gagné !* ». Parce que Barnabé pense que ses parents ne l'aiment que fort, puissant, il se donne donc l'illusion de cette force.

La force physique est un critère de puissance. Les agressions dont l'enfant est victime de la part de ses camarades au sujet de son physique seront pour lui des blessures d'amour-propre difficiles à supporter. Le mensonge devient une fuite du réel, qui lui permet de moins souffrir.

**Rôle des adultes**

Les parents doivent rester vigilants sur la nature des violences subies par l'enfant et lui offrir *un soutien*, une compréhension et une écoute attentive et active. Ils doivent l'aimer suffisamment pour comprendre ses difficultés.

## 3 L'adaptation de l'enfant à l'école maternelle

Entre l'âge de 3 et 6 ans, un grand changement se produit dans la vie de l'enfant. Il fait son entrée dans un nouveau milieu de vie : l'école.

### 1 *Motifs d'angoisse de l'enfant*

L'entrée de l'enfant à l'école est souvent difficile. En effet, il est confronté à :
- la *séparation* d'avec sa mère (d'où un sentiment d'*angoisse*) ;
- une institution plus rigide que le foyer familial (aux dimensions et au mobilier différents) et qui comporte des règlements, une discipline ;
- des adultes étrangers qui donnent des ordres ;
- un nombre impressionnant d'enfants qu'il ne connaît pas.

Il doit maîtriser cette situation tout seul, sans l'aide de sa mère...

### 2 *Facteurs d'adaptation de l'enfant*

L'adaptation à l'école est très différente selon les enfants. Chaque enfant s'adaptera en fonction :
- de son âge ;
- de son tempérament (sa sensibilité) ;

• de son vécu (enfant connaissant déjà la collectivité : crèche, halte-garderie) ;
• des attitudes parentales (l'angoisse des parents, la surprotection de la mère) ;
• du comportement de l'institutrice et de ses pairs ;
• et surtout de ses relations sociales antérieures en collectivité.

*Les méthodes éducatives (la pédagogie) de l'école maternelle* visent à développer, chez l'enfant, l'esprit d'observation par les « *méthodes actives* » : l'enfant voit un oiseau, parle d'un oiseau, dessine un oiseau, écoute chanter un oiseau...

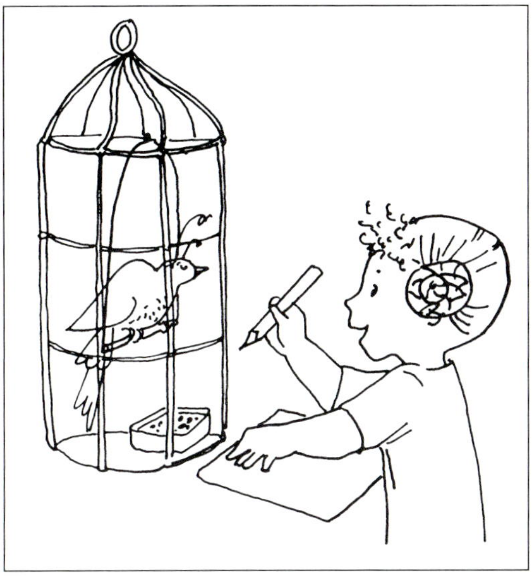

Les méthodes éducatives de l'école maternelle visent à développer l'esprit d'observation.

### 3 Troubles de l'adaptation

Quelques enfants vivent une période d'adaptation pénible. Certains manifestent des réactions émotives passagères, telles que le repli sur soi, les pleurs, les cauchemars...

### 4 Rôle de l'adulte

Il est possible de prévenir les troubles liés à la rentrée des classes. L'enfant est curieux de tout : il faut lui parler de l'école comme d'un monde sympathique où il trouvera des jouets et rencontrera beaucoup de petits amis :
• il est souhaitable de lui faire visiter l'école plusieurs jours avant la rentrée (salle de classe, cour de récréation, etc.) ;
• d'associer un ou deux camarades à cette première rentrée : aller à l'école avec des copains donne du courage pour affronter l'inconnu ;
• le soir, les parents poseront des questions à leur enfant pour savoir ce qu'il a fait en classe.

## 4 L'hygiène de vie de l'enfant

### 1 Le sommeil

**Facteurs de perturbation du sommeil**

Les contraintes de la vie sociale actuelle rendent délicat le respect des besoins de sommeil de l'enfant. Prenons pour exemple :
• les réveils matinaux de l'enfant à cause du travail des parents ;
• le départ matinal à la crèche ou chez l'assistante maternelle ;
• les soirées prolongées devant la télévision ;
• les changements d'horaire saisonniers.

Autant de facteurs de perturbation du sommeil de l'enfant qu'il faudrait limiter ou éviter.

**Conséquences d'un mauvais sommeil**

Le rythme du sommeil, quand il est perturbé, a des incidences sur tout l'organisme. Il engendre :

- un état de fatigue et un déséquilibre nerveux avec d'inévitables troubles du comportement ;
- des troubles de la croissance : on sait que l'hormone de croissance est sécrétée pendant le sommeil.

**Le rôle de l'AS/AP**

Le temps de sommeil est fait d'une succession de cycles qu'il faut connaître et respecter. En conséquence l'AS/AP doit veiller à :

- *respecter le rythme de sommeil de l'enfant*

L'AS/AP doit, en particulier, respecter le réveil naturel de l'enfant. Si on ne peut attendre celui-ci, l'enfant ne peut être réveillé qu'en période de sommeil très léger (phase intermédiaire), c'est-à-dire lorsqu'il montre des réactions au toucher, à la voix, aux bruits extérieurs. Dans les autres cas, réveiller un enfant est considéré comme une véritable « agression » à son égard.

- *respecter les rites d'endormissement de l'enfant*

L'auxiliaire de puériculture apprendra progressivement à déceler les signes annonciateurs du sommeil : l'enfant cherche à se faire câliner, pleure, s'allonge sur des coussins. C'est un besoin de « nidation » qui est un préambule à

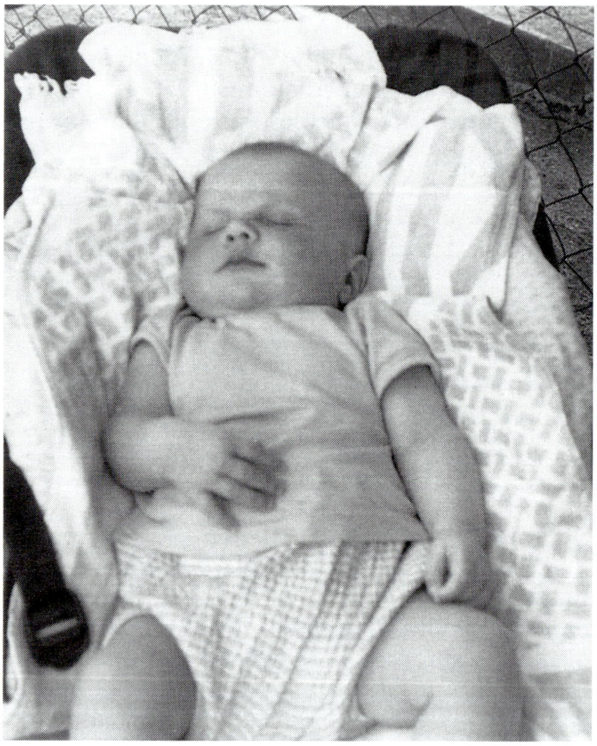

Flora (2 mois) manifeste souvent quelques « sourires d'ange » au cours de son sommeil.

l'endormissement. Si on ne reconnaît pas ce stade (ou si l'enfant n'y cède pas), il faudra attendre 1 heure 30, le début d'un autre cycle de sommeil.
• *respecter les besoins de sommeil de l'enfant*
Le rôle de l'auxiliaire de puériculture sera différent selon les structures.
*En structure d'accueil* (ex. : crèche) : l'aménagement de la section doit comprendre un « *coin-repos* » fait de coussins, où l'enfant peut aller librement dès qu'il en éprouve le besoin. L'auxiliaire de puériculture doit l'inviter à se coucher dès les premiers signes d'endormissement. Pour la sieste, on lui proposera des matelas posés directement sur le sol, ou des lits bas, afin de lui permettre de se lever librement. L'AS/AP doit :
– placer le matelas de l'enfant toujours au même endroit (marquage du territoire) ;
– couvrir l'enfant (ce qui lui procure un sentiment de sécurité) ;
– lui donner son objet favori (ours, peluches diverses...) ;
– l'endormir en lui caressant légèrement la tête ou le dos ;
– participer à la sieste ;
– au moment du réveil, accueillir l'enfant et lui proposer une activité calme (un jouet par exemple) en attendant le réveil des autres enfants.

## 2 Les sorties

Les sorties, promenades et voyages sont indispensables à l'enfant. Elles lui procurent l'air et le soleil indispensables à sa santé, et lui donnent l'occasion de connaître un univers différent.
Cependant, il faut tenir compte des besoins et de l'âge de l'enfant. En effet, un nourrisson a besoin d'une vie calme et régulière. Pour lui, une promenade ou un week-end à la campagne sont plus bénéfiques qu'un long voyage.
Les sorties sont bénéfiques :
• *à la santé de l'enfant.* L'oxygénation stimule les défenses de l'organisme et favorise l'appétit et le sommeil. L'ensoleillement intervient dans la prévention du rachitisme ;
• *au développement intellectuel de l'enfant* : il entre en contact avec d'autres odeurs, sons, couleurs, personnes ; il dispose d'une relation privilégiée avec l'adulte (échanges verbaux, nouveaux apprentissages...).

## 3 L'hygiène bucco-dentaire

L'hygiène de la bouche doit être enseignée à l'enfant dès le plus jeune âge. Elle vise la prévention de la carie dentaire qui résulte de la fermentation des débris alimentaires dans les interstices dentaires. La présence de sucre favorise la prolifération bactérienne et la libération d'un acide attaquant la dent.

### Prévention de la carie dentaire

• *Avant l'apparition des dents :*
– maintenir très propre le matériel destiné à l'enfant (biberons, jouets...) ;
– ne pas provoquer artificiellement l'éruption des dents en « grattant la gencive ».
• *Après l'apparition des premières dents.* À partir de 18 mois, la prévention se fait par :
– un brossage quotidien des dents ;
– une prise quotidienne de fluor (comprimé), afin de renforcer l'émail des dents,
– une surveillance régulière de la dentition par un dentiste, au moins tous les 6 mois ;

– une bonne hygiène alimentaire : il faut adopter une alimentation variée (alternant le sucré et le salé), et limiter la consommation de produits trop sucrés.

- **Le rôle de l'AS/AP**

Il doit :

- sensibiliser l'enfant et ses parents à l'importance de l'hygiène bucco-dentaire et alimentaire ;
- apprendre à l'enfant à se brosser les dents et à entretenir sa brosse à dents.

Pour le jeune enfant, le brossage des dents doit avant tout rester un jeu. L'enfant jouera à imiter l'adulte. Le dentifrice n'est pas nécessaire.

Pour l'enfant plus grand (2 ans), la technique du brossage se précise ; le dentifrice fait son apparition.

## 4 *L'hygiène vestimentaire*

- **Les qualités des vêtements**

Les vêtements, quel que soit l'âge de l'enfant, doivent être :

- *pratiques :* faciles à enfiler, amples : n'entravant pas la liberté de mouvement, résistants, d'entretien facile (lavage en machine, pas ou peu de repassage...) ;
- *confortables :* légers, doux, permettant la respiration de la peau.

- **Le choix des vêtements**

Le choix des vêtements varie en fonction des critères de qualités, mais aussi :

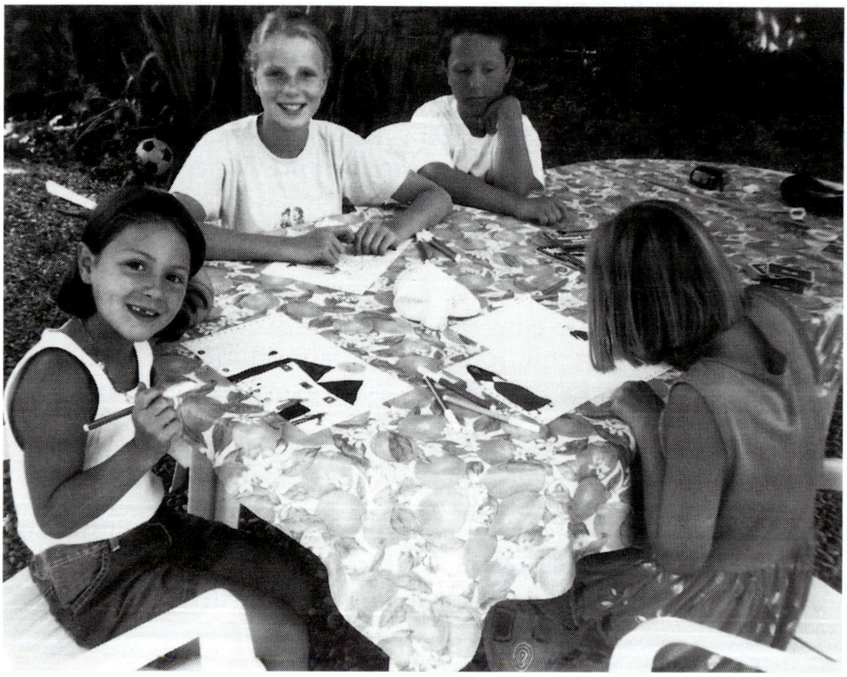

Le choix des vêtements des enfants dépend de la saison, du lieu de vie et de l'activité proposée. Il dépend aussi du goût des parents et de celui des enfants.

- du goût des parents et des enfants eux-mêmes (ils sont sensibles aux « marques »...) ;
- de l'âge de l'enfant ;
- des saisons ;
- du lieu de vie (crèche ou maison) ;
- du budget familial ;
- de l'activité (jeux au jardin, peinture...).

## 5 L'hygiène alimentaire

L'alimentation de l'enfant doit être équilibrée pour répondre à ses besoins et, en particulier, favoriser sa croissance.
Exemple de menus journaliers pour l'enfant de plus de 3 ans (*cf.* tableau ci-après) :

| Petit-déjeuner | Apports nutritionnels | Goûter | Apports nutritionnels |
|---|---|---|---|
| – jus de fruits<br>– produit laitier ou lait<br>– féculent (pain)<br>– corps gras<br>– produits sucrés (confiture) | vitamines<br>calcium<br>amidon[1]<br>lipides<br>glucides[2] | – produit laitier ou lait<br>– féculent (pain)<br>– produits sucrés (miel...)<br>– fruit<br>– boisson (eau) | calcium<br>amidon[1]<br>glucides[2]<br>vitamines<br>minéraux |
| **Repas de midi** | – | **Repas du soir** | – |
| – crudités<br>– VPO[3]<br>– légumes cuits ou féculent[4]<br>– produit laitier<br>– fruit<br>– boisson (eau) | vitamines<br>protides<br>minéraux<br>amidon<br>calcium<br>vitamines<br>minéraux | – potage<br>– VPO<br>– légumes cuits ou féculent[4]<br>– produit laitier<br>– fruit<br>– boisson (eau) | minéraux<br>protides<br>minéraux<br>amidon<br>calcium<br>vitamines<br>minéraux |

De plus en plus d'enfants souffrent d'allergies alimentaires. Ils étaient 8 % en 2006 et ce chiffre a doublé depuis 10 ans. Le protocole d'accueil individuel (PAI) permet la prise en charge personnalisée des enfants allergiques à la cantine. Depuis 2003, ce protocole a été étendu à tous les lieux accueillant les enfants.

## 6 Les jouets

Le jeu est un moyen d'expression privilégié qui permet à l'enfant de construire sa personnalité.

1. Notons l'importance des sucres lents ou complexes pour recharger l'organisme.
2. Notons l'importance des sucres rapides ou simples pour les déjeuners énergétiques.
3. Les VPO (viande, poisson, œuf) se répartissent à raison de deux tiers à midi et un tiers le soir (selon les besoins et l'âge de l'enfant).
4. On préfère donner les légumes à midi et les féculents le soir (satiété pour la nuit).

Les jouets sont les accessoires des jeux. Ils favorisent l'éveil et l'épanouissement de l'enfant. L'adulte doit savoir que l'aspect éducatif des jouets est secondaire. Il doit éviter de faire « jouer utile », ce qui fausserait le sens profond du jeu, et veiller à ce que « les jeux pour enfants » restent bien « des jeux d'enfants ».

**Le rôle des jouets avant la marche**

Avant 15 mois (âge présumé de la marche), l'enfant a besoin de manipuler, d'attraper, de s'asseoir, de marcher à 4 pattes. Les jouets doivent être surtout des « objets à jouer ». Leur origine, leur forme sont rudimentaires. Leur rôle est de :

- *stimuler les sens* : c'est l'âge où l'enfant s'éveille au monde et il le fait par l'intermédiaire de tous ses sens. Les stimulations seront :
  - visuelles : d'où le choix d'objets colorés,
  - auditives : d'où le choix d'objets sonores,
  - tactiles : d'où le choix des matériaux divers ;
- *répondre au besoin de manipulation-succion* : la préhension se développe grâce à la manipulation des jouets. Par ailleurs, les jouets doivent répondre au besoin de succion. Pour répondre à ces deux besoins, les jouets seront simples, lavables, solides, conformes aux normes de sécurité.

**Le rôle des jouets après la marche**

Une fois qu'il marche, le jeune enfant se décentre de lui-même et s'ouvre sur le monde.

Le monde des jouets représente la première conquête de l'enfant sur lui-même et sur le monde extérieur. Il va s'efforcer de le comprendre et de le maîtriser, mais le jouet n'est pas uniquement une source d'éveil, c'est aussi un moyen pour l'enfant de se socialiser.

À cet âge, les jouets développent :

- *la motricité globale* : c'est-à-dire la coordination des mouvements, l'équilibre ;
- *l'intelligence* : en jouant, l'enfant apprend peu à peu à maîtriser ses mouvements, ses actions. Il prend conscience des rapports de cause à effet. Les jouets développent son intelligence pratique et lui ouvrent les voies de l'intelligence abstraite ;
- *la socialisation* : les jouets sont des moyens d'échange qui aident l'enfant à se situer par rapport aux autres, à accepter les règles ;
- *la créativité* : l'enfant a besoin de s'exprimer, de laisser libre cours à son imagination, à sa fantaisie. Nombreux sont les jeux qui lui permettent de s'exprimer librement.

**La polyvalence des jouets**

L'influence des jouets n'est pas limitée à un seul rôle, par exemple : les jouets qui développent la motricité développent aussi l'intelligence ; beaucoup de jeux participent à la socialisation.

Exemple : prenons le cas des cubes. Ils développent :

- l'intelligence ;
- la préhension ;
- le toucher ;
- la créativité.

L'enfant peut garder une préférence pour un certain type de jeu même s'il ne correspond plus à sa tranche d'âge.

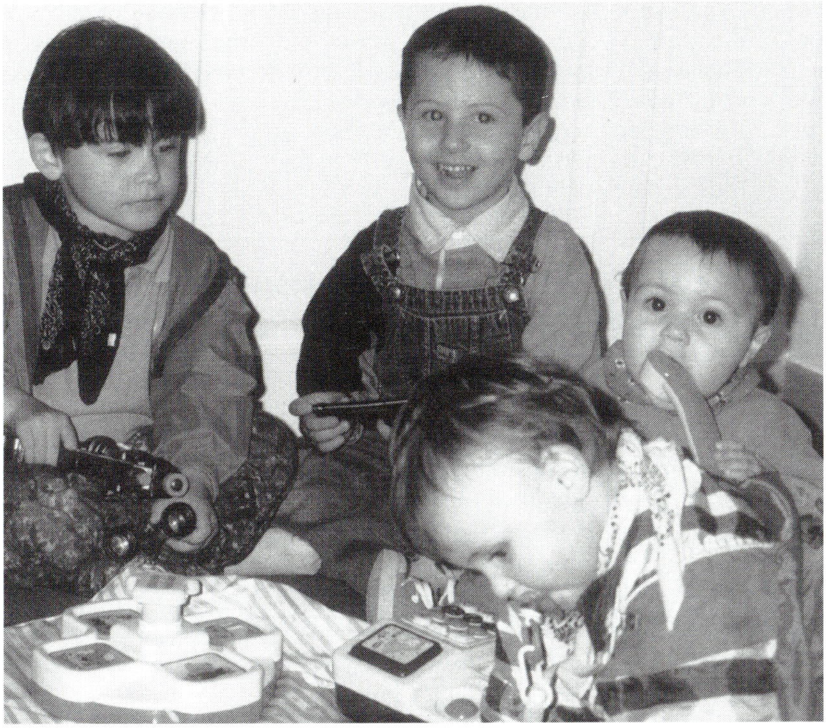



**Le choix des jouets**

Tenter de classifier les jouets est arbitraire. Cependant, il est possible de répertorier les jouets en fonction du développement psychomoteur de l'enfant.[1]

**L'éducateur Deligny a dit :**
- si tu veux leur apprendre à vivre : fais-les jouer !
- si tu veux les connaître vite : fais-les jouer !
- si tu veux qu'ils prennent goût au travail : fais-les jouer !
- si tu veux faire ton métier : fais-les jouer, jouer, jouer !

**Le rôle du professionnel de la petite enfance**

- *Conseiller l'achat de jouets de qualité* : le plaisir de jouer dépend de la bonne qualité des jouets. Tous les jouets vendus en France doivent respecter certains critères de sécurité précisés par l'AFNOR : « *Les jouets ne doivent entraîner aucun risque de toxicité, blessure, coupure ou brûlure.* »

Les jouets pour les jeunes enfants devront :
- être lavables et aux couleurs indélébiles ;
- avoir des formes rondes, simples, douces ;
- être solides ;
- stimuler les sens (couleurs vives, objets mobiles, sonores) ;
- être de taille adaptée à l'âge de l'enfant.

1. *Cf.* tableau des jouets dans le *Guide AP de l'auxiliaire de puériculture,* par J. Gassier et M.-J. Georgin.

- *Surveiller les jeux de l'enfant* : un jouet inoffensif peut se révéler dangereux lorsqu'il est confié à des petites mains maladroites. Les emballages doivent mentionner : « *À ne pas donner aux enfants de moins de...* » L'auxiliaire de puériculture devra surveiller les jeux des enfants : les statistiques montrent que la majorité des accidents proviennent d'un défaut de surveillance. Il faut éviter de laisser les petits s'amuser avec les jouets de leurs aînés et apprendre aux grands à ne rien laisser traîner.

# 5 La prévention des accidents domestiques et les gestes de sécurité

L'IPAD (l'Institut de prévention des accidents domestiques) a conçu un projet original pour sensibiliser les parents et les adultes d'une manière générale aux accidents domestiques touchant les enfants. Il s'agit de la « maison géante », dont les dimensions ont été multipliées par 2, et les poids par 6, afin que des adultes puissent percevoir le domicile tel que le voit un enfant de 2 ans.

Le professionnel de la petite enfance a un rôle à jouer dans la prévention des accidents du jeune enfant. Il doit informer des risques les mères de famille, en particulier lors des consultations de PMI. Il y a plusieurs catégories d'accidents selon l'appareil concerné. Nous citerons ici : les accidents cutanés et respiratoires et la prévention de la mort subite du nourisson.

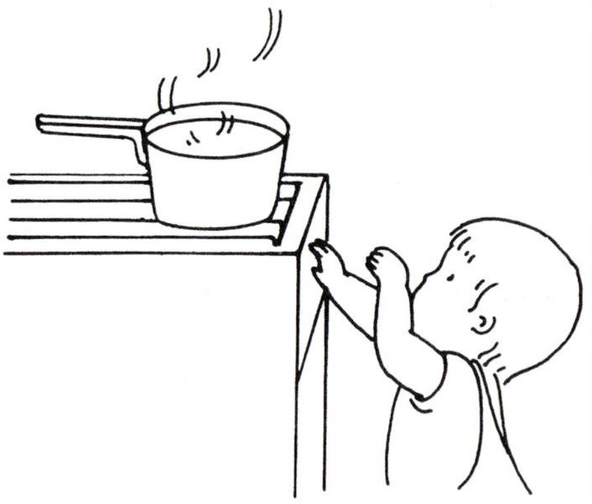

Les risques d'accidents chez les jeunes enfants doivent être prévenus avec la plus grande vigilance

## 1 *Les accidents cutanés du jeune enfant*

Les accidents cutanés touchent la peau. Ce sont des accidents fréquents, causés surtout par des brûlures (figure ci-contre et tableau 1).

Tableau 1 – Accidents cutanés du jeune enfant et prévention

| Accidents | Exemples | Prévention |
|---|---|---|
| ***Brûlures par :*** | | |
| Liquides chauds | – Eau du bain<br>– Eau des casseroles<br>– Tasses de thé<br>– Potages, etc. Biberon (lait) | – Vérifier la température de l'eau avant de plonger l'enfant<br>– Tourner le manche de la casserole vers le fond de la cuisinière<br>– Fixer les nappes à la table et éloigner les tasses du bébé<br>– Les servir à bonne température<br>– Veiller à l'utilisation du micro-ondes : le contenant est froid alors que le contenu est brûlant ! |

| Accidents | Exemples | Prévention |
|---|---|---|
| Flammes | – Allumettes<br>– Bougies<br>– Barbecue, etc. | – Les éloigner de l'enfant<br>– Les mettre dans des tiroirs |
| **Contact** | – Plaques du four<br><br>– Radiateurs<br>– Fer à repasser | – Éloigner l'enfant de la cuisine au moment de la préparation des repas<br>– Mettre des protège-radiateurs<br>– Le débrancher après usage et le ranger |
| **Produits chimiques** | Soude caustique | Ne pas laisser ces produits à porter de main de l'enfant |
| **Électricité** | – Prises de courant<br>– Rallonges, etc. | – Mettre des protections spéciales<br>– Les débrancher et les ranger |

## 2 *Les accidents touchant l'appareil respiratoire du jeune enfant (tableau 2)*

Tableau 2 – Accidents touchant l'appareil respiratoire du jeune enfant et prévention

| Asphyxies | Exemples | Prévention |
|---|---|---|
| **Inhalation de corps étrangers** | Petits objets : perles, riz, café, olives, cacahuètes | Surveiller l'enfant qui manipule de petits objets :<br>– *en crèche :*<br>• surveillance des jeux de manipulation ;<br>• prendre un nombre réduit d'enfants.<br>– *en famille :* surveiller l'enfant au moment des réunions familiales |
| **Privation d'air ambiant** | – Sacs plastiques<br>– Oreillers<br>– Animaux<br><br>– Coffres, placards | – Ne pas laisser de sacs plastiques à portée des enfants<br>– Éviter les oreillers chez le jeune enfant<br>– Ne pas laisser un chat dormir dans la chambre de l'enfant<br>– Attention aux jeux de cachette |
| **Strangulation** | – Bijoux<br>– Rideaux<br>– Moyens de contention | – Ôter les chaînettes avant le coucher<br>– Relever les cordons de rideaux<br>– Un texte législatif interdit « *l'usage de tout moyen de contention* » en collectivité (ex. : attache-couverture) |
| **Noyade** | – Baignoires<br>– Piscines<br><br>– Bains de mer | – Surveiller l'enfant et lui apprendre à nager<br>– Ne pas laisser l'enfant seul dans l'eau ou près de l'eau et protéger la piscine (loi)<br>– Apprendre à l'enfant plus grand à respecter les *consignes de sécurité des plages avec marée*<br>– Éviter l'usage des embarcations gonflables |
| **Inhalation de gaz toxiques** | Chauffe-eau (défectueux) | Contrôles fréquents de l'appareil |

L'ingestion de médicaments représente près d'une intoxication sur deux. Le plus souvent, il s'agit de tranquillisants, d'antidépresseurs, de sirops ou de médicaments pour le cœur.

### 3 La prévention de la mort subite du nourrisson (de la naissance à 1 an)

Elle repose sur des mesures simples :
- coucher l'enfant sur le dos, sur un matelas ferme, éviter de mettre un oreiller et préférer une turbulette à la couverture ;
- ne pas trop chauffer la chambre de l'enfant (autour de 18 à 20 °C) ;
- proscrire la fumée de cigarette en présence de l'enfant.

## 6 La prévention de la maltraitance

Le problème des sévices ou de la maltraitance aux enfants soulève bien des passions. Chaque année, en France, on estime que 89 000 enfants sont en danger et que 18 000 sont victimes de maltraitance (ODAS 2004).
Parmi les enfants maltraités, 7 500 sont victimes de violences physiques, 7 000 de négligences graves et de violences psychologiques, 6 500 d'abus sexuels.
L'augmentation est en partie liée à un meilleur repérage des enfants en danger. Mais le rapport de l'Observatoire national de l'action sociale décentralisée (ODAS) souligne également que « la persistance de la crise sociale et l'émergence d'une crise identitaire » fragilisent les familles.
La maltraitance entraîne 600 décès par an.

### 1 Définitions[1]

- **Enfants en danger :** ensemble des enfants maltraités et des enfants en risques.
- **Enfant maltraité** : enfant qui est victime de violences physiques, cruauté mentale, abus sexuels, négligences lourdes ayant des conséquences graves sur son développement physique et psychologique.
- **Enfant en risque :** enfant qui connaît des conditions d'existence risquant de mettre en danger sa santé, sa sécurité, sa moralité, son éducation ou son entretien, mais qui n'est pas pour autant maltraité.
- **Maltraiter un enfant c'est** *:*
  - lui faire subir des violences physiques ou sexuelles ;
  - aussi ignorer son existence, négliger ses besoins affectifs ou psychologiques, lui imposer des rythmes et des limites disproportionnés par rapport à la réalité ou à ce qu'il est en mesure de comprendre, en raison de son âge ou de sa maturité.

### 2 Données chiffrées

L'ODAS a publié les chiffres de la maltraitance et a fait une étude comparative selon le sexe. On constate que les violences sexuelles touchent majoritairement les filles.

1. Source : ministère de l'Emploi et de la Solidarité, groupe permanent interministériel pour l'enfance maltraitée.

| Les types de maltraitance en % | Filles (en %) | Garçons (en %) |
|---|---|---|
| Violences sexuelles | 75 | 25 |
| Violences physiques | 45 | 55 |
| Violences psychologiques | 50 | 50 |
| Négligences graves | 45 | 55 |

## 3 Descriptif

### a. Les situations à risque (source de la classification ODAS)

On distingue essentiellement 3 types de situations qui peuvent fragiliser des familles, et parfois aboutir à des situations de mauvais traitements.

Des facteurs tenant à l'enfant lui-même et aux circonstances de sa naissance.

Certaines caractéristiques semblent le désigner comme la victime potentielle de mauvais traitements, du fait de ce qu'il représente, exemple :

- enfant adultérin ;
- enfant né d'un premier mariage ;
- enfant de remplacement après un deuil ;
- enfant non désiré ;
- enfant prématuré ou placé dès son jeune âge ;
- enfant qui ne correspond pas à l'image idéalisée (sexe non désiré, retard, handicap...).

### b. Des facteurs tenant aux parents

Les parents qui maltraitent leur enfant peuvent être :

- des malades mentaux connus ;
- des alcooliques ou des toxicomanes ;
- des pervers, des sadiques ;
- ou des personnalités caractérielles...

Contrairement à des idées reçues (maltraitance = milieux défavorisés) parents et adultes maltraitants sont souvent des adultes comme les autres. Cependant, ils ont fréquemment en commun :

- une immaturité affective ;
- une mauvaise image de soi ;
- une intolérance à la frustration, dues le plus souvent à des perturbations graves vécues dans leur propre enfance.

*Ils ont pu eux-mêmes avoir été victimes de sévices physiques ou psychologiques ou ont souffert de carences de soins.*

### c. Des facteurs liés à l'environnement socioculturel

- Les difficultés matérielles : chômage, logement insalubre, insuffisance de ressources) peuvent accentuer une intolérance à l'enfant.
- La pauvreté culturelle, l'isolement, le déracinement, risquent d'empêcher la verbalisation de sentiments.
- Pour autant, il faut souligner que ces facteurs ne peuvent, à eux seuls, entraîner une situation de maltraitance.

## 4 Les problèmes : les différents types de mauvais traitements

### a. Les violences sexuelles

C'est une forme de maltraitance difficile à admettre. Elle peut être *extérieure à la famille* (caresses, attouchements, viols) *ou intérieure à la famille* (inceste).
Un agresseur sur quatre est un ascendant direct (le plus souvent le père).
On estime qu'un garçon sur 10 et une fille sur 8 sont victimes d'abus sexuels.

### b. Les violences physiques et psychologiques

Ce sont le plus souvent des brutalités (ecchymoses, hématomes multiples...). Chez le nourrisson le *syndrome de Silvermann* est révélé par la radiographie du squelette, montrant des fractures multiples, caractéristiques de mauvais traitements.
Les sévices avec volonté de nuire sont plus rares (brûlures de cigarettes, lésion des organes génitaux externes, morsures). Les sévices psychologiques sont assez fréquents (ex : menaces, humiliations, punitions douloureuses...).
Le syndrome du bébé secoué : le bébé est vigoureusement secoué par un adulte énervé. Les secousses ébranlent le cerveau contre la boîte crânienne, entraînant des lésions irréversibles, voire le décès de l'enfant.

### c. Les négligences graves

C'est la privation de soins élémentaires d'hygiène et de nourriture. Elle est à l'origine d'une dénutrition (anémie, rachitisme, nanisme) et de troubles du comportement (apathie, tristesse ou agressivité).

## 5 Les solutions : mesures législatives et préventives

### a. La législation

| | |
|---|---|
| **1989** | Signature de la *Convention des Droits de l'Enfant*.<br>– Elle confirme la responsabilité de l'ASE.<br>– Elle crée un service national d'accueil téléphonique : Numéro vert (119) fonctionnant 24 heures/24 avec appels anonymes et gratuits. |
| **1994** | Loi instituant une peine de perpétuité réelle pour les auteurs de meurtres d'enfants accompagnés de viol ou d'acte de barbarie. |
| **1998** | Loi sur la prévention et la répression des infractions sexuelles et la protection des mineurs. |

### b. Les mesures de prévention spécifique

Il s'agit tout d'abord de :
- *développer l'information* sur la maltraitance auprès des professionnels côtoyant les enfants (parents, écoles primaires, crèches...) ;
- *dépister précocement les enfants et les familles à risque* afin d'anticiper les problèmes possibles ;
- *dépister les mauvais traitements* ;
- *poursuivre l'accueil téléphonique*[1] par le Numéro vert, le 119, mis en place par la loi ;

1. Allô enfance maltraitée, Numéro vert : composer le 119 (24h/24) - Service national d'accueil téléphonique pour l'enfance maltraitée (Snatem),
ou - contacter le service médico-social du quartier,
ou - le service de l'Aide sociale à l'enfance (ASE),
ou - l'assistante sociale de l'établissement fréquenté par l'enfant.

• *développer les associations* comme « Enfance et Partage ».
En 2004, création de l'Observatoire National de l'enfance en danger, dont la mission principale est d'améliorer les pratiques de prévention et d'intervention.

c. Les mesures de protection

- **Le signalement**
  - Le Code pénal fait obligation à quiconque ayant la connaissance de sévices ou de privations infligés à un mineur de moins de 15 ans d'en informer les autorités judiciaires (procureur de la République, police, gendarmerie). Ce non-respect constitue un délit.
  - Les professionnels de la santé doivent déroger à l'obligation du secret professionnel en cas de suspicion de maltraitance chez un mineur de moins de 15 ans.
- **Les mesures de protection civile**
  Elles sont prises en collaboration avec la famille. Ce peut être :
  - une aide financière (une désignation de tutelle aux prestations familiales) ;
  - une AEMO (action éducative en milieu ouvert) ;

  Elles permettent à l'enfant de rester dans sa famille où il reçoit un soutien éducatif et psychologique.
- **Les mesures de protection judiciaire**
  Le juge pour enfants peut prendre différentes mesures :
  - une AEMO judiciaire afin de maintenir l'enfant dans son milieu familial ;
  - un placement de l'enfant en famille d'accueil ou en établissement, lorsque le maintien en famille devient impossible ;
  - dans les cas graves, une déchéance d'autorité parentale est envisagée.
- **Les mesures de soins**
  - Prise en charge à 100 % par la Sécurité sociale des soins aux victimes de moins de 15 ans.
  - Soutien psychologique systématique afin de prévenir les traumatismes.
- **La loi du 6 mars 2000** a créé l'institution du Défenseur des enfants. Il s'agit d'une autorité indépendante, nommé par le Conseil des ministres pour 6 ans non renouvelables. Sa mission est de défendre et promouvoir les droits de l'enfant. Il peut être saisi directement par les enfants, leurs parents ou tuteurs ou par des associations les défendant.

d. Les mesures de répression

- La détention d'images pornographiques de mineurs est une infraction.
- Est passible d'un an de prison ferme toute personne qui enregistre l'image d'un mineur à caractère pornographique (article n° 227-23 du Code pénal).
- Des peines de prison très lourdes sont données en cas d'atteintes sexuelles sur un mineur (2 à 10 ans de prison ferme, voire beaucoup plus).
- Un fichier national des délinquants sexuels est en voie de constitution.
- Il existe une réglementation d'Internet et du Minitel.

## 7 La protection médico-sociale de l'enfant

### 1 *L'importance du carnet de santé*

Le carnet de santé est un document obligatoirement remis aux parents par l'officier d'état civil au moment de la déclaration de naissance. Il joue un rôle capital dans le suivi médical de l'enfant. C'est un « *passeport de santé* ».

**Contenu du carnet de santé**

Il indique :

- l'état de santé de la famille (antécédents, frères) ;
- les conditions de l'accouchement ;
- les courbes de poids, de taille ;
- la dentition ;
- les résultats des examens médicaux ;
- les tests tuberculiniques ;
- les vaccinations ;
- le mode d'alimentation ;
- les vitamines, la dose de fluor, etc. ;
- les hospitalisations subies ;
- le mode de garde de l'enfant ;
- ses conditions de vie.

Il renferme aussi quelques conseils pratiques pour les parents ou les personnes qui ont la charge de l'enfant. C'est donc un document très précieux que les parents doivent préserver.

## 2 *Les structures d'accueil de l'enfant*

De nombreuses structures d'accueil permettent d'accueillir les jeunes enfants dont les parents travaillent.

La vocation d'une structure d'accueil est d'aller au-delà de la simple « garde » d'enfant (destinée à le nourrir, le surveiller et le protéger des accidents). Il doit se présenter comme un lieu d'éducation et d'éveil.

**Rôle de la PMI**

La PMI a pour mission de *surveiller le fonctionnement* de ces structures d'accueil afin qu'elles remplissent au mieux leurs objectifs qui sont :

- d'offrir à l'enfant les conditions de vie, d'éveil, d'apprentissage favorables à son développement psychomoteur ;
- de lui permettre de forger sa personnalité et sa socialisation, en passant de son milieu familial à une vie en collectivité.

Dans les structures d'accueil de l'enfant, les crèches collectives sont majoritaires car elles correspondent à un besoin prioritaire, celui des mères qui sont obligées de travailler. Elles se sont beaucoup développées depuis ces dernières années sous l'effet d'une triple évolution :

- l'urbanisation rapide et l'éclatement des familles traditionnelles ;
- l'accroissement du travail féminin lié à une modification du statut de la femme ;
- la conception nouvelle de l'éducation qui n'est plus de la responsabilité exclusive des parents, mais aussi celle des pouvoirs publics.

Parallèlement, ont vu le jour des formules innovantes : mini-crèches, garderies familiales rurales, crèches parentales, haltes-garderies fonctionnant toutes sous le contrôle de la PMI.

## a. Établissements et services d'accueil de type collectif et familial

**Tableau 3 – Établissements et services d'accueil des enfants de moins de 6 ans (décret du 1er août 2000)[1]**

| | Caractéristiques | Encadrement et effectifs | Responsabilité |
|---|---|---|---|
| **1. Établissements d'accueil collectif** | | | |
| Crèche collective | *Accueil régulier*, à la journée, d'enfants de moins de 3 ans durant le travail de leurs parents :<br>– 60 places maximum<br>– fermeture annuelle d'un mois (variable) | – *Encadrement* :<br>• des auxiliaires de puériculture<br>• des éducateurs (≥ 40 enfants)<br>– *Effectif* : une personne pour :<br>• 5 enfants qui ne marchent pas<br>• 8 enfants qui marchent | – Un médecin<br>– ou une puéricultrice ou un éducateur de jeunes enfants<br>– avec le concours (selon les capacités d'accueil) d'un adjoint |
| Crèche parentale | *Accueil régulier*, à la journée, d'enfants de moins de 3 ans :<br>– établissement à gestion parentale<br>– 20 places maximum | – *Encadrement* : assuré par les parents sous le contrôle de :<br>• une auxiliaire de puériculture<br>• un éducateur de jeunes enfants<br>– *Effectif* : idem crèche[a] | – Une puéricultrice<br>– ou un éducateur de jeunes enfants[b] |
| Halte-garderie | *Accueil occasionnel* pendant la journée d'enfants âgés de moins de 6 ans | – *Encadrement* :<br>• des auxiliaires de puériculture<br>• un éducateur de jeunes enfants<br>– *Effectif* : idem crèche | – Une puéricultrice<br>– ou un éducateur de jeunes enfants<br>– ou une infirmière |
| Jardin d'enfants | – *Accueil régulier*, à la journée, d'enfants de 3 à 6 ans<br>– 80 places maximum | *Petit effectif* : 1 personne pour 15 enfants | Un éducateur de jeunes enfants justifiant de 5 ans d'expérience professionnelle |
| **2. Services d'accueil familial** | | | |
| Crèche familiale | *Accueil régulier*, à la journée, de 1 à 3 enfants de moins de 3 ans chez des « assistantes maternelle » agréées | *Encadrement* assuré par l'assistante maternelle (sous la surveillance de la puéricultrice, d'un médecin et de l'équipe pluridisciplinaire) | – Une puéricultrice<br>– Un médecin de PMI<br>– Une équipe pluridisciplinaire[c] |

1. Nous reprenons les anciennes appellations (crèche, halte-garderie) afin de faciliter la compréhension du texte et parce qu'elles sont toujours utilisées par le grand public.

| | | | |
|---|---|---|---|
| Assistante maternelle (agréée) | – *Accueil régulier*, à la journée et à domicile, de 1 à 3 enfants de moins de 6 ans<br>– *Accueil en internat* si enfants de l'ASE | *Encadrement* assuré par l'assistante maternelle (sous la surveillance de la puéricultrice, d'un médecin et de l'équipe pluridisciplinaire) | – Une puéricultrice (attachée à la PMI)<br>– Un médecin de PMI<br>– Une équipe pluridisciplinaire |

a. Les effectifs sont les mêmes pour tous les établissements d'accueil collectif d'enfants de moins de 3 ans (art. R. 180-21). Toutefois, pour les crèches parentales, il est tenu compte de la participation des parents pour l'application du ratio défini à l'article précédent.
b. Un éducateur de jeunes enfants peut également diriger un établissement d'accueil collectif si le nombre d'enfants de l'établissement est inférieur ou égal à 40. La puéricultrice ou l'éducateur doivent justifier de 5 années d'expériences professionnelles auprès d'enfants de moins de 3 ans.
c. L'équipe pluridisciplinaire comprend des professionnels qualifiés dans les domaines psychologique, social, sanitaire, éducatif et culturel (décret du 1er août 2000).

### b. Structures d'accueil de type familial

| | |
|---|---|
| Crèche familiale | Accueil quotidien de 1 à 3 enfants de moins de 3 ans chez des « assistantes maternelles » agréées |
| Assistante maternelle indépendante (agréée) | Accueil à domicile de 1 à 3 enfants de moins de 6 ans.<br>À la journée ou à temps complet (si enfant de l'ASE) |

**Conditions d'agrément de l'assistante maternelle**

L'assistante maternelle doit :
- faire une demande à la circonscription sociale ;
- remplir un « dossier administratif » ;
- passer une visite médicale (ainsi que les membres de sa famille) ;
- avoir un logement salubre ;
- avoir des qualités morales et intellectuelles.

**Statut professionnel de l'assistante maternelle**

Les assistantes maternelles ont un « statut professionnel » reconnu. Leur salaire est calculé selon le Smic. À ce salaire s'ajoutent des indemnités d'entretien et de congé payé :
- l'assistante maternelle est agréée pour 3 enfants maximum ;
- si l'assistante est indépendante, elle est payée par les parents ;
- si elle dépend de la crèche familiale, elle est payée par la crèche ;
- un contrat de travail est établi entre l'employé et l'employeur ;
- une formation minimale est obligatoire. Elle est fixée à 60 heures dans les 5 années qui suivent l'agrément, dont 20 heures au cours des deux premières années. Pour les assistantes maternelles dépendant de l'ASE, cette formation est fixée à 120 heures dans un délai de 3 ans. Le département assure le financement de cette formation.

## 3 *Protection de l'enfant atteint d'un handicap*

### a. L'intérêt de l'intégration en crèche

L'intégration en crèche d'enfants avec un handicap a fait l'objet d'un rapport qui met en évidence la réussite de l'opération. Ces enfants étaient atteints de handicaps graves (parmi lesquels : cécité, troubles du comportement, retard mental, infirmité motrice cérébrale IMC). Selon ce rapport, l'intégration de l'enfant à la crèche a eu un retentissement positif non seulement sur l'enfant, mais aussi sur sa famille et sur la structure d'accueil.

### b. Intérêts pour l'enfant lui-même

**Avantages**

- La crèche offre à l'enfant atteint d'un handicap des moyens de stimulation, d'éveil, d'échange avec autrui.
- Elle permet à l'enfant de rencontrer des adultes moins impliqués que ses parents par rapport à son handicap. Étant moins « surprotecteurs », ils lui ont permis d'accéder à une plus grande autonomie.

**Étude de cas**

*Adrien* (1 an) se présentait comme un débile profond avec des troubles du comportement. Après 2 ans à la crèche il se range aujourd'hui dans la catégorie des déficients intellectuels moyens.

**Inconvénients**

La présence d'un enfant handicapé en crèche, surtout s'il est seul, peut susciter différentes attitudes à effets négatifs, telles que : surprotection des camarades et des adultes, sollicitudes multiples et excessives, rivalités, jalousies, régression, culpabilité, pitié. L'intégration de 2 ou 3 enfants handicapés serait, peut-être, une solution...

**Étude de cas**

*Flora* (2 ans) est aveugle. Son intégration à la crèche a été très bien acceptée de ses petits camarades : ils s'occupaient d'elle, lui donnaient leurs jouets. Certains lui prenaient la main pour lui faire toucher le sable. *Gontran* (3 ans, son copain préféré) a frappé *Léo* qui lui avait envoyé (malencontreusement) du sable au visage.

### c. Intérêts pour la famille

**Avantages**

L'intégration de l'enfant handicapé en crèche permet à sa mère de reprendre le travail (ce qui est excellent pour son moral et son équilibre). La mère d'un enfant handicapé trouve à la crèche des professionnels compétents qui la soutiennent, lui donnent des conseils avisés.

Par ailleurs, la crèche valorise son enfant : elle le voit évoluer dans un groupe d'enfants normaux.

**Inconvénients**

Le risque de l'intégration en crèche est de faire croire aux parents à une « normalisation ». Elle les maintient dans l'illusion sur l'avenir de l'enfant.

C'est dans la recherche d'une autre institution que les parents prendront conscience du « devenir » de leur enfant. Ce passage est toujours un moment difficile.

### d. Problèmes posés pour le personnel de la crèche

Pour le personnel de la crèche, l'intégration d'un enfant avec un handicap peut présenter des avantages et des inconvénients.

- **Avantages**
  Le personnel se sent :
  - responsable des progrès de l'enfant ;
  - valorisé par l'importance de son rôle : il informe les parents, les autres professionnels (kinésithérapeute, psychologue, assistante sociale...).
- **Inconvénients**
  La présence de cet enfant agit comme un révélateur des difficultés de la crèche ; le personnel a des moments de :
  - découragement (lorsque l'enfant n'évolue pas ou régresse) ;
  - rivalités, heurts (entre les membres de l'équipe) ;
  - gêne (avec les parents de l'enfant handicapé) ;
  - conflits (avec la directrice : lui reprochant un manque de personnel surtout lorsque l'enfant a un handicap très lourd).
- **Conditions**
  Il ressort de l'enquête qu'un enfant avec un handicap ne doit pas rester trop longtemps à la crèche, faute de provoquer :
  - lassitude et désinvestissement du personnel ;
  - stagnation de l'enfant.

  Il est important d'obtenir *l'accord de tout le personnel* avant d'intégrer un enfant avec un handicap. L'équipe a besoin d'être informée, formée et soutenue. Elle a besoin aussi d'être en nombre suffisant. Enfin, elle doit pouvoir délimiter dans le temps cette intégration afin de mieux cerner les objectifs à atteindre.

### e. Le centre d'action médicosociale précoce (CAMSP)

Ce type de structure a pour mission le dépistage des handicaps, la prévention des accidents, la prise en charge et la rééducation des enfants. Ces centres concernent les enfants de 0 à 6 ans. Ils peuvent être polyvalents ou spécialisés dans une déficience spécifique (cécité, surdité...). Les soins sont gratuits et assurés par une équipe pluridisciplinaire médicale, paramédicale et éducative.

## 4 *Protection de l'enfant hospitalisé*

### a. Réactions de l'enfant à l'hospitalisation

Les aspects psychologiques des réactions de l'enfant sont à prendre en considération. Citons :

- **La peur de l'hospitalisation**
  Lors d'une hospitalisation, le jeune enfant (en particulier en-dessous de 3-4 ans) éprouve des peurs fondamentales :
  - *peur de l'inconnu* : il ressent l'hôpital comme un monde froid, hostile, étranger, il perd ses rythmes et ses repères familiers ;
  - *peur de perdre ses parents* : il ressent l'absence de sa mère comme un « abandon », une rupture affective.
- **Les difficultés d'adaptation de l'enfant à l'hôpital**
  Lors d'une hospitalisation, le jeune enfant peut manifester des réactions caractéristiques (d'agressivité ou d'indifférence) traduisant ses difficultés d'adaptation.

**Les réactions de l'enfant à la sortie de l'hôpital**

L'enfant peut, lors du retour chez lui, manifester les réactions suivantes :
- manifester des signes de « régression » : redevenir dépendant de sa mère, refaire pipi au lit, etc. ;
- manifester de l'agressivité envers autrui : s'opposer à sa mère, à sa maîtresse, battre ses frères...

### b. Prévention des effets négatifs de l'hospitalisation

Dans le but de réduire les effets néfastes de l'hospitalisation de l'enfant, une circulaire du ministère de la Santé fait au personnel de santé les recommandations suivantes.

**Favoriser l'hospitalisation « de jour » ou « à domicile »**

Chaque fois que le traitement le permet, il est recommandé de ne pas hospitaliser l'enfant et de choisir de préférence l'hospitalisation de jour ou à domicile.

**Préparer l'enfant et les parents à l'hospitalisation**

Le jour de la décision de l'hospitalisation, il est recommandé :
- *d'expliquer à l'enfant le motif de l'hospitalisation,* sa durée approximative, la nature des soins (même le jeune nourrisson a besoin d'entendre des paroles sécurisantes) ;
- *d'informer les parents sur le déroulement de l'hospitalisation* (par exemple en leur remettant une brochure regroupant quelques conseils) (fig. 1) ;
- *d'aider l'enfant à comprendre son hospitalisation*, par exemple en lui remettant un livre à colorier qui le familiarise avec le monde inconnu de l'hôpital ;
- de prévoir un espace d'activités motrices ;
- de prévoir une salle de classe pour les 6 à 12 ans.

**Améliorer l'accueil et les conditions de séjour à l'hôpital**

- *Favoriser les contacts parents-enfants :*
  - en encourageant la présence permanente d'un parent auprès de l'enfant ;
  - en les invitant à participer aux soins d'hygiène quotidiens.
- *Favoriser la bonne intégration de l'enfant :*
  - en s'occupant du même enfant (proposer une « référente ») ;
  - en répondant à ses besoins fondamentaux (en lui parlant, en l'écoutant, en lui donnant les soins d'hygiène) ;
  - en instaurant une relation de confiance avec lui (en répondant à ses questions, en le préparant aux soins) ;
  - en lui proposant des activités diverses (selon son état) ;
  - en le consolant au moment du départ de ses parents.
- *Donner des conseils aux parents* : les encourager à renouveler leurs visites malgré les pleurs de l'enfant au moment du départ (ceux-ci lui permettent de décharger son angoisse).

  Les parents sont souvent désemparés au moment de l'hospitalisation de l'enfant. Pour les aider, l'Assistance publique a édité un petit fascicule contenant des conseils en bande dessinée (*cf.* page suivante).

Un enfant malade a besoin de ses parents et il s'adaptera d'autant mieux à l'hôpital que ceux-ci auront eu les gestes et les mots adaptés à la situation.

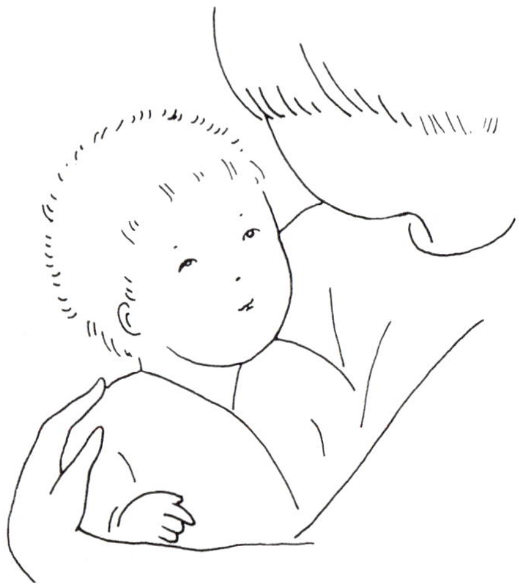

**1. Prévenez votre enfant** :
expliquez-lui pourquoi il va à l'hôpital, qu'il reviendra à la maison. Soyez calme et confiant, il le sentira.

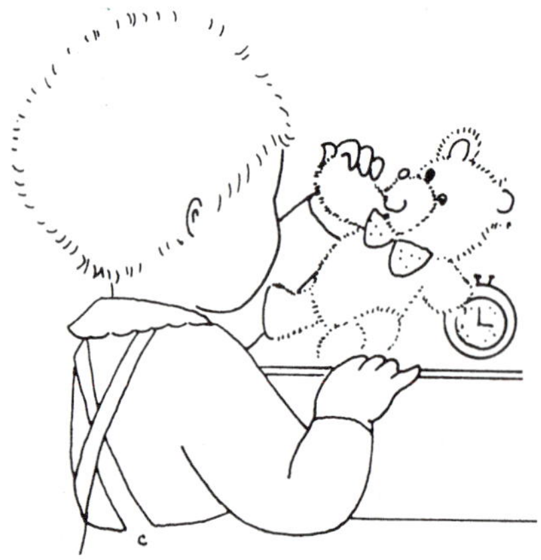

**2. Préparez le départ à l'hôpital** :
faites sa valise avec lui, n'oubliez pas ses objets familiers, son ours (ou autre jouet préféré), un petit réveil, un petit poste de radio.

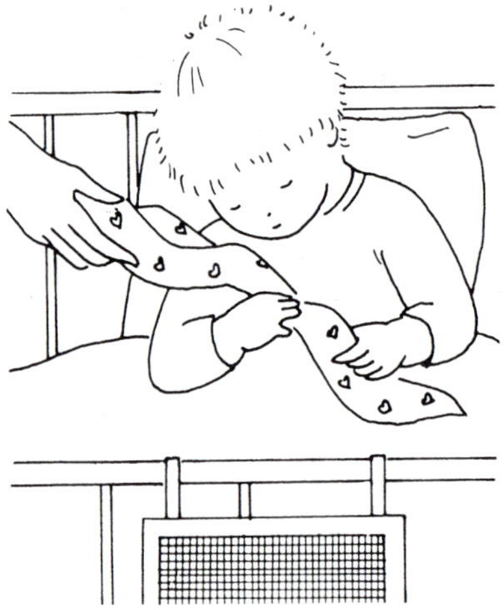

**3. Restez auprès de l'enfant jusqu'à l'heure du coucher.**
Ne dites pas que vous partez pour quelques minutes. Dites-lui la vérité. S'il est petit, laissez-lui votre foulard.

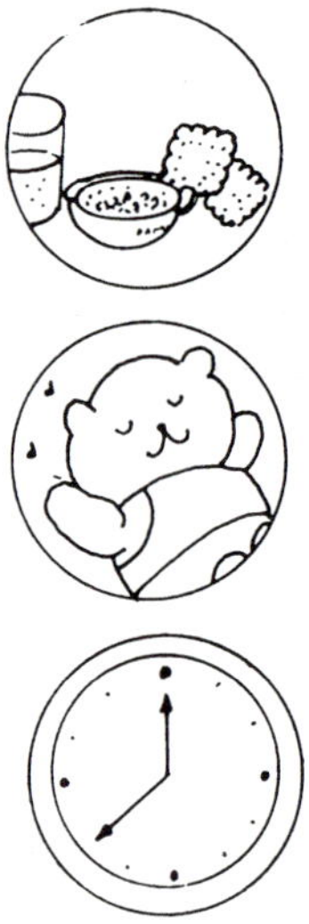

**4. Indiquez à l'auxiliaire de puériculture les habitudes de votre enfant** (repas, sommeil...), ses goûts.

Fig. 1 – Conseils aux parents lors de l'hospitalisation de l'enfant

**Rôle de l'AS/AP**

L'AS/AP doit favoriser l'accueil de l'enfant à l'hôpital :
- réduire les formalités administratives ;
- autoriser les parents à rester auprès de l'enfant jusqu'au soir ;
- accueillir chaleureusement l'enfant et ses parents ;
- présenter à l'enfant le service et ses camarades de chambre ;
- habiller l'enfant de ses vêtements personnels (pyjama...) ;
- ne pas le coucher systématiquement ;
- lui permettre de garder son objet préféré (ours...) ;
- s'informer auprès des parents des « habitudes » de l'enfant : rythme de vie, rites d'endormissement, habitudes alimentaires, tétines, propreté, langage (ses mots habituels, son diminutif, etc.).

### c. Droits de l'enfant mineur hospitalisé [1]

L'enfant mineur de moins de 15 ans hospitalisé fait l'objet d'une législation spéciale, dont nous verrons deux aspects essentiels : les obligations des parents de l'enfant et celles du personnel de l'hôpital.

**L'autorisation indispensable des parents pour l'hospitalisation**

Les parents doivent signer une autorisation écrite pour tout ce qui concerne l'hospitalisation de leur enfant. À savoir :
- pour *l'admission* de l'enfant à l'hôpital ;
- pour *le séjour*, c'est-à-dire :
  - soins, traitements, examens,
  - acte chirurgical à pratiquer sur sa personne ;
- *pour la sortie de l'hôpital.*

En cas d'urgence, les médecins peuvent se dispenser de l'autorisation écrite des parents de l'enfant car ils sont autorisés à remplir leur « mission » dans le cadre des « devoirs d'assistance à personne en danger ».

Pour l'autorisation écrite « relative à l'hospitalisation », seuls peuvent la signer :
- les parents, ou l'un des deux (si divorce, celui qui en a la garde) ;
- le tuteur légal.

**Le respect du mineur hospitalisé par le personnel de soins**

L'enfant mérite, plus que tout autre, le respect de sa personne et de sa dignité, ainsi :
- le mineur doit être informé par les médecins de son traitement, dans un langage clair et compréhensible, adapté à son niveau intellectuel [2]. Les AS/AP doivent activement participer à cette information ;
- les médecins doivent tenir compte de son avis [3], de ce qu'il signale, de ce qu'il ressent.

**La déclaration de maltraitance par le personnel de soins**

Toute suspicion de maltraitance doit être déclarée. L'agent hospitalier qui signalera la maltraitance est relevé exceptionnellement de l'obligation du secret professionnel. Il a le *devoir* d'en faire la déclaration :
- à la surveillante ;
- aux médecins de service ;

1. Article 43 du décret du 28 mai 1979.
2. Article 226-14 du Code pénal.
3. *Idem.*

• à l'administration.
C'est une mesure essentielle de protection de l'enfant.

## 5 La Déclaration des droits de l'enfant

**Les dix principes de la Déclaration des droits de l'enfant** [1]

1. *L'enfant doit jouir de tous les droits énoncés dans la présente déclaration.* Ces droits doivent être reconnus à tous les enfants sans exception aucune, et sans distinction ou discrimination fondées sur la *race*, la *couleur*, le *sexe*, la *langue*, la *religion*, les *opinions* politiques ou autres, l'origine nationale ou sociale, la fortune, la naissance, ou sur toute autre situation, que celle-ci s'applique à l'enfant lui-même ou à sa famille.

2. *L'enfant doit bénéficier d'une protection spéciale.* Il doit se voir accorder des possibilités et des facilités (par l'effet de la loi et par d'autres moyens), afin d'être en mesure de se développer d'une façon saine et normale sur les plans *physique*, *intellectuel*, *moral*, *spirituel* et *social*, dans des conditions de liberté et de dignité. Dans l'adoption de lois à cette fin, l'intérêt supérieur de l'enfant doit être la considération déterminante.

3. *L'enfant a droit, dès sa naissance, à un nom et à une nationalité.*

4. *L'enfant doit bénéficier de la Sécurité sociale.* Il doit pouvoir grandir et se développer d'une façon saine et, à cette fin, une aide et une *protection spéciales* doivent lui être assurées ainsi qu'à sa mère, notamment des soins prénatals et postnatals adéquats. L'enfant a droit à une alimentation, à un logement, à des loisirs et à des soins médicaux adéquats.

5. *L'enfant physiquement, mentalement ou socialement désavantagé* doit recevoir le traitement, l'éducation et les soins spéciaux que nécessitent son état ou sa situation.

6. *L'enfant, pour l'épanouissement harmonieux de sa personnalité, a besoin d'amour et de compréhension.* Il doit, autant que possible, grandir sous la sauvegarde et sous la responsabilité de ses parents et, en tout état de cause, dans une atmosphère d'*affection* et de *sécurité morale* et *matérielle* ; l'enfant en bas âge ne doit pas, sauf circonstances exceptionnelles, être séparé de sa mère. La société et les pouvoirs publics ont le devoir de prendre un soin particulier des enfants sans famille ou de ceux qui n'ont pas de moyens d'existence suffisants. Il est souhaitable que soient accordées aux familles nombreuses des allocations de l'État ou autres pour l'entretien des enfants.

7. *L'enfant a droit à une éducation qui doit être gratuite et obligatoire au moins aux niveaux élémentaires.* Il doit bénéficier d'une éducation qui contribue à sa *culture* générale et lui permette, dans des conditions d'*égalité de chances*, de développer ses facultés, son *jugement* personnel et son sens des *responsabilités* morales et sociales, et de devenir un membre utile de la société.
L'intérêt supérieur de l'enfant doit être le guide de ceux qui ont la responsabilité de son éducation et de son orientation ; cette responsabilité incombe en priorité à ses parents. L'enfant doit avoir toutes possibilités de se livrer à des jeux et à des activités récréatives, qui doivent être orientés vers les fins visées par l'éducation ; la société et les pouvoirs publics doivent s'efforcer de favoriser la jouissance de ce droit.

8. *L'enfant doit, en toutes circonstances, être parmi les premiers à recevoir protection et secours.*

1. Déclaration adoptée par l'Assemblée générale des Nations unies le 20 novembre 1989.

9. *L'enfant doit être protégé contre toute forme de négligence, de cruauté et d'exploitation.* Il ne doit pas être soumis à la traite sous quelque forme que ce soit.

L'enfant ne doit pas être admis à l'emploi avant d'avoir atteint un *âge minimum* approprié ; il ne doit en aucun cas être astreint ou autorisé à prendre une occupation ou un emploi qui nuise à sa santé ou à son *éducation*, ou qui entrave son développement physique, mental ou moral.

10. *L'enfant doit être protégé contre les pratiques qui peuvent pousser à la discrimination raciale*, à la discrimination religieuse ou à toute autre forme de discrimination. Il doit être élevé dans un esprit de compréhension, de tolérance, d'amitié entre les peuples, de paix et de fraternité universelle, et dans le sentiment qu'il lui appartient de consacrer son énergie et ses talents au service de ses semblables.

# 8 L'adoption

Lorsque les méthodes à la procréation ont échoué, un certain nombre de couples stériles essaient d'adopter un enfant (français ou étranger).

## 1 Définition

L'adoption est l'établissement d'une filiation juridique alors qu'il n'y a aucune filiation biologique. Il y a en France 5 000 adoptions/an (un tiers de Français). La France est le 2e pays au monde après les États-Unis pour le nombre d'adoptions internationales.

## 2 La législation

| | |
|---|---|
| – Loi du 11 juillet 1966<br>– Loi du 21 décembre 1976 | Institution de l'adoption plénière et de l'adoption simple |
| – 29 mai 1995<br>• Convention de La Haye ;<br>• Conseil de l'Europe. | – Institution de l'adoption internationale<br>– Préparation d'une convention relative à l'exercice des droits de l'enfant |
| – Loi du 5 juillet 1996 | Facilite les conditions d'adoption, réglemente le secret d'origine<br>Instaure des changements de procédures pour l'adoption d'enfants français ou étrangers, et assouplit les critères permettant l'adoption des enfants délaissés par leurs parents |
| 2005 : Réforme de l'adoption internationale | Harmonise les procédures d'agrément<br>Permet l'accompagnement des enfants par les services de l'ASE<br>Majore la prime d'adoption |
| 2006 : Création de l'AFA (Agence française d'adoption) | Gère les dossiers individuels<br>Informe et conseille les adoptants |

## 3 L'adoption : mode d'emploi

Pour adopter un enfant, il faut :
- être marié depuis deux ans, ou être célibataire ;

• avoir au moins 28 ans et 15 ans de plus que l'adopté ;
• obtenir un agrément du président du Conseil général (ASE), qui a une valeur nationale. Selon la loi de 2005, cet agrément est accordé pour 5 ans et doit être obtenu dans un délai de 9 mois. Il est délivré pour l'accueil d'un ou de plusieurs enfants simultanément. Le mineur placé en vue d'adoption ou adopté aura un accompagnement de l'ASE ou de l'Agence française pour l'adoption dès son arrivée au foyer de l'adoptant et jusqu'au prononcé de l'adoption (ou jusqu'à la transcription du jugement étranger).

Les enfants à adopter sont orphelins de père et de mère ou déclarés abandonnés (les parents ayant été déchus de l'autorité parentale : filiation non établie, autorité parentale retirée ou décès de l'autre parent).

Le consentement de l'enfant est nécessaire à partir de 13 ans.

On distingue deux formes d'adoption.

### a. Les deux formes d'adoption

- **L'adoption plénière**
  Elle est possible uniquement pour les enfants de moins de 15 ans accueillis dans la famille d'adoption depuis au moins 6 mois. L'enfant adopté a une situation identique à l'enfant légitime. *Elle est irrévocable.*
- **L'adoption simple**
  Elle est possible quel que soit l'âge de l'enfant. Elle laisse subsister des liens avec la famille d'origine (droits héréditaires, obligation alimentaire). Elle crée des liens avec l'adoptant (autorité parentale, droits de succession). L'enfant porte son nom suivi de celui de l'adoptant. *Elle est révocable* (pour motifs graves).

L'autorité parentale est exclusivement et intégralement dévolue aux parents adoptifs.

## 4 *L'adoption et ses problèmes*

Adopter un enfant relève du « parcours du combattant ». Il y a de plus en plus de demandes d'adoption et de moins en moins d'enfants adoptables, parmi ceux qui répondent aux demandes des adoptants.

### a. Augmentation du nombre des demandes d'adoption en France

Il y a une grande distorsion entre le nombre d'enfants nés en France, adoptables, et le nombre de candidats à l'adoption. Les demandes concernent le plus souvent un nourrisson blanc, en bonne santé et sans handicap. Ces derniers sont de moins en moins abandonnés, alors que le nombre d'enfants abandonnés ou handicapés augmente. Ainsi que les enfants pupilles de l'État qui ne trouvent pas de famille d'adoption. Les délais d'attente pour l'adoption peuvent varier de 3 à 5 ans en moyenne.

### b. Augmentation du nombre d'adoptions d'enfants étrangers

On compte 33 000 enfants adoptés de 60 pays différents. Certaines adoptions sont des échecs, par le fait des adoptants qui ne sont pas assez préparés à accueillir l'enfant adopté. Cette adoption est désormais réglementée et mieux encadrée. Ainsi, les conditions pour adopter un enfant originaire d'un pays étranger sont les mêmes que celles pour adopter un enfant français : conditions d'âge, agrément... L'adoption d'un enfant étranger ne peut être accordée qu'en l'absence de solution pour lui dans son pays d'origine. Le consentement du représentant légal de l'enfant doit être libre, obtenu sans contrepartie et éclairé sur les conséquences de l'adoption (notamment plénière).

Il faut impérativement passer par un organisme agréé et engager des démarches avec les autorités françaises compétentes avant de se rendre à l'étranger, faute de quoi les abus sont possibles, et la procédure d'adoption ne serait pas reconnue en France.

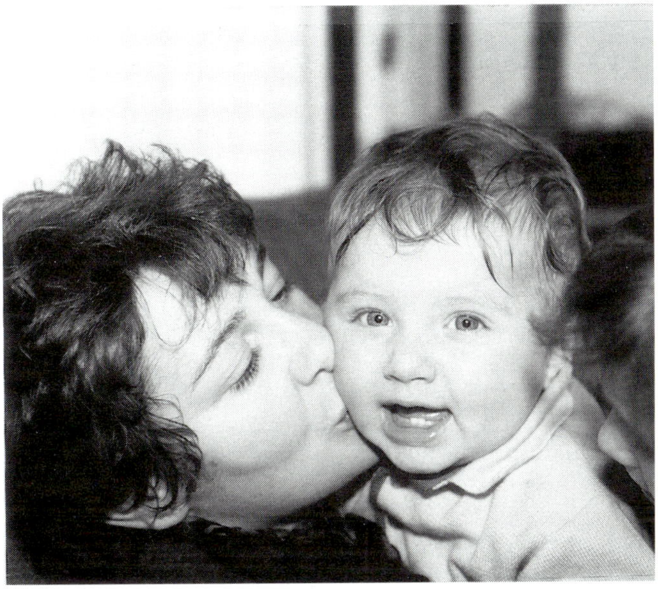

Même si l'adoption est réussie, si l'enfant est heureux avec ses parents adoptifs, il sera tenté de rechercher ses racines...

# Annales ?

## 1. EAS du CHU de Cavaillon

« L'ordi-Baby » est un ordinateur de jeux pour enfant qui permet de « développer l'autonomie de l'enfant ». Ainsi, l'enfant peut jouer seul, à une époque où ses parents ont de moins en moins le temps pour jouer avec lui (comme le dit le directeur du marketing du fabriquant).
Qu'en pensez-vous ?

## 2. EAP du CH de Marseille

L'école constitue un carrefour social essentiel. C'est un lieu privilégié pour observer le comportement des enfants, les écouter, repérer leurs difficultés.
L'école a donc un rôle important à jouer dans la détection de situations de maltraitance ou de risque, leur signalement et leur prévention.
**1.** Commentez ce texte.
**2.** Citez 2 domaines où l'école peut avoir un rôle de prévention pour le jeune enfant.

## 3. Section AS/AP du LEP d'Antony

D'après le dessin ci-contre, dites :

**1.** Quel est l'intérêt d'une bonne hygiène des dents chez l'enfant ?

**2.** Comment feriez-vous dans une structure d'accueil (ex. : la crèche) pour entraîner 2 à 3 enfants à se laver les dents ?

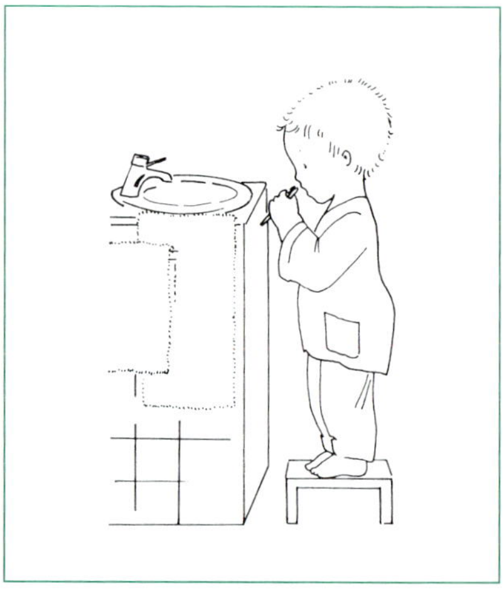

**3.** Quels conseils d'hygiène donneriez-vous ?

**4.** Quelles sont les autres formes d'hygiène que vous préconiseriez pour l'enfant (âgé de 2 à 3 ans) ?

## 4. Section AP du LEP de Neuilly

Il est midi : c'est le moment du repas à la crèche. Commentez les légendes des dessins ci-dessous.

## 5. Section AP du LEP d'Antony

**1.** Qu'évoquent les dessins ci-dessous ?

**2.** Quels autres « risques » menacent le jeune enfant si l'adulte ne met pas en œuvre les

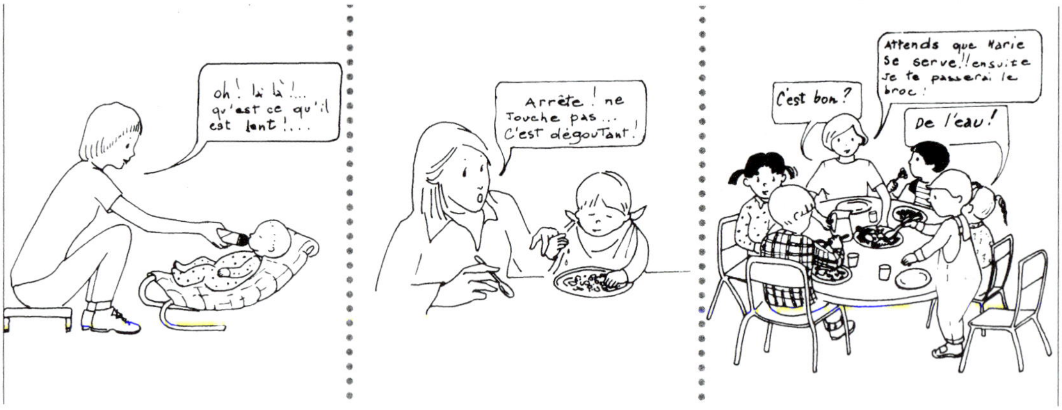


........................................ ........................................ ........................................
........................................ ........................................ ........................................
........................................ ........................................ ........................................
........................................ ........................................ ........................................

moyens de prévention adaptés à l'âge et aux situations ?

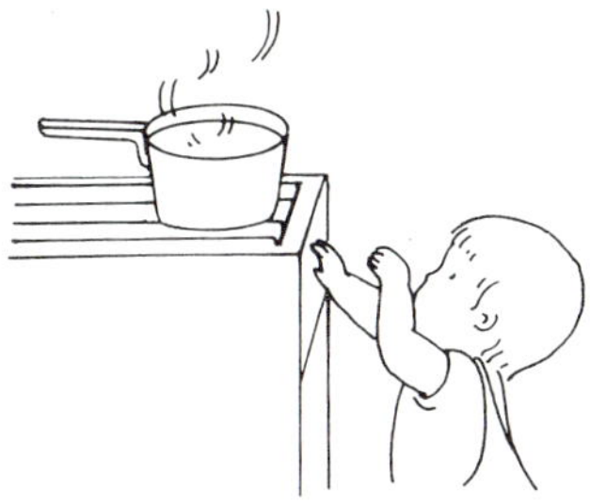

...................................................................................

...................................................................................

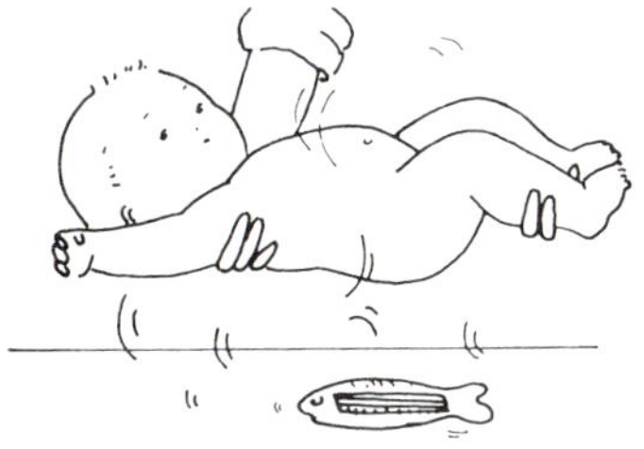

...................................................................................

...................................................................................

### 6. Section AP du LEP de Neuilly

À notre époque, les enfants sont souvent trop seuls... L'animal est pour eux un merveilleux compagnon.

1. Qu'en pensez-vous ?
2. Quels sont les avantages et les inconvénients de la présence d'un animal ?
3. Quel est le rôle de l'adulte ?

### 7. EAS de l'APCS de Paris

« La maison, nid douillet et protecteur, est un univers où l'enfant fait ses premiers pas et apprend la vie. C'est aussi le lieu de tous les dangers.

Les parents, bien souvent, sont dépassés par la fantastique rapidité du développement du tout-petit qui les prend de vitesse, suscitant aujourd'hui un risque plus grand qu'hier.

Résultat : dans ce lieu semé d'embûches que peut être la maison, les accidents, le plus souvent bénins, ne sont pas rares. Chaque année, 500 enfants de moins de quinze ans décèdent d'un accident domestique et plus d'un million consultent chez le médecin. Ces accidents sont la première cause de mortalité et de mobidité chez l'enfant de moins de quinze ans. Pourtant, ils pourraient être évités par des gestes simples et par une vigilance accrue. »

Qu'en pensez-vous ?

### 8. EAP du CH de Bastia

1. Que recouvre, pour vous, le terme « maltraitance » chez l'enfant ? Quelles sont ses formes ?
2. En tant que « citoyen », comment peut-on aider à la prévenir ? Justifiez votre réponse.

### 9. Section AS/AP du lycée J. Monod de Paris

***Les dangers de la maltraitance psychologique des enfants***

« On distingue plusieurs sortes de maltraitance aux enfants (physique, psychologique ou émotionnelle, négligence lourde et abus sexuels), mais elles sont souvent intriquées, en particulier la maltraitance psychologique et la négligence physique et éducative.

Selon, l'Observatoire national de l'enfance en danger, 11 % des enfants maltraités ont été victimes de cruauté mentale [...].

Voici quelques conseils donnés par le professeur Zerah (de l'hôpital Necker) pour éviter le « syndrome des enfants secoués », qui constitue un cas de maltraitance mal connu du public :

– le bébé pleure : on lui change la couche ;
– le bébé continue de pleurer : on le nourrit ;
– le bébé pleure toujours : on le berce... ;
– le bébé ne cesse de pleurer : il faut sortir de la pièce, mais IL NE FAUT PAS LE SECOUER. »

Deux cas par semaine d'enfants secoués sont accueillis en neuro-chirurgie à l'hôpital Necker-Enfants-Malades.

*Le Monde, droits réservés*

Quelle réflexion vous inspire ce texte ?

### 10. EAS du CH de Paimpol

Dans la cour des écoles maternelles (voire des crèches), de plus en plus de petits boxeurs en culottes courtes sèment la terreur. Une violence qui signe surtout leur impossibilité à communiquer. Même si elle n'est pas excusable, elle est l'expression d'une victime devenue bourreau.

1. Que pensez-vous de cette allégation ?
2. Que savez-vous de la violence chez les tout-petits ?

### 11. EAP CH de Bastia

1. La pédophilie : donnez une définition à ce terme.
2. Comment se pose le problème aujourd'hui ? Appuyez-vous sur des exemples concrets.

## 12. EAS de Mortagne-au-Perche

Que savez-vous et que pensez-vous de l'opération « Pièces jaunes » ?

## 13. EAP de Neuilly

Il s'agit du « carnet illustré » remis à l'enfant à son arrivée à l'hôpital.
Mettez une légende sous les 3 dessins suivants et commentez.

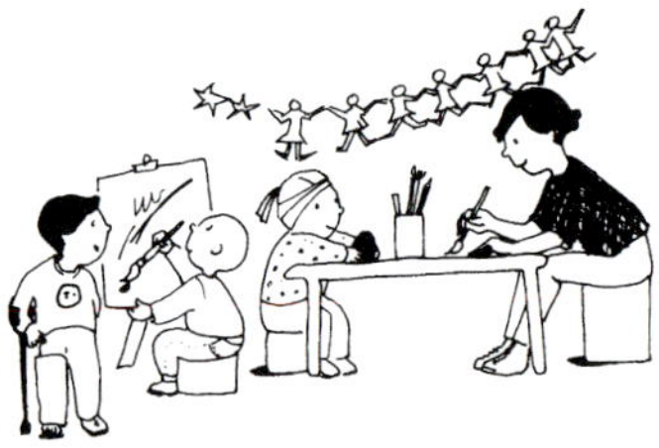

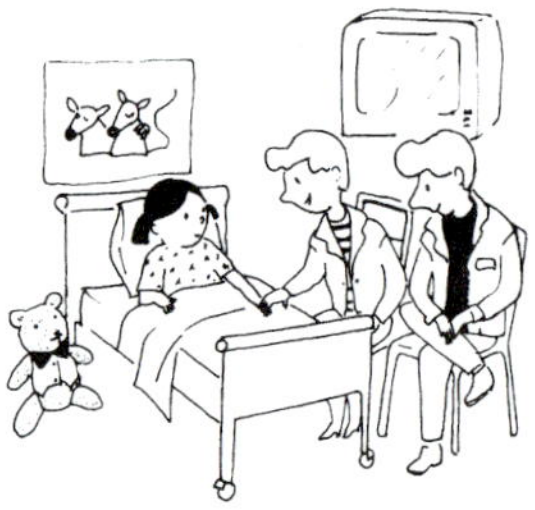

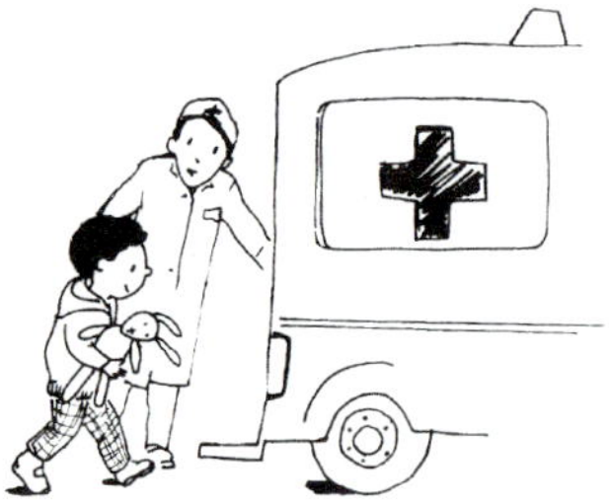

## 14. EAS du CHU de Cavaillon

L'assemblée générale des Nations unies a rédigé la Convention des Droits de l'enfant. Pourquoi un cadre moral et juridique est-il indispensable à la protection des mineurs ?

## 15. Section AS/AP du lycée J. Monod de Paris

« Chaque fois que je revenais au centre de tri avec une charrette pleine de détritus, les enfants se précipitaient pour fouiller ces ordures. Dès que l'un d'entre eux avait pu mettre la main sur un livre ou une revue, ils s'agglutinaient à plusieurs autour du copain pour feuilleter l'ouvrage. Sans se préoccuper des pages souillées ou déchirées, ils passaient et repassaient comme en promenade à travers les illustrations, s'arrêtant aux images, discutant entre eux, poussant des éclats de rires, allant jusqu'à mimer une scène évoquée par un dessin ou une photo. Ils ne savaient ni lire ni écrire mais ces livres provoquaient chaque fois une explosion de vie, le départ vers un grand voyage. […]



**1.** Que vous inspire ce texte ?

**2.** Que pensez-vous du respect des droits de l'enfant dans le monde ? Argumentez votre réponse.

**3.** Quelle est l'importance de l'apprentissage de la lecture chez l'enfant ?

# 14 TEST Que savez-vous sur… les jeunes ?

*Cochez la ou les bonnes réponses*

### 1. Une carence affective est :

*a) une maladie de carence* ❐
*b) un manque d'amour* ❐
*c) l'absence de famille* ❐
*d) la privation d'amour maternel* ❐
*e) une pathologie de l'adolescent* ❐

### 2. Parmi les transformations suivantes de l'adolescent, lesquelles sont d'ordre psychologique ?

*a) activité ovarienne* ❐
*b) discussions philosophiques* ❐
*c) rêveries* ❐
*d) pulsions sexuelles* ❐
*e) détachement des parents* ❐
*f) activité testiculaire* ❐
*g) recherche d'identité* ❐

### 3. Les substances les plus expérimentées par les 12-18 ans sont :

*a) les sirops et les jus de fruits* ❐
*b) l'alcool et le tabac* ❐
*c) le cannabis* ❐
*d) les drogues dures* ❐

### 4. Les « apprentissages sociaux », c'est :

*a) apprendre le langage de son groupe* ❐
*b respecter les règles de la vie en société* ❐
*c) apprendre à respecter autrui* ❐
*d) apprendre un métier* ❐
*e) intégrer divers rôles sociaux* ❐
*f) savoir vivre avec autrui* ❐
*g) bien se tenir à table* ❐

### 5. Un « blog » est :

*a) un virus informatique qui bloque tout* ❐
*b) un sondage* ❐
*c) une nouvelle activité sportive* ❐
*d) un journal personnel sur Internet* ❐

### 6. Le « tourisme sexuel », c'est :

*a) le tourisme dans les pays tropicaux* ❐
*b) l'esclavage des femmes en Asie* ❐
*c) la prostitution des mineurs en Asie* ❐
*d) l'effet des vacances sur l'activité sexuelle* ❐
*e) l'activité de touristes pervers à l'étranger* ❐
*f) les actes pervers de certains touristes européens dans les pays asiatiques* ❐
*g) les actes de pédophilie à l'étranger* ❐

### 7. Le suicide :

*a) concerne 5 filles de 19 ans sur 1 000* ❐
*b) tue chaque année près de 800 jeunes* ❐
*c) est la deuxième cause de mortalité derrière les accidents de voiture* ❐
*d) représente 40 000 tentatives* ❐

### 8. En 2006, les valeurs qui comptent le plus chez les adolescents sont :

*a) la religion* ❐
*b) la politique* ❐
*c) l'argent* ❐
*d) la famille* ❐
*e) les études* ❐

### 9. La dépression :

*a) concerne seulement les adultes* ❐
*b) touche 8 % des adolescents* ❐
*c) est à l'origine de la plupart des troubles du sommeil chez les adolescents* ❐
*d) épargne totalement les adolescents* ❐

### 10. Concernant la santé et la sécurité de leurs enfants adolescents, les parents sont surtout préoccupés par :

*a) la drogue* ❐
*b) l'alcool* ❐
*c) l'accès à Internet* ❐
*d) la violence* ❐
*e) la pornographie* ❐
*f) le tabac* ❐

## Corrigé du QCM

*1) b et d*
*2) b, c, d, e et g*
*3) b*
*4) a, b, c, d, e et f*
*5) d*
*6) c, e, f et g*
*7) a, b, c et d*
*8) d et e*
*9) b et c*
*10) a et d*

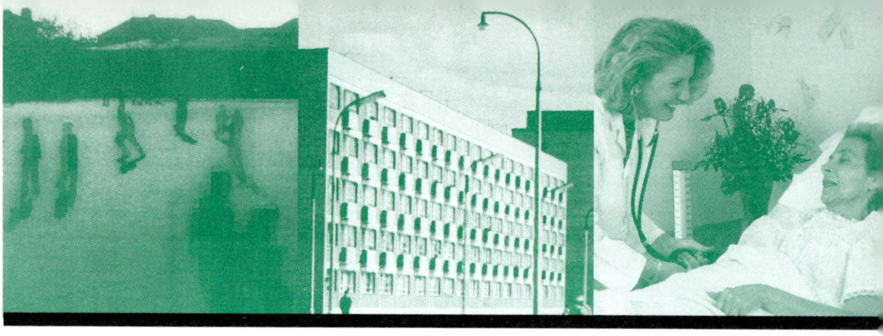

# 14 Les jeunes

**Le saviez-vous ?**

➤ ***Filles et garçons*** *ont, en moyenne, leur premier rapport sexuel au cours de leur 16e année.*

➤ ***Les services de police et de gendarmerie*** *enregistrent chaque année 30 000 disparitions de mineurs. 9 fugueurs sur 10 sont retrouvés dans les 15 jours.*

➤ ***L'adolescence*** *débute vers l'âge de 12 ans et s'achève vers l'âge de 18 ans.*

➤ ***D'après un sondage*** *publié fin 2002, les adolescents considèrent que la famille reste la valeur la plus importante qui soit (87 %).*

➤ ***Le conformisme culturel*** *est très prisé des jeunes. Ils aiment les mêmes marques de vêtements, ils adoptent les mêmes goûts pour la musique, pour les spectacles... Ce conformisme leur donne le sentiment d'être intégré au « groupe » dont ils font partie.*

➤ ***Plus de 50 % des plus de 11 ans*** *utilisent fréquemment et massivement Internet.*

➤ ***Les Européens de 15 à 24 ans*** *passent de moins en moins de temps à regarder la télévision ou à écouter la radio au profit d'Internet. Internet progresse aussi au détriment de la presse écrite et des magazines.*

➤ ***Skyblog, le premier hébergeur de blogs en France,*** *comptabilise près de 9 millions de blogs en ligne. 15 000 à 20 000 nouveaux blogs sont enregistrés tous les jours sur Skyblog.*

## 1 L'influence de la famille sur le devenir du jeune

Les jeunes d'aujourd'hui sont les enfants d'hier et les adultes de demain. Voyons quelles influences ils subissent et comment ils vont bien, ou mal vivre, ce passage de l'enfance à l'âge adulte.

### 1 *Influence de la famille sur l'équilibre humain*

L'enfant se construit en imitant ses proches, ou en s'opposant à eux. C'est dire l'importance pour l'enfant de vivre dans un milieu où il trouvera :

- l'amour, la fraternité, la tolérance ;
- la compréhension, l'écoute, l'échange ;
- la sécurité et la sérénité.

On sait que tous les enfants qui ont souffert de « carence affective » présentent des troubles psychologiques graves à l'âge adulte. En outre, on a constaté que les pouponnières ou les internats, les plus évolués, n'ont pu donner à l'enfant l'équilibre souhaité. Le fait de retirer l'enfant de sa famille est une solution extrême. Rien ne peut remplacer, pour l'enfant, le milieu familial.

Toutefois, lorsque le climat familial est très perturbé, la société doit mettre à la disposition des familles un *soutien psychologique*. Les « *consultations de psychopédagogie* » confirment chaque jour qu'en aidant les familles, il est possible de « rééquilibrer » bien des situations perturbées et de « socialiser » bien des inadaptés.

C'est en atténuant les difficultés de l'enfant au sein du groupe familial qu'on favorisera l'équilibre de l'adulte qu'il sera demain.

### 2 *Influence de la famille sur le développement affectif et social*

La psychologie moderne nous apprend que c'est par la « nourriture affective » que l'individu peut sortir de lui-même et s'affirmer dans sa plénitude adulte. Sinon l'individu reste « égocentrique ».

Le jeune doit donc apprendre à un moment de sa vie à se détacher de sa famille (qui est, à elle seule, une cellule égocentrique) pour aller *vers* les autres, pour faire « *don de soi* ». C'est l'évolution normale d'un individu qui pourra, à son tour, recréer une famille.

- **L'angoisse**
  Les jeunes sont souvent angoissés.
  L'angoisse est un sentiment de peur diffus, sans objet, qui s'accompagne souvent de troubles physiques (boule dans la gorge, tremblements, palpitations, sensation d'oppression...).
  Il s'agit d'*un signal d'alarme* qui peut apparaître chaque fois que le sujet se trouve dans une situation lui rappelant un souvenir d'enfance traumatisant (alors que la peur est déclenchée par une situation ou un objet précis).

## 2 Le « cap » de l'adolescence

L'adolescence est une période de la vie au cours de laquelle l'individu passe de la grande enfance à l'âge adulte. Elle se caractérise par des transformations importantes. Elle débute vers l'âge de 12 ans environ et s'achève aux alentours de 18-20 ans.

### 1 *Les transformations subies*

#### a. Transformations physiologiques

Le processus pubertaire constitue l'événement fondamental de cette période : la puberté se caractérise par une mise en route de l'activité ovarienne chez la fille, et testiculaire chez le garçon.

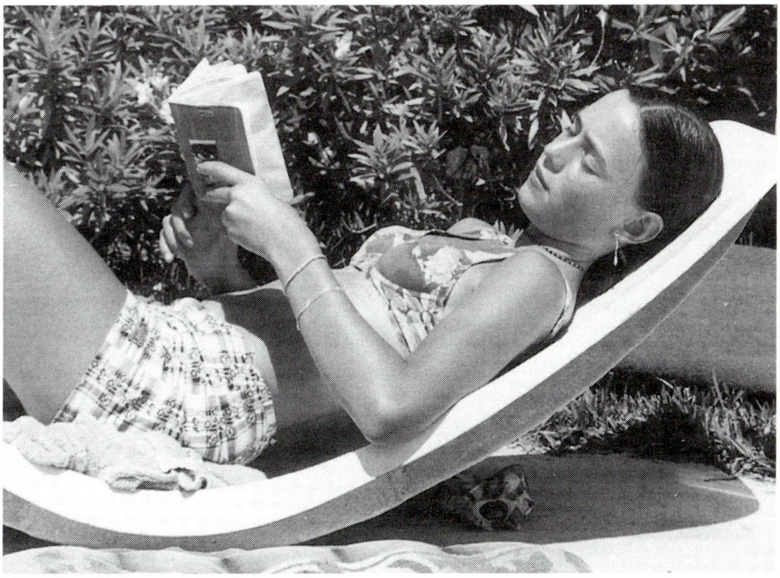

On ne passe pas de l'*adolescence* à l'*âge adulte* à un moment précis : c'est une longue *évolution* qui donne à celui qui la vit la possibilité de construire sa vie au lieu de la subir.

### b. Transformations intellectuelles

L'adolescent prend goût aux discussions interminables, aux raisonnements dans l'absolu. Ce bouillonnement intellectuel s'accompagne de périodes de « rêveries ». C'est l'âge des « conduites imaginaires » qui servent d'échappatoire au réel.

### c. Transformations psychologiques

- **L'image du corps**
  L'adolescent doit s'adapter aux transformations rapides qui s'opèrent sur son corps, à cette nouvelle image de lui-même dont il n'est pas toujours satisfait et qui peut susciter des propos ironiques de l'entourage. Il doit apprendre à s'aimer dans ce « nouveau corps » (d'où l'intérêt qu'il se porte à lui-même et les heures qu'il passe devant la glace).
- **Les pulsions sexuelles**
  L'adolescent doit résister aux pulsions sexuelles qui l'envahissent et doit, en même temps, les accepter comme faisant partie de lui-même.
- **Le détachement des parents**
  L'adolescent doit apprendre à devenir autonome. Le besoin de revendiquer son indépendance alterne avec une quête d'amour et de protection qui déconcerte les parents.
- **La recherche d'identité**
  L'adolescence est une période où s'édifie la personnalité. Les jeunes gens rejettent les « images parentales » et recherchent leur propre identité. Pour cela, il leur faut trouver de nouveaux modèles auxquels ils pourront s'identifier.
  En l'absence de rituels dans nos sociétés occidentales, les jeunes s'en trouvent, provenant des sociétés traditionnelles, tels le piercing ou le tatouage qui deviennent presque des passages obligatoires.
  Marquer sa peau (tatouage, *body art*), percer sa peau (piercing) permettent aussi à l'adolescent d'exprimer un mal-être très visible par rapport à sa nouvelle identité, et très provocateur et blessant pour les parents (regarde ce que je fais à mon corps). Cela peut carrément devenir pathologique avec la scarification (le fait de s'infliger des coupures sur la peau et de tout faire pour empêcher leur cicatrisation) ou les brûlures de cigarettes, qui sont toujours dans des zones que l'adolescent peut cacher, mais très facilement exhiber (intérieur des bras, jambes).
  Pour affirmer leur personnalité, ils s'opposeront constamment à l'entourage familial (jusqu'à faire des fugues).

## 2 *Le groupe social*

Plusieurs milieux jouent un rôle important dans la vie sociale d'un adolescent.

- **La famille**
  Les parents acceptent difficilement les changements de leur enfant et les modifications de ses besoins.
  Ils doivent lui donner plus d'autonomie, sans toutefois lui laisser faire n'importe quoi.
  Ils doivent veiller à ne pas rompre le *dialogue* avec le jeune, et ce, malgré les conflits qui les opposent continuellement.
- **L'école**
  L'école n'échappe pas au regard critique de l'adolescent. Les problèmes de l'enseignement, de la discipline, la difficulté de trouver des débouchés, créent un climat de contestation, de découragement parfois, et sont souvent source d'angoisse.

**Étude de cas**
*Laurent* (14 ans), 4e, CES, Paris. – « Le prof de français dit toujours que si j'ai de mauvais résultats, c'est à cause de la télé, que je la regarde trop, que ça m'abrutit. J'la regarde oui, mais je décroche souvent (...) y'a pas que la télé. C'est l'école qui est malade. Des fois je “trip” à mort, je fais pas attention, ça accroche pas... Je te dis pas, mais c'est la galère... »[a]

a. Propos recueillis par la revue *L'enfant d'abord*, n° 198.

- **Le groupe de copains**
  L'adolescent aime faire partie d'un « groupe » de jeunes. Au sein d'un groupe s'élaborent de nouvelles *normes* culturelles (*cf. Le conformisme culturel des jeunes*, p. 219 : Étude de cas : les jeunes en jeans).

## 3 La vie sexuelle

### a. Les relations sexuelles

L'adolescent a besoin d'être rassuré sur sa capacité d'aimer et d'être aimé et son « savoir-faire » sexuel.

Les relations sexuelles sont généralement marquées par des liens d'affection, de tendresse, d'amour.

Comme les adultes, les adolescents recherchent des relations monogames (beaucoup vivent en concubinage) ; leur vie affective est marquée par de grands *élans amoureux*, aussi brefs que *passionnés*.

La liberté sexuelle des jeunes accroît les problèmes de sida et les risques de contracter *l'hépatite B*.

### b. La contraception

Les adolescents n'utilisent pas suffisamment les moyens modernes de contraception. Parmi les raisons, citons : l'imprévisibilité des rapports sexuels, l'envie de prendre des risques, la peur de grossir.

### c. La procréation

Pour l'adolescente, désirer un enfant, c'est le plus souvent vouloir posséder quelque chose à soi (permettant de réparer les manques affectifs de l'enfance). C'est aussi chercher à se valoriser au moyen de la grossesse (être socialement reconnue).

## 4 Le « passage à l'acte »

« Le passage à l'acte » permet à l'adolescent de s'affirmer et de transgresser le monde des adultes. Tout peut arriver, il est capable de « *faire n'importe quoi* » !

Le passage à l'acte représente la caractéristique des conduites adolescentes, qu'il s'agisse d'accident d'auto, de grossesse, de tentative de suicide ou de toxicomanie.

### a. L'alcool

L'augmentation de la consommation d'alcool chez les adolescents est inquiétante. Cette pratique se manifeste lors de soirées dansantes, en dehors de repas.

Les risques liés à l'alcoolisme sont multiples : hypoglycémie, mais surtout risques d'accidents sur la voie publique, notamment au volant d'une voiture.

### b. Le tabac

Le tabagisme provoque chez les jeunes des problèmes respiratoires et favorise la nervosité et les troubles du sommeil.
L'interdiction de vendre du tabac aux moins de 16 ans (2003) vise à faire reculer ce fléau chez les jeunes.

### c. La drogue

Généralement, la prise de drogue résulte de la rencontre d'un individu « mal dans sa peau » avec un milieu de toxicomanes. L'usage de la drogue est un recours face à une situation d'angoisse et d'échec.
Les pratiques culturelles de type « rave », ou « soirées techno » ont tendance à généraliser la prise de drogues de synthèse (telle l'ecstasy), mais aussi à la banaliser.
De même, le cannabis a profité d'une image sociale « cool » encouragée par certaines personnalités médiatiques, artistiques et sportives, voire par des parents qui lui ont attribué une fonction d'« expérimentation normale », voire de « passage obligé » – tandis que les dangers de cette substance (et notamment des nouvelles résines cannabiques) ont été totalement minimisés.
À 17 ans, un adolescent sur 5 consomme du cannabis plus de 10 fois dans l'année. Cette drogue rattrape la consommation d'alcool et de tabac, qui sont toujours les substances les plus consommées par les adolescents.
Une plateforme téléphonique dédiée aux addictions a été créée pour répondre aussi bien aux professionnels qu'aux patients (0 820 03 33 33).

## 3 Les apprentissages sociaux

Pour bien vivre en société les jeunes doivent faire plusieurs apprentissages sociaux.

### 1 *Les règles sociales*

La socialisation d'un individu exige de lui qu'il acquière un certain nombre de règles qui lui permettront de vivre dans sa société (ex. : ne pas voler, respecter les limitations de vitesse…).

### 2 *Les connaissances*

Elles permettent à l'individu de savoir s'adapter à la société ou à un groupe (elles sont nécessaires à « l'intégration »). L'obligation de l'enseignement participe de l'acquisition des connaissances.

### 3 *La communication*

Elle favorise les relations internes du groupe (*cf.* dans le chapitre 10 : la communication dans le travail).

### 4 *Le rôle social*

Chaque individu, en fonction du groupe ou des groupes sociaux dans lesquels il est intégré, doit adopter des comportements prévisibles, des gestes « *adaptés* ». Il doit

« *jouer son rôle* ». Un même individu peut avoir plusieurs rôles. Ainsi, par exemple, une femme, mère de famille, peut être infirmière et membre d'un club de sport.
Tous les membres d'une société connaissent les rôles et les comportements en usage dans le groupe. C'est un élément de stabilité du groupe.
À l'inverse, l'individu qui transgresse les règles ou montre des comportements inadaptés à son rôle social sera déconsidéré aux yeux de son groupe.
Exister socialement, c'est avoir des repères sociaux, c'est avoir une *fonction sociale* et en *accepter les règles*.
En fait, le rôle de chacun structure bien notre société et rassure ses membres. Chacun est utile à l'autre.
Que deviendrons-nous si nous ne pouvions plus compter sur tous ceux qui effectuent autour de nous leur « rôle social » dans ce grand manège de la vie ? (le boulanger, le garçon de café, le gendarme, le maître d'école, le médecin...).

## 4 Le conformisme culturel des jeunes

Chaque génération d'adolescents adopte des goûts nouveaux en matière de vêtements, de distractions, d'idées politiques, voire d'alimentation.

Les jeunes utilisent souvent très tôt les « *modes culturelles* » dans le but :
- de renforcer leur appartenance au « *groupe* » ;
- de s'émanciper à l'égard de leur famille ;
- de trouver leur identité ;
- d'adopter un langage commun (source de communication, de complicité...).

**Étude de cas : les jeunes en jeans**
Un dessin croqué par la plume alerte d'un caricaturiste, illustre bien notre propos. On y voit une bande de jeunes loups assis au bord d'un trottoir : *mêmes* mèches de cheveux décolorés sur l'œil, *mêmes* blousons de cuir, *mêmes* jeans « troués » et rapiécés (aux mêmes endroits !), mêmes amulettes au cou... Tous très attentifs aux propos tenus par leur *alter ego* juché sur une moto et claironnant : « Moi, les gars c'qui m'plaît pas à l'armée, c'est l'*uniforme* ! »

## 5 Les échecs de la socialisation[1]

### 1 *La délinquance*

Le délinquant est un être qui a décroché du groupe social. Il s'est *exclu* lui-même. Il s'est forgé un monde à lui, un *univers dyssocial*.

#### a. Définition

Le délinquant refuse toutes les habitudes sociales, toute *normalisation*. Sa « dyssocialité » est considérée comme une désadaptation culturelle. Il opère toujours dans un

1. M. David, M. Candless (sociologues américains) « Psychological theory, Research and Juvenil Delinquency » *Jour Crimin Law* USA, 1994.

milieu culturel radicalement différent du sien. Il se forge une manière d'agir et de penser très personnelle. En effet ses délits sont pour lui sa *norme*.

### b. L'origine de la délinquance

Elle peut s'expliquer par :
- l'immaturité de la personnalité ;
- les difficultés à s'identifier à un groupe ;
- l'absence de relations sociales ou affectives satisfaisantes ;
- l'incapacité à se situer dans un rôle social ;
- l'absence des valeurs et normes sociales.

Un individu qui s'éloigne par ses valeurs ou ses comportements des normes de son groupe, entre dans la *déviance*.
La discipline, les exigences des rôles sociaux, il ne peut les comprendre, ni les *assimiler*.
Le délinquant se sent *incompris* de la société, persécuté par les règlements de la société.

## 2 La marginalisation ou l'exclusion

Suivre le rythme du groupe social, c'est facile pour certains et plus difficile pour d'autres, qui « décrochent » du groupe et se marginalisent. Certains sont carrément exclus du groupe (ou parfois s'excluent eux-mêmes), ce qui rejoint la marginalisation.
Exemple : le clochard, le délinquant, sont également des marginaux. Ils ont « décroché du groupe social ».

### a. Facteurs de marginalisation

Citons en quelques-uns :
- la maladie, l'infirmité, la vieillesse ;
- les déficits mentaux et moteurs, le handicap ;
- l'absence de racines (géographiques, familiales, culturelles...) ;
- l'ostracisme social ;
- l'emprisonnement, etc.

### b. Facteurs d'exclusion

Certains membres des groupes sociaux ont des difficultés pour s'intégrer (ou se réintégrer) dans le groupe social, ils sont ou se sentent exclus du groupe.
Citons :
- les « *nouveaux* » dans un groupe (quel qu'il soit !) ;
- les « *immigrés* » dans les villes ;
- les « *apprentis* » dans les milieux professionnels (adultes) ;
- les « *chômeurs* » ;
- les SDF, etc.

# 6 La prévention de la délinquance

Prévenir la délinquance, c'est agir sur les facteurs favorisant son apparition, éviter l'installation de la pauvreté sociale, de l'exclusion quelle qu'elle soit.

Diverses mesures destinées à prévenir les différentes manifestations de la délinquance ont été mises en place, principalement en direction des jeunes.

## 1 Le Conseil national de prévention de la délinquance

Au sommet du dispositif, le *Conseil national de prévention de la délinquance* (CNPD) assure une fonction d'information, de coordination et propose aux pouvoirs publics les mesures qu'il juge utiles.
Cette structure est relayée par des *Conseils départementaux et municipaux de prévention de la délinquance* qui comprennent des élus locaux, des responsables de formation professionnelle, des personnes qualifiées dans le domaine de l'éducation...
Ces différentes instances participent à la mise en place des dispositifs d'insertion et de prévention dans les villes (*cf.* figure ci-dessous).

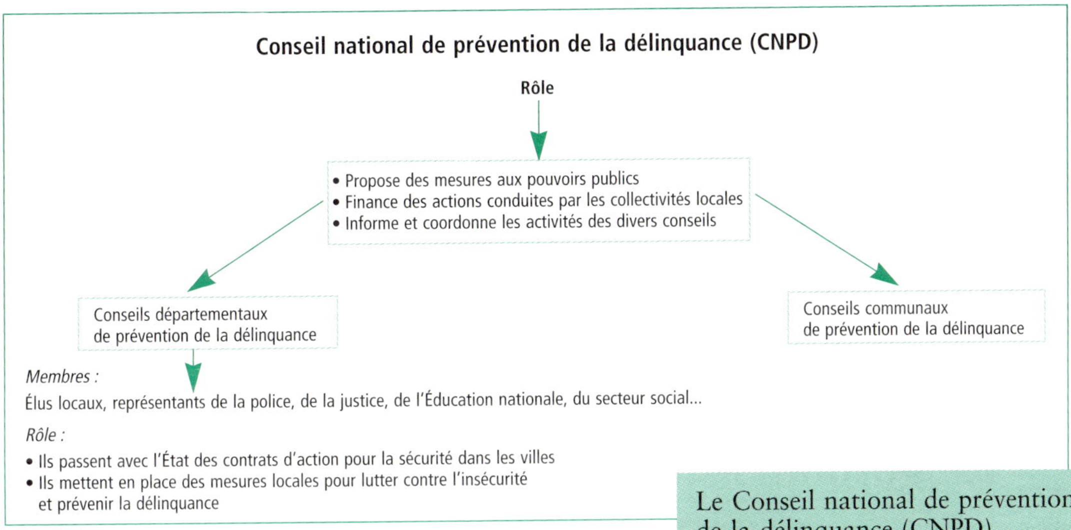


Le Conseil national de prévention de la délinquance (CNPD)

## 2 Les mesures de prévention de la délinquance

Il existe de nombreuses mesures, citons :

- Des mesures de lutte contre l'usage des stupéfiants.
  Voir chapitre 2 : les drogues.
- Des mesures d'amélioration de l'environnement social des individus.
  La loi du 31 juillet 1991 pose comme principe le « droit à la ville ». Elle précise que l'État, les collectivités locales, les établissements publics doivent assurer aux habitants des villes des conditions de vie et d'habitat favorisant la cohésion sociale et offrir les équipements nécessaires pour assurer la sécurité des biens et des personnes.
  Des « contrats de ville » signés entre l'État et les collectivités ont pour objectifs : le développement économique et socioculturel, l'éducation, la formation, l'action sanitaire et sociale, la prévention de la délinquance, la lutte contre la ségrégation urbaine.
- Des services d'action éducative en milieu ouvert (AEMO).

- Des équipes de prévention chargées d'accompagner les jeunes dans leur milieu de vie.
  Elles organisent des activités de loisirs, du rattrapage scolaire, des projets ludiques. Prenons pour exemple le concours de scénario organisé dans le département des Hauts-de-Seine (figure ci-dessous).

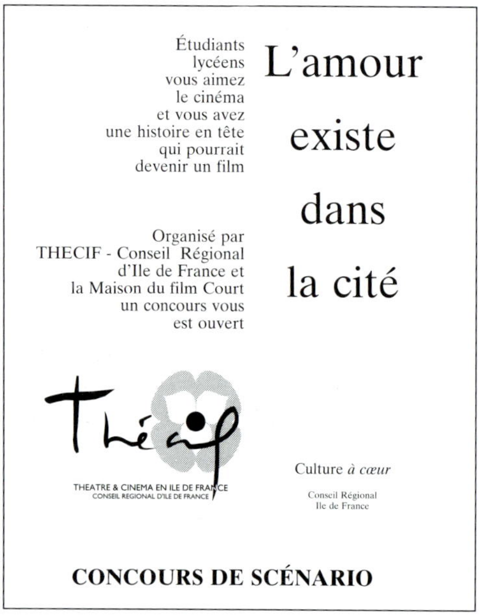


Un projet ludique organisé pour les jeunes dans les Hauts-de-Seine (92)

# 7 La prostitution : un risque majeur

## 1 *Une négation des Droits de l'homme*

La prostitution bafoue chacun de ces articles fondateurs de la Déclaration des droits de l'homme. De ce fait, la Fédération internationale des Droits de l'homme a pris position contre toutes les formes d'exploitation sexuelle des êtres humains, parmi lesquelles la prostitution, lors d'une conférence internationale intitulée « *Commerce du sexe et droits humains* ». Citons trois articles majeurs :

- Art. 1 : « *Tous les hommes sont nés libres et égaux en dignité et en droits.* »
- Art. 4 : « *Nul ne sera tenu en esclavage et en servitude.* »
- Art. 5 : « *Nul ne sera soumis à la torture, ni à des peines ou traitements cruels, inhumains ou dégradants.* »

On compte 10 000 à 15 000 prostituées à Paris parmi lesquelles des mineurs.

## 2 *Un esclavage*

« *L'esclavage des femmes et des enfants soumis à la prostitution est incompatible avec la dignité de la personne humaine et avec ses droits fondamentaux.* » (Résolution 83-30 de l'ONU).

On ignore souvent que la plus haute instance internationale, l'ONU, assimile clairement esclavage et prostitution. Aujourd'hui, les méthodes utilisées par les marchands de femmes et d'enfants, au niveau planétaire, sont calquées sur celles qu'ont utilisé au cours des siècles les marchands d'esclaves : réclusion, dressage, menaces, violences, chantage...
Ce système esclavagiste, parfaitement structuré et organisé par des réseaux mafieux, travaille de la même façon à la dépersonnalisation de la victime, réduite à l'état de *corps-outil*, et rendue totalement dépendante à l'égard du « *maître* », seul bénéficiaire du profit financier.
Jadis, une partie des esclaves ne remettait pas en cause une vie intégrée comme « *normale* ». C'est le cas d'un certain nombre de personnes prostituées jusqu'à ce qu'elles prennent conscience de l'aspect inacceptable de leur situation.
On ne s'expliquerait pas qu'un tel esclavage existe encore aujourd'hui, s'il n'était profondément ancré dans l'imaginaire social.

## 3 Une violence

Le milieu de la prostitution est un monde où la violence et la peur sont omniprésentes. Régulièrement, il nourrit la rubrique « *faits divers* » : meurtres, agressions... Les personnes prostituées payent dans ce domaine un tribut considérable, qu'il s'agisse de règlements de compte ou de l'œuvre de maniaques.
Bien plus, c'est la prostitution en soi qui constitue une violence.
Longtemps restée inaperçue, cette violence est de plus en plus dénoncée.

## 4 Le tourisme sexuel

Ces dernières années, c'est la région Asie-Pacifique qui a enregistré la plus forte hausse régionale de l'activité touristique. Au nombre des touristes, se comptent désormais des hommes qui voyagent pour satisfaire leurs fantasmes sexuels. « *Sea, sex and sun* » est devenu une véritable devise publicitaire, derrière laquelle se cachent des réseaux parfaitement organisés, en lien avec la criminalité, brassant d'énormes intérêts financiers.

### a. Les victimes

Des femmes, des adolescents, des enfants sont mis à la disposition de « *touristes pervers* » et de *pédophiles* qui, loin de leur pays d'origine, se libèrent de toute contrainte morale et se permettent des actes qu'ils n'oseraient pas commettre chez eux.
Les sexe-touristes viennent d'Europe, du Japon, d'Australie, des États-Unis, du Canada... indifférents au terrible accroissement de la prostitution enfantine et à la propagation du sida.
On estime que 2 millions d'enfants âgés de 3 à 17 ans sont chaque année victimes de ces pratiques dans le monde.

### b. La prévention

Une mobilisation mondiale contre le tourisme sexuel est en marche, grâce entre autres à la campagne internationale ECPAT (*End Children Prostitution in Asian Tourism*) qui interpelle sans relâche les gouvernements, les organisations internationales, les professionnels du tourisme et l'opinion publique, pour mettre en place une *prévention efficace*. Par exemple, des accords ont été passés entre plusieurs États pour qu'un tou-

riste arrêté en Asie soit jugé dans son pays d'origine, où la loi est en général moins clémente (20 juin 2001).
Après la création en 2004, par l'Unicef, du Code d'éthique à l'intention de l'industrie de tourisme nord-américaine (25 % des touristes sexuels à l'extérieur des États-Unis étant des Américains), le 2 juin 2007 a été organisée la première journée mondiale pour un tourisme responsable.

## 8 Le suicide des jeunes

Chez les 15-24 ans, le suicide est la deuxième cause de mortalité, après les accidents de la circulation.
Si les adolescents font plus de 50 000 tentatives de suicide par an, le nombre des décès par suicide baisse régulièrement. Pour cette tranche d'âge, la baisse est d'environ 40 % en 10 ans. On comptabilise 1 000 décès par an, soit un décès pour 80 tentatives. 8 % des filles et 5 % des garçons font une tentative de suicide.

### a. Les signaux d'alarme

La tentative de suicide est difficile à prévoir. Néanmoins, il existe un certain nombre de « signaux d'alarme ». Ils se manifestent dans des comportements inhabituels, ou bien dans des troubles psychosomatiques.
Parmi les troubles du comportement, citons :

- l'isolement relationnel ;
- le don d'objets auxquels le jeune est particulièrement attaché ;
- la tenue de propos plus ou moins explicites, y compris dans les devoirs de français ;
- les fugues ;
- les conduites alimentaires pathologiques, du type *anorexie* ou *boulimie* ;
- les troubles du sommeil caractérisés par l'insomnie ou le réveil matinal précoce.

### b. La prévention

Pour le professeur Courtecuisse [1], la prévention consiste à prendre en compte tous les signaux d'alarme cités précédemment et à consulter un médecin dans les meilleurs délais :
« *Une écoute attentive de troubles encore diffus et anodins pourrait aider l'adolescent à verbaliser ses difficultés.* »
Les efforts de prévention ont porté leurs fruits puisqu'on note en 2006 une baisse très sensible du nombre de décès liés au suicide chez les jeunes (– 40 %).

1. Le professeur Courtecuisse (psychiatre) chef de service de médecine de l'adolescence à l'hôpital Kremlin-Bicêtre à Paris.

# Annales ?

## 1. CH de Fontenay-le-Comte

Caractérisée par la confrontation des contraintes sociales et l'évolution du corps, l'adolescence est à la foi le lieu des violences subies et celui du passage à l'acte.
Commentez.

## 2. EAS de Bordeaux

« Patience avec les adolescents et laissons-leur le temps de grandir. » Commentez cette phrase.

## 3. EAS de Mortagne-au-Perche

L'adolescence est une période particulière de la vie au cours de laquelle la personne passe de la grande enfance à l'âge adulte. Elle se caractérise par des transformations physiques, psychologiques, intellectuelles et sociales.
Expliquez ces différentes transformations.

## 4. EAP de Neuilly

### Sujet 1

*Au JB Club, on offre un jus et un bracelet jaune aux « capitaines de soirée »*

« La route serpente entre les vignobles alsaciens. Une pluie fine rend la chaussée glissante. Au loin, accrochée sur la chaîne des Vosges, on devine la tour sombre du Haut-Kœnigsbourg. Filles et garçons, *« tous nés sur des fûts de vin »*, comme ils le disent, garent leur voiture en face du JB Club, une petite discothèque au cœur de Châtenois (Bas-Rhin). La soirée a déjà commencée : ce samedi 7 juillet, les jeunes reviennent d'une fête de la bière organisée dans un village voisin.
Comme d'habitude, ils arrivent vers 1 heure du matin, par groupe de trois ou quatre, pour *« s'éclater en boîte »*. Dix euros l'entrée, avec une *« conso »* gratuite. Près du vestiaire, deux bénévoles de l'association La prévention routière abordent les clients pour leur parler d'alcool. Aux conducteurs qui promettent de ne pas boire, ils offrent un jus d'orange et un bracelet jaune. (…) « Si vous buvez ce soir, vous savez que vous risquez l'accident », explique-t-il à un garçon de 20 ans. « Je suis venu pour m'éclater et picoler. De toute façon, je ne suis pas fou, je ferai attention sur la route. »
(…) « La soirée s'annonce mal », conclut le CRS. En trois heures, les bénévoles de La prévention routière arrachent une promesse de sobriété à une cinquantaine de conducteurs. »

*Le Monde, droits réservés*

Commentez.

### Sujet 2

*Une expérience d'intégration pour les jeunes des banlieues*

« Une action aux mille visages, plébiscitée par les jeunes, a été récompensée par un prix du ministère de l'Industrie remis le 1er février 1996.
De jeunes enseignants (d'Argenteuil) se demandaient comment faire pour rassembler les jeunes de lycées professionnels, et les jeunes de lycées classiques ; ils ont monté plusieurs projets, clubs de sport, donné des cours de soutien scolaires. Ils ont appris à communiquer par l'écrit, à développer leurs capacités professionnelles. Aujourd'hui, certains sont devenus permanents de l'association, d'autres chefs de petites entreprises.
À Saint-Prix, « ville-dortoir » composée de HLM, les familles demandent que l'on s'occupe des enfants le mercredi. À Argenteuil, le taux de chômage dépasse 40 %, les mamans ne travaillent pas, peu parlent le français, l'action passe essentiellement par le jeu et le sport. À Saint-Prix, on propose du hockey sur gazon, alors qu'à Argenteuil, on fait du hockey sur bitume. »

Dossier n° 92, « *Souffrance et violence* » de la Fondation de France, *droits réservés*

**1.** Quels sont les différents problèmes des banlieues ?

**2.** Que pensez-vous des moyens mis en œuvre à Argenteuil et à Saint-Prix ?

**3.** Que signifie le mot « *intégration* » ?

**4.** Qu'est-ce que le « *soutien scolaire* » ?

**5.** Comment peut-on développer chez les jeunes des capacités (professionnelles ou autres) ?

**6.** Qu'est-ce qu'une « *ville-dortoir* » ? Un « *HLM* » ?

### 5. EAS de Mortagne-au-Perche

**1.** Pourquoi les jeunes sont-ils consommateurs d'alcool ?

**2.** Citez les troubles à court terme sur l'organisme en cas d'ivresse.

### 6. EAP du CHU de Marseille

**Rita** (20 ans cette année) a été élevée par sa grand-mère. Sa mère n'a pas voulu s'occuper d'elle (elle la voyait chaque été au mois d'août et les rapports avec elle étaient difficiles...) Rita dit qu'elle a beaucoup souffert de cette séparation, qu'elle a vécu une triste adolescence, période où elle ne s'aimait pas (dit-elle) et où ses mauvaises fréquentations lui ont fait vivre des situations à risque ! Aujourd'hui, elle veut reconstruire sa vie et cherche un partenaire équilibré pour l'aider à fonder une vraie famille.

**1.** Que savez-vous de l'influence de la famille sur l'équilibre humain ?

**2.** Quelles sont les transformations qui s'opèrent lors de l'adolescence ?

**3.** Qu'appelle-t-on une « *situation à risque* » ?

**4.** Quels sont les apprentissages sociaux que doit faire le jeune pour s'adapter au mieux à la société ?

**5.** Qu'est-ce que la délinquance et la marginalisation ? Quelles en sont les principales causes ?

**6.** Comment expliquer qu'en France, 5 000 jeunes (entre 12 et 20 ans) mettent chaque année fin à leurs jours ?

### 7. Section AP d'Antony

***Les jeunes face à la prostitution***

Observez les deux affiches ci-dessous : Ces deux affiches attirent l'attention sur le problème de la prostitution.

**1.** En quoi la prostitution est-elle la négation des Droits de l'homme ?
**2.** La prostitution est-elle un esclavage ?
**3.** La prostitution est-elle une violence ?
**4.** Qu'entend-on par « *tourisme sexuel* » ?

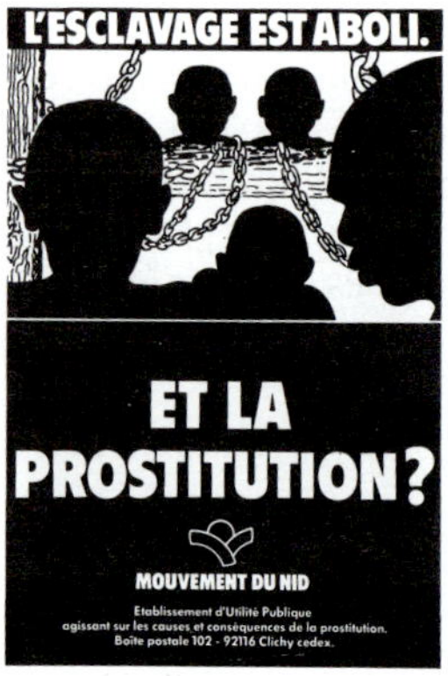


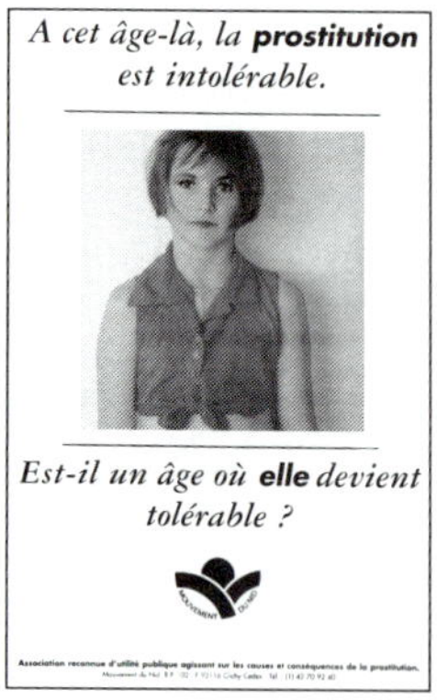

# 15 TEST

## Que savez-vous sur… la personne âgée, handicapée, malade ?

*Cochez la ou les bonnes réponses*

**1. Le mécanisme du vieillissement s'explique par :**

*a) une absence de réaction de l'organisme aux pathologies* ❒
*b) une dégradation programmée de l'organisme* ❒
*c) un mécanisme de mort programmée des cellules* ❒
*d) une baisse de l'espérance de vie* ❒
*e) une diminution du nombre de cellules fonctionnelles* ❒
*f) une perte d'efficacité des mécanismes de réparation* ❒

**2. Est considéré « effet psychique du vieillissement » :**

*a) la perte d'autonomie* ❒
*b) l'incontinence urinaire* ❒
*c) l'atteinte de la mémoire immédiate* ❒
*d) la maladie d'Alzheimer* ❒
*e) le déclin intellectuel* ❒
*f) la baisse de l'audition* ❒

**3. La « Charte des personnes âgées dépendantes » aborde :**

*a) la religion* ❒
*b) le relationnel* ❒
*c) les activités* ❒
*d) les protections juridiques* ❒
*e) les maladies du 3e âge* ❒
*f) le droit aux soins* ❒
*g) la nationalité* ❒

**4. Prendre sa retraite c'est :**

*a) faire un repli sur soi* ❒
*b) se retirer du monde pour méditer* ❒
*c) cesser son activité professionnelle* ❒
*d) recevoir une pension* ❒
*e) se voir exclu de la société* ❒
*f) accepter une baisse légale de revenus* ❒
*g) modifier son rythme de vie* ❒

**5. Pour le « maintien à domicile », la personne âgée peut bénéficier de :**

*a) une télé-assistance* ❒
*b) une auxiliaire de vie* ❒
*c) un service de soins infirmiers* ❒
*d) une prestation autonomie* ❒
*e) un prêt de lit médicalisé* ❒
*f) une visite médicale hebdomadaire* ❒
*g) une visite de chirurgien-dentiste mensuelle* ❒

**6. La définition du handicap c'est :**

*a) un désavantage mental* ❒
*b) une infirmité physique* ❒
*c) une déficience physique et/ou mentale et/ou sensorielle* ❒
*d) une incapacité généralisée* ❒
*e) une faiblesse régressive et momentanée* ❒
*f) une infirmité physique et/ou mentale et/ou sensorielle* ❒

**7. La convention Aeras, c'est :**

*a) un accord pour faciliter le déplacement des personnes âgées, ou handicapées ou ayant une maladie grave* ❒
*b) le développement des transports pour ces personnes* ❒
*c) un accord pour permettre à ces personnes d'emprunter de l'argent plus facilement* ❒
*d) un règlement pour les établissements de soins* ❒

**8. La maison du handicap est destinée à :**

*a) héberger les personnes handicapées* ❒
*b) héberger les personnes handicapées et âgées* ❒
*c) soigner les personnes handicapées* ❒
*d) centraliser les informations et démarches pour les personnes handicapées* ❒

**9. Le « passeport pour une retraite active » est :**

*a) un document officiel qui autorise à prendre la retraite avant l'âge requis* ❒
*b) un recueil d'informations sur la retraite, les services à la personne et des conseils de santé* ❒
*c) un document qui permet des réductions aux retraités qui voyagent* ❒
*d) un document donne des conseils aux retraités qui voyagent à l'étranger* ❒

### Corrigé du QCM

1) *b, c, e et f*
2) *a, c et e*
3) *a, b, d et f*
4) *d, e et g*
5) *a, b, c et d*
6) *c et f*
7) *c*
8) *d*
9) *b*

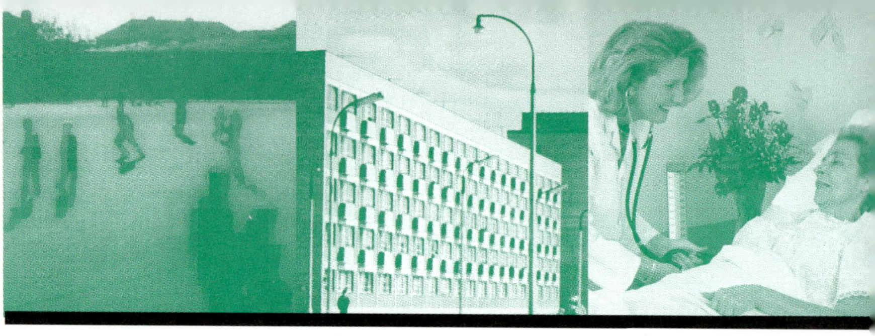

# 15 La personne âgée, handicapée, malade

**Le saviez-vous ?**

➤ ***L'espérance de vie*** *augmente d'année en année.* ***En 2050 (prévisions) :***
*– 82 ans pour les hommes ;*
*– 91 ans pour les femmes.*

➤ ***Les entreprises de plus de 20 salariés*** *doivent embaucher 6 % de personnes handicapées ou verser à l'État les sommes correspondantes. Or, on ne compte que 4 % de personnes handicapées embauchées, mais 260 millions d'euros ont été versés par les employeurs.*

➤ ***Il y a, de nos jours, plus de 16 000 centenaires.***

➤ ***L'école des « chiens d'aveugles »*** *(Bois de Vincennes à Paris) prépare les chiens à aider les aveugles au quotidien par des exercices spécifiques.*

➤ ***Les « aides techniques »*** *améliorent aujourd'hui la vie des personnes handicapées, et en particulier le contrôle de l'environnement par des « boîtiers électroniques » et des aides à la communication par la « synthèse vocale ».*

➤ ***1,1 million de Français*** *ont plus de 85 ans.*

➤ ***12 % des personnes de plus de 70 ans*** *sont touchées par des maladies dégénératives.*

➤ ***Le premier gérontopôle*** *a été ouvert à Toulouse au printemps 2007, suivant le même principe que les canceropôles.*

➤ ***L'Assurance maladie*** *consacrera désormais 80 millions d'euros chaque année au développement d'une filière gériatrique.*

## 1 La personne âgée

### 1 Définition

Le vieillissement correspond à l'ensemble des dégradations de l'organisme apparaissant avec l'âge. On distingue les personnes du 3e âge (60-75 ans) et du 4e âge (75 ans et plus).
En France, du fait de l'augmentation de l'espérance de vie et de la diminution de la fécondité, le nombre de personnes âgées est en constante augmentation (la population de moins de 20 ans ne cesse de diminuer).

**Quelques chiffres**
- L'espérance de vie en France est la plus élevée au monde :
  - 77 ans pour les hommes ;
  - 84 ans pour les femmes.
- Les plus de 60 ans : 11,5 millions de personnes (20 % de la population).
- Les plus de 75 ans : 4 millions de personnes (6 % de la population).

### 2 Descriptif : les caractères généraux du vieillissement

Pour certains, le mécanisme du vieillissement serait contrôlé par des gènes. Les cellules porteraient en elles leur mort programmée. D'autres évoquent le rôle pernicieux des *radicaux libres* qui attaquent les cellules quand l'organisme ne fabrique plus assez d'agents *antioxydants*.

a. Mécanisme du vieillissement

- **Diminution du nombre des cellules fonctionnelles** (ce qui se traduit par la diminution du poids des principaux organes).
- **Perte d'efficacité des mécanismes de réparation** (renouvellement cellulaire).

- **Modification du tissu conjonctif :**
  - les fibres collagènes deviennent rigides ;
  - les fibres élastiques se raréfient et se fragmentent, ce qui diminue les propriétés des tissus qui perdent leur élasticité : la peau âgée est moins souple, se ride, se dessèche plus facilement.

### b. Principales affections dues à l'âge

Elles touchent tous les appareils (*cf.* figure page suivante).

- **L'appareil locomoteur :**
  - *l'arthrose* : usure des cartilages articulaires entraînant une douleur importante et une grande difficulté de déplacement ;
  - *l'ostéoporose* : déminéralisation responsable de fractures du col du fémur, de maux de dos, de sciatiques ;
  - *les maladies ostéoarticulaires* : rhumatismes responsables d'impotences.
- **Les maladies cardio-vasculaires**
  Leur fréquence augmente beaucoup après 60 ans. Les plus fréquentes sont :
  - *l'insuffisance cardiaque* : entraînant l'essoufflement ;
  - *l'infarctus* : arrêt de l'irrigation du cœur entraînant souvent le décès ;
  - *l'hypertension* : augmentation de la pression du sang dans les artères en raison de leur durcissement. Elle est la cause d'hémorragies cérébrales dont les séquelles sont parfois dramatiques (hémiplégie ou paraplégie).
- **Les cancers**
  Leur fréquence augmente avec l'âge en raison d'anomalies plus nombreuses dans les divisions cellulaires et de la chute de l'immunité.
- **L'appareil sensoriel :**
  - *diminution de la vue* (cataracte, glaucome…) ;
  - *surdité.*
- **L'appareil urinaire**
  *L'incontinence urinaire.*
- **Le système nerveux et le métabolisme :**
  - *le dérèglement nutritionnel* (amaigrissement, anémie) ;
  - *la dépression du sujet âgé* : elle est due aux perturbations psychologiques de la personne âgée. La vieillesse est le deuxième pic statistique des suicides ;
  - *la maladie d'Alzheimer* : maladie neurologique évoluant vers la démence.
- **L'appareil digestif :**
  - *constipation* ;
  - *digestion perturbée*, etc. (*cf.* figure page suivante).

### c. Effets psychiques du vieillissement

- **La perte de l'autonomie et la dépendance**
  Au fil des ans les incapacités s'accumulent et peuvent empêcher l'accomplissement autonome des actes de la vie quotidienne, obligeant à recourir à une aide. La personne est dite dépendante.
- **Le déclin des facultés intellectuelles**
  On remarque chez les personnes âgées :
  - une difficulté à résoudre des problèmes nouveaux ;
  - une difficulté d'apprentissage (Minitel, cartes bancaires) ;
  - une diminution de l'imagination, de l'intuition ;

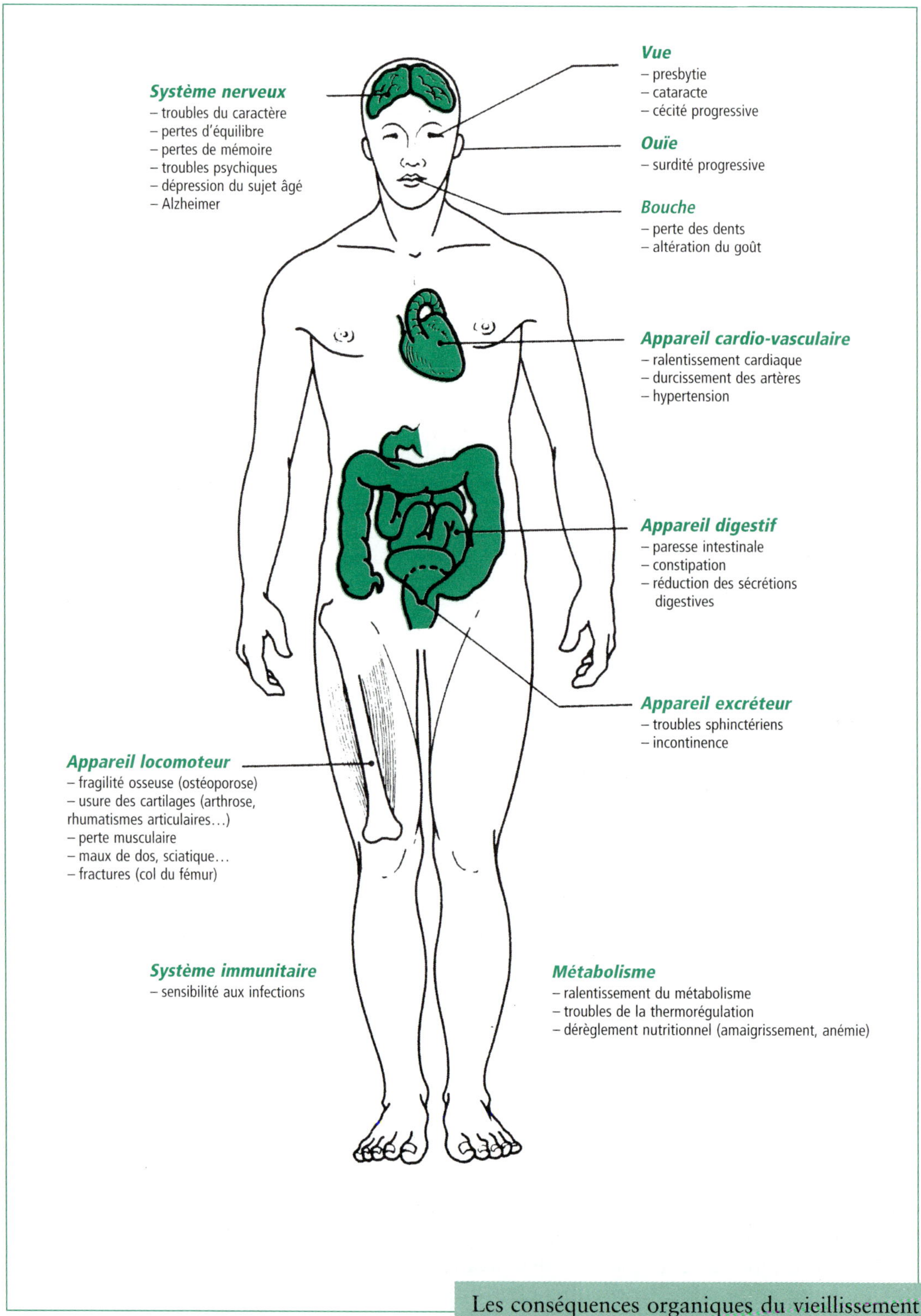


Les conséquences organiques du vieillissement

- un ralentissement dans la capacité de réflexion ;
- une atteinte de la mémoire immédiate.

**Des difficultés d'adaptation**

La personne âgée refuse souvent tout changement, même pour « son bien ». Par exemple : une personne à mobilité réduite refusera de quitter un appartement au 2e étage sans ascenseur pour un rez-de-chaussée, car elle ne veut pas quitter son « chez elle ».

- Elle accepte difficilement l'évolution des mœurs.
- Elle trouve l'éducation des jeunes « trop libre », les modes vestimentaires « débraillées », les nouvelles musiques qu'écoutent ses petits-enfants lui semblent un « tintamarre ».
- Enfin, le constat de son vieillissement peut créer un sentiment d'inutilité qui lui enlève toute envie de s'intéresser aux autres, ou même à sa vie.

**Les conséquences affectives**

- Pour certaines personnes, la vie garde un *sens* (projets, petits-enfants, dévouement à une cause, à la collectivité).
- Pour d'autres la vie devient un *non-sens* et des troubles mentaux se développent (anxiété face à la vie et à la mort, dépression, suicide, culpabilité devant la déchéance, maladies psychosomatiques : ulcères, cancers...).

### d. Le quatrième âge : entrée dans la dépendance

On estime à 700 000 le nombre de personnes de plus de 65 ans souffrant d'une dépendance lourde (270 000 sont en établissements pour personnes âgées).

*La charte des personnes âgées dépendantes* (tableau 1) présente l'ensemble des dispositions prises pour préserver la dignité des personnes et leurs droits (14 thèmes essentiels sont exposés)[1].

Tableau 1 – La charte des personnes âgées dépendantes

| | | |
|---|---|---|
| *1. Choix du mode de vie*<br>La personne âgée en perte d'autonomie garde la liberté de choisir son mode de vie. | *2. Domicile adapté aux besoins*<br>Le lieu de vie de la personne âgée dépendante, domicile personnel ou établissement, doit être adapté à ses besoins. | *3. Maintien des relations familiales et amicales*<br>Le maintien des relations familiales et des réseaux amicaux est indispensable aux personnes âgées dépendantes. |
| *4. Maîtrise des ressources*<br>La personne âgée dépendante doit pouvoir garder la maîtrise de l'ensemble de ses ressources restant disponibles, et de son patrimoine. | *5. Communication et déplacement facilités*<br>La personne âgée dépendante doit conserver la liberté de communiquer, de se déplacer et de participer à la vie de la société. | *6. Activités encouragées*<br>La personne âgée dépendante doit être encouragée à conserver des activités. |
| *7. Liberté religieuse*<br>Toute personne âgée dépendante doit pouvoir pratiquer la religion de son choix. | *8. Prévention développée*<br>La prévention de la dépendance est une nécessité pour l'individu qui vieillit. | *9. Droit aux soins*<br>Toute personne âgée dépendante doit avoir accès aux soins qui lui sont nécessaires. |

1. Nous avons mis pour chaque dispositif un titre synthétique, de mémorisation plus facile.

| | | |
|---|---|---|
| *10. Qualification des intervenants*<br>Les soins que requiert la personne âgée dépendante doivent être dispensés par des intervenants formés et en nombre suffisant. | *11. Soins palliatifs assurés*<br>Soins et assistance doivent être assurés au mourant. | *12. Recherche encouragée*<br>La recherche multidisciplinaire sur le vieillissement et la dépendance est une priorité. |
| *13. Protection légale*<br>Toute personne en situation de dépendance conserve l'intégralité de ses droits conformément à la loi. | *14. Information de la société*<br>L'ensemble de la population doit être informé des difficultés qu'éprouvent les personnes âgées dépendantes. | |

Un plan de développement de la bientraitance et de renforcement et de lutte contre la maltraitance a été élaboré. Dix mesures composent ce plan.

a. Pour la bientraitance, il s'agit de :

- la création de l'Agence nationale d'évaluation sociale et médicale (ANESM) ;
- l'amélioration de la qualité dans les établissements ;
- la sensibilisation et formation des personnels à la bientraitance ;
- l'augmentation des effectifs et la valorisation des métiers ;
- l'amélioration du cadre de vie des résidents.

b. Pour la maltraitance, il s'agit de :

- faciliter le signalement ;
- désigner un correspondant maltraitance dans chaque DDASS ;
- doubler les inspections dans les établissements ;
- veiller à l'application des sanctions et assurer un meilleur suivi des contrôles ;
- élargir les actions du Comité national de vigilance contre la maltraitance.

### e. La retraite

La retraite est la cessation de l'activité professionnelle qui se situe aux alentours de 60 ans. C'est un cap difficile dans la vie.

• Certains l'abordent avec sérénité, profitent de leur liberté retrouvée, tentent de réaliser leurs rêves, se consacrent aux petits-enfants pour lesquels ils étaient peu disponibles jusqu'alors.

• D'autres, en revanche, ne veulent considérer que les éléments négatifs de leur nouvelle vie. Ils se replient sur eux-mêmes, s'isolent de leur environnement. Leur caractère change, ils deviennent tristes, désabusés, dépressifs. Le départ à la retraite est fixé à 60 ans. La retraite devrait intervenir plus tardivement, en raison de l'allongement de l'espérance de vie, mais surtout du fait du faible renouvellement des générations, l'actif sera plus vieux. De plus, la loi permet désormais aux retraités de travailler, ce qu'ils font soit de leur plein gré, car ils souhaitent continuer à contribuer activement à la société, soit quelque peu forcés, pour compléter leurs pensions trop justes. Le départ à la retraite est un événement considérable dans la vie d'une personne car il entraîne des modifications de son mode de vie, à savoir :

- **Modification des rythmes quotidiens**
  Les nouveaux retraités, après 30 ou 40 ans de vie active, ont du mal à changer leurs horaires, leurs dates de vacances. Beaucoup se lèvent à la même heure, partent en week-end, en vacances « comme avant » avec tout le monde. Ils vivent, malgré leur temps libre, à l'heure du monde du travail.

- **Disparition d'une activité imposée**
  Le retraité se réveille un matin en n'ayant « rien à faire ». Il va devoir remplacer par autre chose une activité professionnelle qui l'occupait toute la journée. Certains investissent dans des loisirs (pêche, jardinage), des activités culturelles ou associatives, dans la garde des petits-enfants. D'autres, en revanche, sont incapables d'assumer ce vide de leurs journées et s'ennuient.
- **Diminution des ressources**
  La pension de retraite représente en moyenne 50 à 70 % du salaire antérieur. Cette situation peut créer une impression d'insécurité qui peu à peu pousse le retraité à réduire ses dépenses « futiles » (loisirs, sorties...), jusqu'à s'isoler d'une vie sociale normale.
- **Coexistence de deux générations de retraités**
  En raison de l'allongement de la vie, beaucoup de retraités ont encore leurs propres parents vivants, souvent très âgés. Ils sont ainsi à la charnière entre enfants et petits-enfants qu'ils aident, et parents âgés sur lesquels ils doivent veiller. Or encore jeunes, ils désirent réaliser les projets qu'ils n'ont pu accomplir durant leur vie.

## 3 Les problèmes

### a. Les inégalités face à la vieillesse

- **Inégalités physiologique et génétique**
  *Certaines personnes vieillissent plus rapidement que d'autres.* Sur 16 000 centenaires on compte :
  – plus de femmes que d'hommes ;
  – plus de citadins que de ruraux ;
  – plus d'intellectuels que de manuels ;
  – plus d'individus vivant mieux (ni tabac, ni alcool...).
- **Inégalités de ressources**
  Une personne qui a des ressources suffisantes pourra vivre une retraite plus agréable sur le plan social et être mieux suivie sur le plan médical.
- **Ostracisme social**
  La société tend à marginaliser les vieux.
  Le vieillard est victime de racisme antivieux, il est présenté comme une personne amoindrie sur le plan physique et intellectuel, un poids pour la société parce qu'il coûte cher.

### b. Les difficultés rencontrées par les personnes âgées

- **Les problèmes de santé**
  Nous l'avons vu, le fait de vieillir entraîne peu à peu l'apparition de troubles, de maladies, qui vont gêner la vie de la personne âgée.
  Les médecins traitants (dont 5 % seulement ont suivi une formation en gériatrie) et les infirmières à domicile sont les pivots des soins aux personnes âgées à domicile. L'hospitalisation de ces personnes, et notamment l'admission en services d'urgences, doit se faire de façon adaptée afin d'éviter la survenue de décompensation. La crise sanitaire de l'été 2003, due à la canicule, démontre les moyens importants nécessaires au maintien de la santé de ces personnes

souvent fragiles[1]. Un plan d'aide pour les structures accueillant des personnes âgées est attendu pour l'automne 2003.
La CNSA (Caisse nationale de solidarité pour l'autonomie) mise en place en 2005 est chargée de financer les aides aux personnes âgées et de suivre la qualité du service rendu aux personnes.

**Le manque de ressources**

• Elles sont essentiellement liées à la retraite. Pour les personnes qui n'ont pas travaillé assez longtemps pour avoir une retraite complète, les frais liés à la maladie peuvent poser de réelles difficultés.
• Parmi les ressources, on peut citer le *minimum vieillesse*, l'*aide médicale* gratuite, la distribution de *bons de chauffage*.
Le vieillissement de la population accentue donc la fracture sociale.

**La solitude**

• 36 % des personnes de plus de 75 ans vivent seules. L'Insee prévoit que le nombre de « solitaires » de plus de 60 ans augmentera 2 fois plus vite que celui des ménages dans les années à venir.
• L'isolement est particulièrement évident à Paris et dans les grandes villes, bien que dans certains villages, le problème soit aussi aigu en raison du départ des jeunes vers les centres urbains. Cela implique pour les personnes âgées des difficultés à trouver de l'aide pour les activités qui leur sont pénibles.
Cet isolement a été particulièrement mis en évidence dans notre pays lors de la crise sanitaire de *« l'été de canicule » (août 2003)*. De nombreuses personnes âgées sont décédées seules à leur domicile, et parmi les personnes décédées, 400 n'ont pas été réclamées par les familles.

### c. La maltraitance des personnes âgées

Les grands principes de la *Charte de la personne âgée* n'empêchent pas, malheureusement, la maltraitance de certaines personnes âgées (soit dans des institutions, soit au sein des familles). Des associations se mobilisent pour lutter contre ce fléau, par exemple : Association Alma France 04 76 84 20 40.

## 4 Les solutions

### a. Les réponses à la dépendance

Grâce à un soutien approprié, 400 000 personnes âgées peuvent continuer à vivre chez elles, dans de bonnes conditions. Ce sont les services dits de *maintien à domicile.* Il existe aussi des *services d'aide à domicile.*

**L'aide à domicile**

L'aide à domicile contribue au ménage, aux courses et à la préparation des repas. Elle peut aussi régler toutes les tâches administratives. Elle a un rôle d'accompagnement social, d'écoute et de stimulation de la personne seule. Cette aide à domicile est partiellement ou totalement prise en charge par l'aide sociale, si le bénéficiaire est âgé de *65 ans au minimum*, et si ses ressources sont inférieures à un certain plafond.
• *Les auxiliaires de vie sociale (AVS)* aident les personnes âgées très dépendantes à effectuer les actes essentiels de la vie quotidienne (création en 2002 d'un diplôme d'État[2]).

---

1. Estimation, à ce jour, de plus 10 000 victimes ; chiffre à confirmer par les différentes enquêtes sanitaires en cours.
2. Voir l'ouvrage *Diplôme d'État d'auxiliaire de vie sociale* (DEAVS), par J. Gassier et C. Cordon.

• *Les services de soins infirmiers à domicile (SSIAD)* assurent, sur prescription médicale, des soins infirmiers et des soins d'hygiène générale.
• *Les services complémentaires* sont mis en place par les services communaux. Leur but est d'aider à des services de portage de repas à domicile, ou à des petits travaux de dépannage (télévision, linge...).
• *La téléassistance* permet de répondre à l'insécurité de certaines personnes âgées, et de leur porter secours immédiatement.

- **Les maisons de retraite**
  Ce sont des établissements publics ou privés qui reçoivent des personnes âgées valides et ayant une autonomie suffisante. Un effort d'humanisation et de modernisation est réalisé (animations, ouvertures vers l'extérieur, participation au conseil d'établissement...).
- **Les logements-foyers**
  • Ce sont des *logements indépendants* offerts en contrepartie d'un loyer. Les résidents bénéficient de services collectifs (restaurant, blanchisserie) ou de soins.
  • Il existe aussi des *maisons d'accueil* pour personnes âgées dépendantes. Enfin, une dernière formule se développe, c'est le *placement familial,* étant donné le manque de places en hébergement collectif. Il a lieu dans les familles agréées par les conseils généraux après enquête sociale.
- **La prestation autonomie**
  C'est une prestation en nature, gérée et financée par les départements et destinée aux personnes âgées de 60 ans ou plus et très dépendantes, sous conditions de ressources. Elle sert à rémunérer des heures d'aide à domicile, ou à payer le surcoût lié à la dépendance.

## b. Les réponses à la maladie

- **La prévention**
  De nombreuses maladies liées au vieillissement peuvent être traitées précocement (ostéoporose, maladies cardio-vasculaires, troubles visuels et auditifs, dépression). La création de services de gériatrie plus nombreux permet de dispenser des soins adaptés et préventifs.
- **La création de lits long séjour.** Ils sont destinés aux personnes dépendantes nécessitant une surveillance constante.
- **L'hospitalisation à domicile.** Elle permet à un nombre plus élevé de personnes âgées de rester moins longtemps à l'hôpital, voire de vivre leurs derniers jours chez elles, entourées de leur famille.
- **Des services de soins palliatifs** pour les personnes en fin de vie se développent de plus en plus.
- **Le Plan solidarité grand âge** cherche à mieux adapter le système de prise en charge à domicile, en établissement et à l'hôpital. Il a permis la création de 5 000 places en maison de retraite médicalisée (5 000 sont prévues pour 2007) et de 6 000 places de services de soins infirmiers à domicile (6 000 également pour 2007).
- **Le premier Gérontopôle** a été inauguré au printemps 2007 à Toulouse avec comme objectifs principaux de :
  – rassembler les équipes de recherche fondamentale et clinique pour lancer des projets de recherche multidisciplinaire dans le domaine médical et médicosocial ;
  – permettre une coopération européenne et internationale ;
  – établir des partenariats avec l'industrie pour que les innovations arrivent plus vite auprès des usagers.

### c. Les propositions de loisirs

Il faut engager la personne âgée à oublier ses « petits maux » ou son « mal-être » et à être curieuse du monde.
• De nombreux organismes proposent des services permettant une retraite vivante (*voyages, clubs, repas...*).
• Les communes, ou certaines associations, mettent en place *des clubs du troisième âge*. Ces clubs proposent des activités qui permettent de lutter contre la solitude et l'isolement.

### d. La participation des personnes âgées à la vie sociale

• *La facilitation au bénévolat* permet aux personnes âgées de mettre en œuvre leur savoir et leurs compétences au service des autres (enfants hospitalisés, soutien scolaire, garde d'enfants...).
C'est ce que cherche à faciliter le « Passeport pour une retraite active », document qui est désormais remis à toute personne partant à la retraite. Son objectif est de fournir des informations sur la retraite, sur les services à la personne et le bénévolat, pour inciter les retraités à y participer, ainsi que des conseils pour rester en forme et en bonne santé.
• Un petit nombre de collectivités territoriales ont mis en place des *conseils départementaux ou régionaux de retraités*.

### e. La protection des biens des personnes âgées

Lorsque les personnes âgées déclinent, il est nécessaire de mettre en place des mesures juridiques pour assurer la protection de leurs biens. Ces mesures sont de trois ordres :
• *la sauvegarde de justice* (facilite la nullité des actes irréfléchis) ;
• *la curatelle* (le curateur se charge des actes importants de la vie civile, et gère les biens avec l'accord de la personne âgée) ;
• *la tutelle* (qui correspond à une incapacité totale de la personne âgée) qui gère la totalité des biens.

## 5 *Les activités pour personnes âgées en maison de retraite*

### a. Les activités intellectuelles

Les personnes âgées souffrent souvent de ce qu'elles appellent des « trous » de mémoire qui portent surtout sur des événements récents. Les activités intellectuelles ont donc pour objectif d'aider les personnes âgées à faire travailler le cerveau.
Exercices et jeux proposés[1] :
• lecture de journaux et discussions sur un thème (prêt de livres...) ;
• films ou cassettes (suivis de discussions sur un thème) ;
• jeux de Scrabble, de dominos, de loto, de cartes (belote...).

### b. Les activités artistiques

Parmi les activités artistiques, citons :
• *Le groupe de chant* qui permet aux personnes âgées de retrouver les répertoires de leur jeunesse.
• *Le groupe instrumental* qui permet aux personnes âgées de découvrir des instruments de musique simple (harmonica, tambourin...) et de travailler le rythme.
• *Les ateliers de peinture* qui valorisent la personne âgée en lui donnant l'occasion d'exposer ses œuvres.

1. Dans les maisons de retraite, on appelle l'activité culturelle : le « club mémoire ».

**Étude de cas**

*Le jeu du loto.* – Maryse écoute avec intérêt l'animateur annoncer les chiffres du loto. Elle aligne les numéros avec dextérité, elle pressent qu'elle va gagner.
Ce jeu est vivement recommandé pour la personne âgée, car il fait partie du patrimoine culturel et bien des personnes y ont joué ; c'est un bon moyen de réadaptation : la manipulation des pions développe la dextérité, la prise fine ; la mémoire est stimulée par la formulation des chiffres, leur recherche sur le carton. Par ailleurs, l'aspect collectif du jeu développe les relations sociales.

### c. Les activités physiques

La pratique d'activités physiques est indispensable pour le maintien des capacités physiques et psychologiques.

• Les activités choisies : *gym* douce, *yoga*, *piscine*, *danse*, *théâtre* développent la coordination, la respiration, le souffle, mais aussi la mémoire des gestes et des phrases.

• On peut ajouter à celles-ci *l'activité jardinage* qui, lorsqu'elle est possible, passionne les personnes âgées.

### d. Les activités ménagères

Les personnes âgées ont toutes un « vécu » d'activités ménagères (pâtisserie, cuisine, vaisselle) qu'elles ne font plus lorsqu'elles sont en institution. Un bon moyen de leur redonner le sens de leur utilité est d'organiser des *ateliers de cuisine*. Ils aident les personnes à retrouver le goût, le désir pour les aliments, les gestes oubliés (faire une pâte, casser des œufs).

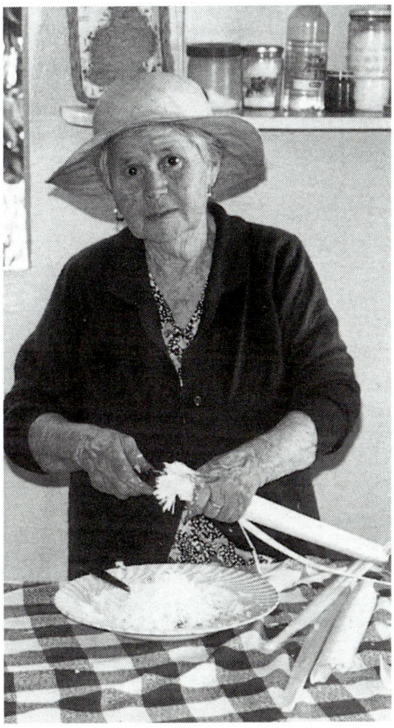

Les personnes âgées ont toutes un « vécu » d'activités ménagères qu'elles aiment conserver le plus longtemps possible et en quelque lieu qu'elles soient.

### e. La pratique d'une religion

• La France est une nation de tradition chrétienne. Beaucoup de personnes âgées trouvent dans l'expression de la foi une profonde *sérénité*. Par ailleurs, la pratique de la religion favorise le sentiment *d'appartenance au groupe* et l'adhésion à une mémoire collective.

• *Les clubs* 3e ou 4e âges organisent souvent des *messes*, des *pèlerinages*, qui sont très suivis.

### f. L'entretien d'un animal familier

L'animal familier (chien, chat, oiseau...) est souvent le dernier compagnon. Grâce à l'animal, la personne âgée va se raccrocher à la vie ; il l'aide à lutter contre la solitude, l'abandon des siens parfois...

- **Intérêts**

  La présence de l'animal :

  • favorise les *contacts sociaux* : les autres personnes caressent l'animal, demandent des nouvelles ;

- favorise l'ouverture sur l'extérieur car il oblige le maître à quitter son logement pour le *sortir* et acheter sa nourriture ;
- met son propriétaire dans l'obligation de *s'occuper de lui* (hygiène, soin) de l'éduquer, autant d'actes qui favorisent un sentiment de responsabilité vis-à-vis des autres ;
- favorise sans en avoir l'air une activité physique aussi minime soit-elle : le sortir (promenade), le brosser, lui ouvrir la porte…

C'est pour ces raisons que certaines maisons de retraite ont adopté un animal domestique dont les résidents s'occupent, ou permettent aux résidents de venir avec leur animal.

### g. Les projets de voyages ou de vacances

**Objectifs**

Les objectifs sont d'aider à l'autonomie des personnes âgées en leur proposant une ouverture sur l'extérieur et la découverte de nouveaux lieux. Deux impératifs sont à respecter : les règles de sécurité et l'information des familles des personnes âgées.

**Intérêts :**

- avoir des activités inhabituelles qui permettent de se distraire et d'apprendre ;
- réapprendre et s'adapter à de nouveaux modes de vie, à d'autres horaires, à d'autres lieux ;
- retrouver le goût de la découverte, l'étonnement ;
- oublier ses incapacités en fixant son attention sur d'autres centres d'intérêt.

### h. Planning d'activités pour personnes âgées en maison de retraite (tableau 2)

Tableau 2 – Planning d'activités de la maison de retraite X.
Semaine du 11 au 17 mai

| Mai | Activités pour tous | Animation Groupe 1 | Animation Groupe 2 |
|---|---|---|---|
| *11 mai* | Messe à... h<br>Courses en ville de... h à... h | Activités pâtisserie à...h | Entretien de la cage à oiseaux à... h |
| *12 mai* | Promenade à... h<br>Film à... h | Gym douce à... h | Groupe de lecture à... h |
| *13 mai* | Club de lecture à... h<br>Cours Ergonomie à... h | Club de lecture à... h | Activités cuisine à... h |
| *14 mai* | Messe à... h<br>Chorale à... h | Scrabble à... h | Loto à... h |
| *15 mai* | Club culturel à... h<br>Prêt de livres à... h | Activité de jardinage à... h | Gymnastique douce à... h |
| *16 mai* | Activité cuisine à... h<br>Club théâtre à... h | Ergonomie à... h<br>Activité de jardinage à... h | Loto à... h |
| *17 mai* | Petit déjeuner anglais à... h<br>Messe à... h | Soirée dansante à... h | Film à... h |

**Exercice d'entraînement**

D'après le *planning* d'activités (présenté ci-dessus) destiné aux personnes âgées, dites :
1. L'*intérêt* d'une telle *organisation* dans une maison de retraite.
2. Quelles sont les *grandes catégories* d'activités ici proposées.
3. À quels *besoins* fondamentaux de la personne âgée répondent-elles ?
4. Qui *organise* et *finance* ces activités ?
5. En quoi consiste la division en deux groupes ?
6. Un *petit déjeuner anglais* ? (Quel intérêt nutritionnel présente-t-il pour la personne âgée ?)
7. Qu'est-ce que *l'ergonomie* ? (Quel est son intérêt pour la personne âgée ?)
8. Quelles autres *activités* pourraient être ajoutées à ce planning ?

#### i. La garde des jeunes enfants

Le jeune enfant apprécie le contact avec la personne âgée, car elle vit à son rythme. Elle sait l'écouter, lui parler, lui lire des histoires... et les répéter plusieurs fois. La personne âgée se sent utile et valorisée.

**Étude de cas**
Quelques expériences voient le jour actuellement en France : les maisons de retraite accueillent *1 heure par jour* les enfants de la crèche proche de leur établissement.

**Questions**
– Que pensez-vous de cette expérience ?
– À quels besoins de la personne âgée répond-elle ?
– Quel est l'intérêt pour le jeune enfant ?

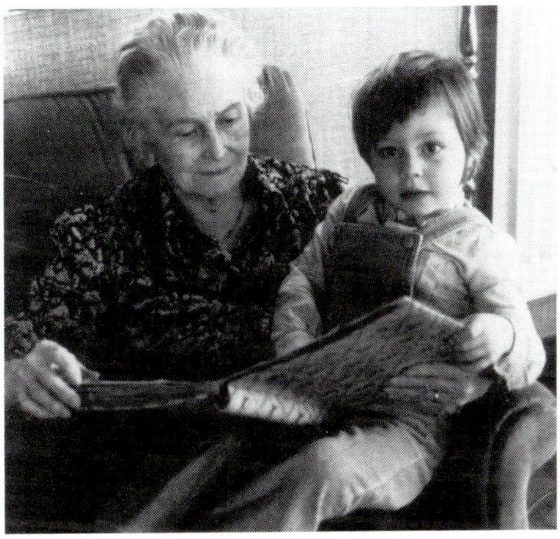

Germaine (80 ans) et Romain (3 ans) sont les meilleurs amis du monde.

## 2 La personne handicapée

Aujourd'hui, 10 % de la population française est en situation de handicap, soit environ 5 millions de personnes que l'on peut répartir en trois grands groupes : les handicapés moteurs, mentaux, sensoriels.
Cependant, cette classification sommaire regroupe des personnes aussi différentes que le jeune homme accidenté de la route et le vieillard impotent.

### 1 Définition : caractères généraux du handicap

#### a. Définition de la notion de handicap

Il faut bien différencier la *déficience*, l'*incapacité* et les *désavantages* (tableau 3).

Tableau 3 – Déficience, incapacité et handicap

| | Définition | Exemple |
|---|---|---|
| *Déficience* | C'est l'*altération* d'une fonction ou d'une structure ; elle peut être anatomique, psychologique ou physiologique | Une amputation d'un membre inférieur |
| *Incapacité* | C'est une *réduction* ou une *perte* fonctionnelle résultant de la déficience. | Une claudication et la perte d'équilibre due à l'amputation |
| *Désavantage ou handicap* | C'est la *conséquence* de la déficience et de l'incapacité dans la vie quotidienne *Remarque : le désavantage n'est pas forcément proportionnel à la déficience. Tout dépend de la norme de l'époque et de la situation de chaque personne.* | Un maçon ou un conducteur de bus, amputés d'une jambe, ne peuvent plus exercer leur métier. *Une personne exerçant un métier assis n'aura pas le même désavantage suite à une amputation* |

### b. Définition du handicap

Le handicap est la difficulté ou l'impossibilité pour une personne, de maîtriser une situation donnée, à la suite d'un déficit physique, psychique ou mental. (Il faut y rajouter l'environnement qui peut être une source possible de « handicap de situation ».)

## 2 *Les différents types de handicap*

### a. Le handicap physique

- Le handicap moteur : caractérisé par une atteinte de la mobilité et de la capacité d'agir. La lésion peut être cérébrale, spinale, musculaire ou articulaire. Il peut s'agir d'une amputation.
- Le handicap physique : lié à une maladie ayant une répercussion sur les capacités d'une personne. Exemple : cardiopathie grave, insuffisance respiratoire sévère, maladies rhumatismales évolutives…
- Le handicap sensoriel : lié à une atteinte des organes de sens. Exemple : cécité.

### b. Le handicap mental

Le handicap mental concerne des déficiences intellectuelles et/ou relationnelles.

### c. Les handicaps associés

Le polyhandicap est l'association d'un ou plusieurs handicaps physiques et d'un handicap mental sévère. Le multihandicap est le cumul de plusieurs handicaps physiques.

**Étude de cas**

*Stéphane* a 6 ans. À l'âge de la marche, ses parents ont remarqué qu'il tombait souvent et se fatiguait vite. Après consultation médicale, on leur dit que Stéphane est atteint de *myopathie*, maladie transmise par la mère.

Stéphane marche avec des béquilles, ses jambes ne le portent plus, ses muscles sont atrophiés. La maladie va progresser, atteindre toute la musculature du tronc puis les muscles respiratoires. L'évolution se fera vers le décès dont l'échéance sera fonction de la rapidité d'évolution de la maladie.

## 3 Les causes des handicaps

Un handicap peut être d'origine :

- héréditaire (maladies génétiques, aberration d'un chromosome) ;
- congénitale (exemples : toxoplasmose ou rubéole durant la grossesse, produits tératogènes [1]) ou périnatale (traumatisme ou anoxie [2] cérébrale à la naissance) ;
- accidentelle (accident de la route, accident du travail, accident domestique…) ;
- dégénérative, lié au vieillissement ou non (maladie d'Alzheimer et autres pathologies neurodégénératives…) ;
- pathologique (hémiplégie suite à un accident vasculaire cérébral…).

## 4 Les conséquences sociales et psychologiques du handicap

### a. Sur la vie personnelle

Comme tout individu, la personne handicapée a droit au respect de sa liberté de choix et de son intimité. Cependant, le handicap entraîne une prise de conscience et une réflexion, nécessaires à la personne pour se structurer par rapport à son atteinte. Les choix de vie, la projection dans l'avenir, les projets ne seront pas les mêmes pour une personne handicapée de naissance et pour celle victime d'un accident.

**Les troubles de l'identité**

Tout individu, au cours de son enfance et de son adolescence, structure, pour sa vie future, l'image de son corps. Une personne handicapée voit une image de son corps différente de celle des autres. Elle rencontre là une première impossibilité d'identification corporelle.

On voit bien souvent plusieurs personnes en fauteuil roulant se retrouver dans des clubs de loisirs, ce qui leur permet une identification à l'autre, car elles se retrouvent entre semblables.

**La connaissance de son corps**

Nous entrons là dans le domaine de la relation à autrui.

La personne handicapée doit essayer de donner à l'autre l'image d'un corps sexué et désirable ; concrètement, elle doit, comme tout individu, soigner son image.

### b. Sur la vie familiale

Les réactions d'une famille seront très différentes en fonction de l'âge de la personne handicapée et de l'origine du handicap. Le handicap d'un enfant n'a pas les mêmes répercussions que celui d'un adulte ; la survenue d'un handicap accidentel ne sera jamais vécue de la même manière qu'un handicap de naissance.

1. Tératogène : produit entraînant un arrêt ou un mauvais développement du fœtus.
2. Anoxie : manque d'apport d'oxygène aux tissus.

- **Le rapport de dépendance**

  Ce rapport de dépendance existe de manière très affirmée au sein de la famille. Cette dépendance est physique, mais aussi psychologique.

  Le handicap plonge la personne dans une situation de dépendance qu'elle ne pourra accepter qu'avec un apprentissage parfois très long. Les besoins de soins de nursing la mettent dans un état d'infantilisation.

- **Les rapports au sein du couple suite à un handicap accidentel**

  Le handicap impose au couple une épreuve qui remet tout en question : il y a désormais un avant et un après. Si la personne handicapée doit apprendre à avoir un autre corps, le conjoint valide doit lui aussi découvrir ce corps différent et parfois mutilé. La vie, les activités communes doivent être repensées en fonction du handicap. Seuls, la communication et le dialogue, sans fausse pudeur, peuvent permettre à ce couple de retrouver un équilibre.

L'intégration sociale se fait lentement, et l'augmentation du nombre d'accidents de la route a sûrement contribué à améliorer le sort des personnes handicapées, alors que le handicap de maladie était plutôt caché, mis de côté. La société française tarde à prendre de réelles mesures d'intégration, non seulement en termes de mesures des pouvoirs publics (contrairement aux autres pays européens qui prennent beaucoup mieux en charge les appareillages par exemple, ou créent la fonction d'assistant personnel comme en Suède) qu'en termes d'attitude de rejet ou de mépris de la part de l'ensemble de la société : qu'il s'agisse de discrimination à l'embauche, de difficultés d'accès aux espaces sociaux et culturels ou encore du non-respect des places de parking pour handicapés.

### c. Sur la vie sociale

Les personnes handicapées ont le sentiment d'être mises à l'écart du fait de leur différence. Dans notre société, la place faite aux handicapés est encore trop marginale, et l'intégration sociale rarement atteinte. Toutefois, la personne handicapée doit élaborer son projet de vie, avec la volonté de vivre comme tout le monde.

Faire un projet de vie sociale sous-entend d'accepter le handicap, de l'assumer, dans la vie quotidienne, mais également de le faire accepter aux autres et de dédramatiser leur situation.

**Étude de cas**

Caroline (26 ans) dit très justement à ce propos : « *Je ne vois pas pourquoi, parce que je suis handicapée, on m'obligerait à vivre en foyer. Je veux vivre ma vie et être libre de faire comme je l'entends.* » Caroline veut travailler ; elle contacte plusieurs employeurs pour devenir standardiste. Ses parents l'aident dans sa démarche.

### d. Sur la vie professionnelle

- **La personne handicapée désirant travailler**

  Il s'agit d'une personne handicapée de naissance, ou tôt dans sa vie. Avant de chercher un emploi, elle a suivi une formation scolaire, universitaire ou professionnelle. Elle a déjà été confrontée au problème de l'intégration sur les lieux de ses études, ce qui ne rend pas l'insertion professionnelle plus facile. Une fois son diplôme en poche, elle doit trouver l'employeur qui veut bien reconnaître sa valeur.

**Le travailleur devenu handicapé**

La survenue du handicap vient remettre en question le devenir professionnel de la personne handicapée au sein de l'entreprise. Le poste qu'elle occupait n'est peut-être plus compatible avec sa nouvelle situation. Il faut que la personne et son employeur réfléchissent à une nouvelle orientation professionnelle.

**Mesures en faveur de l'emploi des personnes handicapées**

La loi impose aux entreprises de plus de 20 salariés d'embaucher 6 % de personnes handicapées. Mais elle prévoit de nombreuses portes de sortie pour ne pas se plier à cette mesure, comme les amendes à payer ou la possibilité de sous-traiter, de faire travailler un CAT, plutôt que d'avoir des employés handicapés dans l'entreprise.

Depuis 2005, l'Agephip, qui récolte les amendes des employeurs refusant de se soumettre à la loi, n'utilise plus cet argent pour financer l'aménagement des locaux de l'entreprise en vue de l'embauche d'une personne handicapée. Ce changement risque d'être préjudiciable aux handicapés, dont l'embauche est désormais associée à un investissement matériel lourd.

## 5 La compensation du handicap : les principaux moyens de compensation

Ces moyens sont multiples, très différenciés, et nous ne citerons que les principaux. De plus, chaque personne handicapée a ses propres « trucs » pour lui faciliter la vie.

**Les aides techniques**

- *Le fauteuil roulant* permet l'indépendance du déplacement. La personne ne marche plus, mais elle « roule ».
- *Le contrôle d'environnement par un boîtier électronique* : par ce moyen, des personnes très dépendantes peuvent agir sur leur environnement : fermer et ouvrir portes, fenêtres, allumer la lumière, la télévision sans l'aide de quiconque.
- *La canne blanche et/ou le chien d'aveugle* servent à guider les aveugles lors de leurs déplacements. Dans certaines villes, les trottoirs sont équipés de bandes rugueuses qui sont aussi des repères.
- La loi pour l'égalité des droits et des chances, la participation et la citoyenneté des personnes handicapées (de février 2005) a posé comme grands principes :
  - l'accessibilité à tous les domaines de la vie sociale (éducation, emploi, transport, bâtiments...) ;
  - le droit à la compensation des conséquences du handicap ;
  - la participation et la proximité par la création des Maisons départementales des personnes handicapées (MDPH).
- La Convention Aeras (Assurer et emprunter avec un risque aggravé de santé) qui remplace la convention Belorgey depuis janvier 2007 est un accord entre l'État, les assureurs, les banques et les associations de patients. Elle devrait enfin permettre aux personnes malades, handicapées, ou ayant eu une maladie grave, d'emprunter de l'argent ou de souscrire une assurance invalidité/décès.
- *Les aides à la communication* permettent aux handicapés de rester des êtres de communication :
  - *la synthèse vocale* permet de s'exprimer grâce à un mini-ordinateur synthétisant la parole en fonction des directives de l'utilisateur ;

– *l'informatique* est le moyen d'expression le plus utilisé par les personnes handicapées. Avec un minimum d'effort, elles peuvent écrire, travailler, apprendre. La frappe est aidée par des systèmes ergonomiques : licorne, palpeur électronique...
– *le télétravail* : la personne travaille chez elle et reste en contact téléphonique avec son employeur. Cela fonctionne très bien pour l'interprétariat.

**L'aide humaine**

L'aide humaine est indispensable pour le grand handicapé. Aussi l'évaluation des besoins est particulièrement importante.

• *Les besoins en personnel médical et paramédical* (médecin, infirmière, kinésithérapeute, AS ou AP), mais aussi les besoins en *auxiliaire de vie*, *garde-malade*, *aide-ménagère*, *service des repas*, qui vont assurer l'essentiel de la vie quotidienne font actuellement l'objet d'une étude à l'échelon national.

• *L'intervention de l'assistante sociale* : l'opportunité de son intervention ne relève d'aucune évaluation : plus elle est spécialisée, plus elle est indispensable, et plus son rôle dépasse largement les aspects administratifs et financiers. Dans tous les cas, la coopération de la famille est indispensable.

**L'adaptation des transports**

• Des services, équipés de *minibus aménagés* pour recevoir des fauteuils roulants, se sont créés pour répondre à ce besoin de déplacement. Sur appel téléphonique, un transport peut être réalisé de porte à porte.

• Outre ces services, certaines personnes possèdent leur propre *véhicule aménagé.*

• D'autres se font conduire par une tierce personne.

**Les aides institutionnelles**

• Outre les allocations, accordées par l'*aide sociale aux handicapés*, l'État et les collectivités locales ont créé des *aides financières* destinées à faciliter l'insertion des handicapés dans la collectivité :
– subventions aux services de transport, d'aide à domicile ;
– subventions aux entreprises pour l'aménagement de postes de travail ;
– exonérations des charges sociales pour l'emploi d'une tierce personne ;
– prise en charge des travaux d'accessibilité des lieux publics.

• Il faut souligner la prise de conscience que représente la *loi d'orientation en faveur des personnes handicapées.* C'est une véritable reconnaissance des droits des personnes handicapées et des devoirs de la société envers eux. Exemple : dans le domaine de l'emploi (obligation pour les entreprises de plus de 20 salariés d'embaucher 6 % de travailleurs handicapés).

**Le droit face au handicap : « l'arrêt Perruche » et la loi de 2002.**

• Suite à l'affaire Perruche (du nom de Nicolas Perruche, enfant né handicapé à cause d'une erreur de diagnostic médical), la décision de justice a paru préjudiciable au statut des enfants handicapés (« être en vie et handicapé est un préjudice, il aurait mieux valu être mort plutôt que d'être né » : voilà comment la société a interprété ce jugement).

• La loi de 2002 sur le handicap a prévu que les conséquences du handicap devraient désormais être assumées par la solidarité nationale. Malheureusement, il n'y a toujours pas de décret d'application à cette loi pour prévoir les modalités de financement et d'attribution.

• Depuis début 2006, une nouvelle structure, **la maison du handicap**, est censée faciliter la vie des handicapés. Présente dans chaque département, c'est un guichet unique permettant à la personne handicapée de centraliser toutes ses démarches et d'être suivie par un seul et même interlocuteur. Elle est amenée à jouer le rôle d'évaluation jusqu'à présent attribué à la Cotorep puisqu'elle doit mettre en œuvre les différentes aides (financières, formations, structures, aménagements, etc.).

## 6 La communication et la relation avec la personne âgée ou handicapée

### a. L'importance de la communication non verbale

La communication n'est pas toujours synonyme de paroles. Une quantité d'informations, de sentiments, peuvent passer par le *regard*, la *mimique*, le *geste*, la *voix*.

**Étude de cas**

*Irène* (aide à domicile), arrive à 8 heures chez Mme G., 80 ans. Celle-ci, dans la nuit, a souillé son lit et en est complètement « chamboulée ». Irène dit « Bonjour », mais, malgré des paroles apaisantes, Mme G. perçoit, par ses gestes un peu brusques et son regard sévère, qu'Irène n'est pas contente. Mme G., totalement effondrée se met à pleurer. Irène ne comprend pas : « Que vous arrive-t-il, je n'ai rien dit ! » Elle n'a effectivement rien dit, mais elle a exprimé par son attitude ce que Mme G. craignait le plus, le dégoût et l'énervement. À l'inverse, un geste, un regard affectueux, une attention peuvent dissiper bien des peurs ou des angoisses.

La qualité d'une relation, l'efficacité de l'aide dépendent profondément de la qualité du message échangé entre les partenaires. Or ce message peut être brouillé, dévié de son but ou bien valorisé par de nombreux facteurs : attitudes, disponibilité, engagement des partenaires. Les psychologues ont évalué la nature des diverses attitudes de l'aidant et de l'aidé (*cf.* ci-après)

### b. Les attitudes fondamentales de l'aidant (exemples concrets)

Toute relation se fonde sur certaines attitudes. En schématisant, on peut repérer quatre attitudes fondamentales. Dans des situations concrètes, les choses ne sont évidemment pas aussi tranchées : on emprunte souvent plusieurs attitudes à la fois. Mais il semble indispensable que l'aidant comprenne son comportement : Que peut-il (se) dire ?

1. *Je suis le « professionnel »* : je sais tout, je ne vais pas prendre de gants pour me faire comprendre. Donc je juge et j'ordonne. (C'est une attitude « *autoritaire* ».)

2. *Je suis « paternaliste »* : je veux protéger la personne, lui faire du bien, la conseiller et l'encourager ; j'aurai avec elle une relation affectueuse. (C'est une attitude « *paternaliste* ».)

3. *Je suis « le meilleur »* : je sais ce que je veux et j'utilise toutes les formes d'intervention, pour aller là où je sais que je dois aller. Je fais passer ma décision en faisant croire à l'aidé qu'il a pu négocier et décider. (C'est une attitude « *unilatérale* ».)

4. *Je suis un « aidant »* : j'ai envie de comprendre l'autre, d'élucider sa demande et ses attentes. Je me sers de mon savoir-faire et de celui de mes collègues de travail. Je souhaite que les décisions se prennent véritablement ensemble. (C'est faire preuve d'un « esprit d'équipe » et de coopération.)

### c. Les attitudes de la personne « aidée » (exemples concrets)

Pour que la communication puisse s'établir correctement, il importe de bien connaître l'attitude initiale de la personne aidée. Ainsi, que peut-elle (se) dire ?
1. *Va-t-on me comprendre ?*
La personne aidée a parfois la crainte que l'aidant, étranger à sa vie, ne comprenne pas ses besoins profonds, liés à ses habitudes, son éducation, sa culture. Il sera donc nécessaire de *créer un climat de confiance et d'être attentif aux demandes.*
2. *Va-t-on me condamner ?*
La personne aidée, surtout si elle est âgée, a des rites, des manies pas toujours bien acceptées. Mais l'aidant a-t-il le droit de condamner tel mode alimentaire, telle organisation ? Il lui faudra plutôt *persuader, convaincre, éduquer pour être efficace.*
3. *Va-t-on faire ce que je ne veux pas ?*
Aider une personne ne signifie jamais lui imposer ses propres valeurs, mais *respecter ses désirs*, l'aider, dans ses activités, à exprimer sa volonté, sans agir à sa place.
4. *Va-t-on me faire du bien ou du mal ?*
Dépendre d'une aide à domicile ou d'un soignant signifie « handicap » ou « maladie ». Il est normal que la personne aidée craigne l'autre à qui elle confie son corps. Il faut *la rassurer, la mettre en confiance, d'abord par ses compétences et ses connaissances.*
5. *J'ai peur, j'ai honte*
Le fait d'avoir besoin d'aide pour des actes intimes, toilette, élimination, repas, peut mettre la personne dans un état d'infériorité qui l'empêche d'exprimer ses besoins.
Il faut, dans tous les cas, être attentif à ses questions, ses attitudes, pour faire en sorte que l'aide apportée soit acceptée, désirée et non pas subie par la personne.

### d. La disponibilité de l'aidant et de l'aidé

Le dialogue ne peut s'établir que si les partenaires (aidant et aidé) sont en état de recevoir un message et prêts à y répondre. Or, bien des situations font que l'un ou l'autre ne peuvent ou ne veulent pas participer à la relation car ils ne sont pas disponibles.

- **Le lieu, le moment**
  Il est parfois bien inutile de parler à une personne qui est occupée par une activité (lecture, écriture, TV). Soit elle n'entend pas la question posée ou l'explication donnée, soit elle est obligée d'interrompre son activité, se sent agressée, ce qui va provoquer un agacement peu propice au dialogue.
- **Les préoccupations personnelles**
  L'aidant, ou la personne aidée, peut parfois être perturbé par des soucis familiaux, financiers. Son esprit ne parvient pas à se détacher des idées qui l'obsèdent, ce qui rend la relation de communication impossible.
- **L'état physique ou mental**
  • La *dégradation physique*, la maladie, la douleur empêchent l'individu de s'intéresser à ce qui l'entoure : il se renferme.
  • D'autre part, la *dégradation mentale* isole l'individu ; son entourage éprouve souvent de grandes difficultés à se faire comprendre et à obtenir une réponse cohérente.

### e. Le respect des habitudes, des cultures et de la religion

Le professionnel de santé va pénétrer l'intimité de l'aidé. Il peut être amené à connaître ses relations familiales, ses problèmes de santé, sa situation financière.
Si une relation de confiance se crée, l'aidant peut devenir le confident, l'ami, le soutien de la personne (surtout dans l'aide à domicile).

• L'aide à domicile de la personne âgée crée des liens affectifs que l'aidant doit savoir maîtriser. Il ne doit jamais oublier qu'il est un professionnel et que cet état le met dans l'obligation de connaître et de respecter les limites que lui imposent l'honnêteté, la discrétion et le secret professionnel.
• Enfin, les choix culturels, religieux, politiques de la personne aidée relèvent de sa liberté individuelle. Ils doivent être scrupuleusement respectés. Même si l'aidant n'adhère pas aux mêmes idéaux, il doit faire en sorte que la personne qu'il aide puisse exercer ses droits en la matière ; cela peut prendre la forme d'un accompagnement à un service religieux, au bureau de vote, voire une aide pour le maintenir en contact avec une communauté étrangère.

Tout va se jouer à partir de ces facteurs de communication. L'aidant peut manipuler la personne aidée. Mais la situation inverse peut aussi se produire.

**Étude de cas**

*Monsieur Y.* profitant de l'affection que lui porte Irène, téléphone chez elle le week-end quand il se sent seul pour qu'elle vienne le voir. Irène a dû lui faire comprendre gentiment qu'elle avait aussi une famille à laquelle elle devait se consacrer.

Il revient à l'aidant de mettre en œuvre à la fois sa qualification professionnelle et sa disponibilité affective et intellectuelle pour écouter, susciter le dialogue, s'exprimer, se faire écouter dans la transparence et la réciprocité. C'est à cette condition que la communication permet de décrypter la demande d'aide, son contenu exact, ses différents aspects. Ensuite peut être élaborée et proposée une stratégie d'aide, dans le respect de chacun.

### f. L'aide à l'information, aux loisirs

- L'âge, le handicap présentent un facteur d'*isolement*. Une des tâches du personnel de santé est d'aider la personne à *communiquer*, à s'informer, à s'exprimer et à conserver ses relations au maximum.
- Le maintien de cette *autonomie de relation* aide à lutter contre les tendances dépressives ou passives de certaines personnes devant cet isolement.
- Le plus stimulant est que la personne *réfléchisse elle-même* aux problèmes qu'elle rencontre, et qu'elle trouve elle-même les solutions qui conviennent, que ce soient des problèmes d'autonomie, d'organisation de sa vie, administratifs, financiers...
- **Choix des moyens de communication**

  Différents moyens de communication, de relation et d'information existent. Il s'agit de choisir les plus adaptés au handicap ou à l'âge :
  • communication par l'écriture, le téléphone ;
  • information par la télévision, la radio, la lecture, le Minitel ;
  • relation avec les associations, services publics, par le moyen de sorties à l'extérieur...

  Il ne faut cependant pas oublier l'importance du dialogue. L'aide doit le favoriser chaque fois qu'elle le peut, en s'adaptant à chaque personne, et en utilisant tous les moyens de communication à sa disposition.

### g. Conseils au personnel de santé (exemples concrets)

Le personnel de santé peut aider par son attitude les personnes handicapées. Prenons quelques exemples concrets ; le personnel de santé doit :

- **Faciliter la communication**
  - adressez-vous aux personnes, et non à leur accompagnateur ;
  - faites-leur répéter si vous n'avez pas compris ;
  - donnez des informations claires, simples, précises, certaines ;
  - laissez-leur le temps de s'exprimer ;
  - assurez-vous d'une bonne compréhension mutuelle avant de clore le dialogue.

  *Si la personne est déficiente visuelle :*
  - présentez-vous ;
  - ne vous exprimez pas par gestes ou par mimiques ;
  - évitez les termes vagues : « là ; là-bas... » ;
  - utilisez des termes précis : « gauche, droite, première porte... » ;
  - ne partez pas sans prévenir.

  *Si la personne est déficiente auditive :*
  - attirez son attention avant de parler ;
  - veiller à ce que votre visage soit bien éclairé ;
  - parlez de face, articulez, ne criez pas ;
  - utilisez des phrases courtes ;
  - proposez des informations écrites ;
  - ne parlez pas en mâchant ou en baissant la tête ;
  - ne parlez pas d'une autre pièce ou de trop loin.
- **Susciter des sorties**

  Les sorties ont plusieurs intérêts :
  - elles permettent de conserver les relations de voisinage, maintiennent l'esprit ouvert et en éveil ; elles conservent aux personnes âgées un certain goût de la vie, un sens de l'autonomie et de la responsabilité ;
  - elles permettent aussi l'entretien de la forme physique de la personne, notamment par la marche (ex. : marche sur un terrain varié, franchissement d'obstacles [trottoirs, pente, escalier], endurance avec des trajets plus ou moins longs).
  - elles permettent l'oxygénation et, par le soleil, l'apport de la vitamine D (pour la conservation d'une ossature en bon état)...

## 3 La personne malade

Les droits de la personne malade sont issus des principes énoncés dans la *Déclaration des droits de l'homme et du citoyen* elle-même inscrite dans la Constitution de l'État français, dont le personnel de santé doit respecter obligatoirement les principes fondamentaux.

Les droits du malade sont réglementés par la *Charte du malade hospitalisé* qui doit, normalement, être insérée dans le petit fascicule d'accueil du malade à son arrivée à l'hôpital. Résumons ci-dessous l'essentiel de ce que les AS/AP doivent retenir en matière de « droits du malade ».

## 1 La charte de la personne malade

Les principes généraux de cette charte sont énoncés ci-après.
• Le service hospitalier est *accessible à tous* et en particulier aux personnes les plus démunies. Il est adapté aux personnes handicapées.
• Les établissements de santé garantissent la *qualité* des traitements, des soins et de l'accueil. Ils sont attentifs au soulagement de la *douleur*.
• L'*information* donnée au patient doit être accessible et loyale. Le patient reçoit la « livre d'accueil » et participe aux *choix thérapeutiques* qui le concernent.
• Un acte médical ne peut être pratiqué qu'avec le *consentement* libre et éclairé du patient.
• Un *consentement spécifique* est prévu notamment pour les patients participant à une recherche biomédicale, pour le don et l'utilisation des éléments et produits du corps humain et pour les actes de dépistage.
• Le patient hospitalisé peut, à tout moment, *quitter l'établissement* sauf exceptions prévues par la loi, après avoir été informé des risques éventuels qu'il encourt.
• La personne hospitalisée est *traitée avec égards*. Ses *croyances* sont respectées. Son *intimité* doit être préservée ainsi que sa *tranquillité*.
• Le *respect* de la vie privée est garanti à tout patient hospitalisé ainsi que la *confidentialité* des informations personnelles, médicales et sociales qui le concernent.
• Le patient a accès aux informations contenues dans son *dossier* notamment d'ordre médical par l'intermédiaire d'un praticien qu'il choisit librement.
• Le patient hospitalisé exprime ses *observations* sur les soins et l'accueil et dispose d'un *droit* de demander *réparation des préjudices* qu'il estimerait avoir subis.

## 2 Les intérêts de cette charte

La notion de patient a heureusement évolué : le patient mérite le respect. Le soignant ne doit pas le considérer comme une pathologie ou un numéro de chambre, mais bien comme une personne à part entière. On retrouve la notion de respect dans la qualité de la « prise en charge du patient dans sa globalité ».
Ainsi le patient n'est plus seulement un malade qui doit recevoir des soins appropriés, mais une personne à laquelle il faut être attentif et il faut respecter son ressenti, sa douleur, sa culture.
Il s'informe plus (l'information médicale se vulgarise au travers des nombreuses émissions grand public, des magazines santé…) et revendique une meilleure qualité des soins et de la prise en charge. Les procès à l'encontre du monde médical sont de plus en plus nombreux, de la part de certains patients (exemple : ceux victimes d'infections nosocomiales).

# Annales ?

## 1. EAP du CH de Bastia

Quelle est la place de la personne âgée dans notre société ?
En quoi les avancées de la recherche médicale (ex. : DHEA : l'hormone qui fait mieux vieillir) peuvent influer sur cette place ?

## 2. EAS de l'IFRAD

« Vieillir ce n'est pas une maladie. C'est savoir, à toutes les étapes de l'existence, gérer les difficultés, les dépasser, autrement dit, c'est savoir grandir », Pierre Guillot.
Commentez.

## 3. EAS du CH de Meulan

À l'aube du XXIe siècle et grâce aux progrès de la médecine, la population âgée est en constance augmentation. Chaque individu est appelé à vieillir et doit l'accepter. Il est, de plus, important de préserver une image valorisante pour soi et pour les autres.
Quelles réflexions vous inspire ce texte ? Argumentez votre réponse.

## 4. EAS du CH de Santerre (Montdidier)

*Au Sénégal, on dit :*
« Un vieillard qui meurt, c'est une bibliothèque qui brûle. »
Que pensez-vous de cette phrase ?

## 5. Section AS/AP du lycée J. Monod de Paris

***Prendre en charge le patient âgé***
Plus d'un Français sur quatre aura plus de 65 ans en 2025. L'augmentation du nombre de personnes âgées pose de nombreux défis à la communauté médicale et à notre société.
Parmi ces défis, la prise en charge sociale, psychologique et relationnelle, au-delà du traitement médical, devient une priorité.

*L'Aide-soignante,* n° 12, *droits réservés*

Quelles réflexions vous inspire ce texte ? Argumentez votre réponse.

## 6. EAS du CH de Paimpol

Lyon (quartier « *Mon plaisir sans souci* ») : implantée dans un ensemble immobilier, la maison d'accueil pour personnes âgées. Son originalité : intégrer à l'établissement une halte-garderie... « *L'échange intergénérations permet l'intégration de la petite enfance au monde de la vieillesse et apporte à chacun un épanouissement et un enrichissement mutuels* », dit le responsable. Qu'en pensez-vous ?

## 7. EAS du CH de Mortagne-au-Perche

Julien (AS) distribue les plateaux de repas en maison de retraite.
Isabelle (85 ans) lui demande d'aller aux toilettes. Il refuse (voir dessin ci-dessous).
**1.** Observez les expressions et les attitudes des personnages représentés.
**2.** Analysez cette situation et proposez des éléments de réponse attendus de la part d'un professionnel de santé.

## 8. EAP du CHU de Grenoble

Pensez-vous qu'un handicap physique soit un obstacle pour réussir sa vie ? Donnez votre point de vue.

## 9. EAP du CHU de Grenoble

La maladie et la vieillesse sont facteurs d'isolement. Qu'a-t-on mis en place pour prendre en compte cette réalité ?

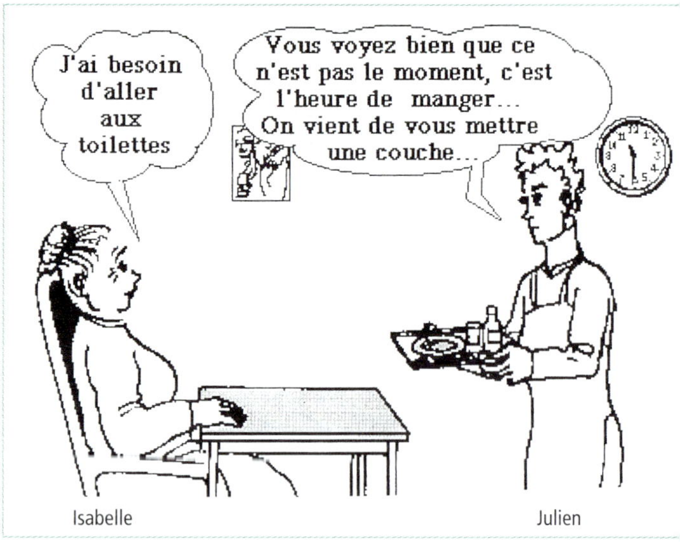

## 10. EAS du CH de Paimpol

Question d'après un dessin (ci-dessous) : imaginez ce que peuvent se dire ces deux soignants.

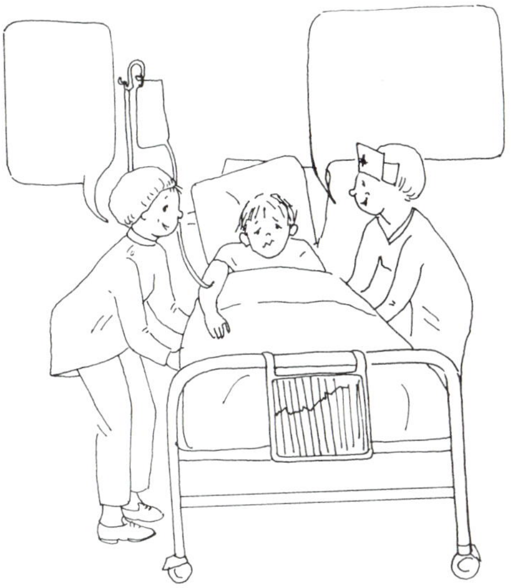

## 11. EAS du CH de Mulhouse

La douleur n'est pas une fatalité ! On peut la prévenir ! On peut la traiter !
Commentez.

## 12. EAS d'Abbeville

Dans certains pays, on tend à vouloir légaliser l'euthanasie. En tant que futur soignant, quelle est votre position sur cette délicate question ?

## 13. Section AP du LEP de Neuilly

***Statistiques des violences subies***

« Les violences subies par les personnes âgées sont souvent le fait de leur famille : 77 % des personnes âgées dépendantes (c'est-à-dire confinées au lit et au fauteuil) vivent à leur domicile, et 50 % d'entre elles sont aidées par leur entourage. Or la charge d'un parent âgé, quel que soit l'amour que l'on ait pour lui, est non seulement contraignante, mais très stressante. Pour la Fondation de France, la première façon de prévenir ces violences est de dire à l'entourage : *« Vous avez droit au répit : sachez vous faire aider ! »* Ce principe l'a conduite à innover dans le champ de la vieillesse, non seulement en favorisant la création de groupes de parole pour les familles qui peuvent ainsi exprimer leur propre souffrance, mais aussi en soutenant des actions spécifiques d'aide itinérante dans les zones rurales, de service de tutelle personnalisée et des structures d'accueil temporaire qui permettent à la famille de « *souffler* ». »

Dossier n° 92, « *Souffrance et violence* »,
de la Fondation de France, *droits réservés*

Quels sont les différents problèmes soulevés par cet article de presse ?

## 14. EAS du CH du Santerre (Montdidier)

La politique actuelle tend au maintien à domicile des personnes âgées.
Citez et expliquez les avantages, mais aussi les inconvénients du maintien à domicile.

## 15. EAS de l'IFSI de Fort-de-France

« Aller dans une maison de retraite ? Il n'en est pas question, ce sont toutes des mouroirs. Je resterai chez moi jusqu'au bout », vous dit cette dame de 83 ans, alerte, dynamique, mais célibataire et sans famille.
Que lui répondez-vous ?

16

# TEST Que savez-vous sur… la personne mourante, la mort ?

*Cochez la ou les bonnes réponses*

### 1. La douleur se définit par :

*a) une plainte psychologique* ❒
*b) une sensation physique ou morale désagréable* ❒
*c) une sensation pénible d'ordre physique et/ou psychologique* ❒
*d) un excès de sensibilité localisée* ❒
*e) un appel au secours du patient* ❒
*f) un dysfonctionnement localisé de l'organisme* ❒

### 2. La douleur doit être évaluée prioritairement par :

*a) le malade lui-même* ❒
*b) le médecin* ❒
*c) les aides-soignantes* ❒

### 3. Les soins palliatifs correspondent :

*a) à l'arrêt des soins* ❒
*b) au prolongement de la vie par des moyens thérapeutiques* ❒
*c) à des soins actifs et continus à une personne en fin de vie* ❒
*d) à la prise en charge de la douleur et de la souffrance psychologique d'une personne en fin de vie* ❒

### 4. La mort peut se définir par :

*a) l'arrêt des fonctions organiques* ❒
*b) la disparition de l'activité cérébrale* ❒
*c) la fin de la vie* ❒
*d) l'extinction de la pensée* ❒
*e) le moment où le patient cesse de respirer* ❒
*f) le décès d'un être vivant* ❒

### 5. L'attitude d'écoute du soignant c'est :

*a) laisser le patient s'exprimer* ❒
*b) ne pas juger ses propos* ❒
*c) être disponible* ❒
*d) l'aider au moment du repas* ❒
*e) lui faire des soins* ❒
*f) respecter sa religion* ❒

### 6. Le deuil, c'est :

*a) le temps d'intégrer la mort d'un proche* ❒
*b) le temps d'oublier le défunt* ❒
*c) le processus qui permet de moins souffrir après le décès d'un proche* ❒
*d) le temps d'exprimer sa peine et de se délivrer de son poids* ❒
*e) la période dépressive qui suit l'annonce du décès* ❒

### 7. Les formations en soins palliatifs sont :

*a) très répandues dans les facultés de médecine* ❒
*b) peu importantes dans le cursus des futurs médecins* ❒
*c) complètement intégrées à la formation médicale* ❒
*d) se développent de plus en plus pour les auxiliaires médicaux (IDE, AS, AP, etc.)* ❒

### 8. Les rituels qui accompagnent la mort :

*a) sont très nombreux en Europe, et en France particulièrement* ❒
*b) sont moins nombreux et ont évolué* ❒
*c) ont quasiment disparu* ❒
*d) sont de plus en plus fréquents* ❒

## Corrigé du QCM

1) *b et c*
2) *a*
3) *c et d*
4) *a, c, e et f*
5) *a, b et c*
6) *a, c et d*
7) *b et d*
8) *b*

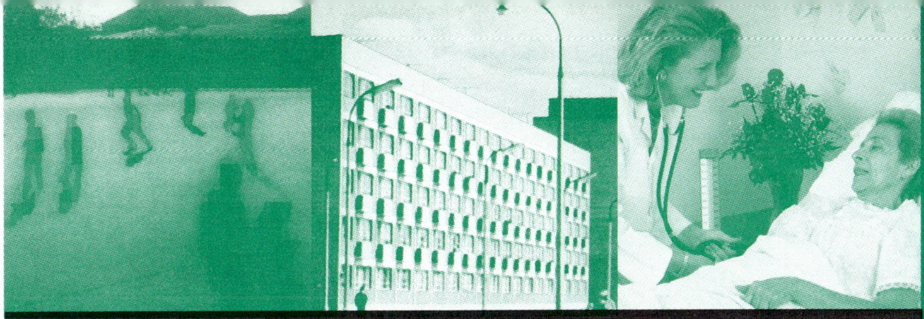

# 16 La personne mourante, la mort



**Le saviez-vous ?**

- ***Le degré de la douleur*** *peut s'apprécier, aussi bien chez l'adulte que chez l'enfant, au moyen de « réglettes » ou de « grilles illustrées ».*
- ***Les soins palliatifs,*** *pratiqués à un malade en fin de vie, permettent de soulager sa douleur et son inconfort physique et d'atténuer sa souffrance morale.*
- ***Le funérarium*** *est un lieu où se réunissent les familles des défunts avant les obsèques.*
- ***L'incinération ou la crémation*** *est l'action de brûler un corps, de le réduire en cendres.*
- ***En Afrique,*** *les femmes appelées « les pleureuses » suivent le cercueil en versant des larmes et en se tordant de douleur.*
- ***Au Mexique,*** *le jour des morts, la famille du défunt apporte au cimetière de la nourriture et des cadeaux et passe une partie de la journée et de la nuit à faire la fête auprès de lui.*
- ***La première journée nationale*** *des réseaux de santé de soins palliatifs aura lieu le 17 octobre 2007.*
- ***Le mot « morgue »*** *vient du vieux verbe « morguer », « regarder fixement » puis « regarder dans le but de reconnaître », qui devient en 1718 : « endroit où les corps morts, dont la justice se saisit, sont exposés à la vue du public afin qu'on puisse les reconnaître ».*

## 1 Le patient en fin de vie

### 1 *Les soins palliatifs*

#### a. Définition

Les soins palliatifs sont des soins actifs et continus pratiqués à une personne atteinte d'une maladie grave, évolutive ou en phase terminale, par une équipe interdisciplinaire en institution ou à domicile. Ils visent à soulager la douleur, à apaiser la souffrance psychique, à sauvegarder la dignité de la personne malade et à soutenir son entourage.

#### b. Accès aux soins palliatifs

La loi du 9 juin 1999 affirme le droit de la personne au respect de son intégrité tant par le refus de l'acharnement thérapeutique que par celui de la souffrance morale ou physique.

- La personne soignée peut s'opposer à toute investigation ou soin.
- De même, chaque personne dont l'état le requiert a le droit d'accéder à des soins palliatifs et à un accompagnement (cet accompagnement étant soumis à l'accord préalable de la personne ou de ses proches).

Le malade est ainsi replacé au centre du dispositif. Il a le choix entre une prise en charge à domicile ou en institution.

#### c. La loi d'avril 2005

À l'occasion de l'affaire Vincent Humbert (dont la mère et le médecin ont précipité la mort en lui injectant un produit létal), la société a réaffirmé sa position sur la fin de vie. C'est un choix de société qui maintient l'interdiction de l'euthanasie, toujours considérée aux yeux du Code pénal comme un homicide, mais insiste sur l'importance de ne pas perpétuer des « traitements déraisonnables ». Pour éviter tout acharnement thérapeutique, la loi d'avril 2005 institue donc la notion de « droit à mourir » qui est en fait un droit à laisser mourir, en arrêtant tout traitement, y compris alimentation et/ou hydratation, afin de permettre à une

personne consciente ou non (ses proches et l'équipe médicale prennent alors la décision) de trouver un dénouement rapide à une situation qu'elle ne supporte plus.
Cette loi, en plus de la volonté de développement des soins palliatifs, donne une autre dimension à la notion de « mourir dignement », considérant que c'est très souvent la souffrance qui fait réclamer l'euthanasie.

### d. Formation des soignants et des bénévoles

Le personnel soignant doit être formé à l'approche en soins palliatifs (exemple : les formations aide-soignant et auxiliaire de puériculture comprennent des cours de soins palliatifs).
Les médecins sont encore trop peu formés aux soins palliatifs, surtout lors de leur formation initiale. Ainsi, à Bordeaux, les deux facultés de médecine ne consacrent que 6 et 8 heures de cours annuels aux soins palliatifs et les zones rurales très isolées sont très peu équipées en unités de soins palliatifs.
La communication avec une personne en fin de vie est particulièrement importante et doit être adaptée à chaque situation.
Les bénévoles sont sélectionnés et formés par des associations spécialisées. Ils doivent signer une charte précisant les principes à respecter, notamment :
- le respect des opinions religieuses et philosophiques ;
- le respect de la dignité et de l'intimité ;
- la discrétion et la confidentialité ;
- l'absence d'interférence dans les soins.

## 2 La douleur

### a. Qu'est-ce que la douleur ?

« La douleur est une expérience sensorielle et émotionnelle désagréable liée à une lésion tissulaire existante ou potentielle ou décrite en termes d'une telle lésion » (définition de l'IASP : *International Association for the study of pain*).
La douleur est un phénomène complexe. C'est une expérience désagréable, personnelle, subjective qui fait appel à de nombreuses composantes (perception sensorielle, émotions, éducation et culture, vécu de chaque individu).

### b. Prise en charge de la douleur en France

La prise en charge de la douleur est devenue une véritable priorité pour le Ministère de la Santé et de la Solidarité.

- **Un premier plan triennal de lutte contre la douleur** [1] a permis une prise de conscience et une amélioration de la prise en charge des malades. Une phrase résume ce plan : « La douleur n'est pas une fatalité, elle doit être au centre de la préoccupation de tout professionnel de santé. »
- **Un deuxième plan de lutte contre la douleur** [2] doit permettre de poursuivre l'amélioration. Ce plan est centré sur la douleur induite par les soins et la chirurgie, la migraine, la douleur de l'enfant (dont la prise en charge reste aujourd'hui encore insuffisante selon une enquête de la Direction générale de la santé).

1. 1998-2000.
2. 2002-2005.

Les objectifs de ce plan sont les suivants :
- permettre à tout patient d'avoir accès à une information précise et compréhensible sur la prise en charge de la douleur ;
- améliorer l'accès de la personne souffrant de douleurs chroniques à des centres spécialisés ;
- améliorer la formation de l'ensemble des personnels de santé ;
- améliorer la qualité de prise en charge de la douleur ;
- renforcer le rôle des infirmiers dans la prise en charge de la douleur (création de postes d'infirmiers référents douleur).

### c. Évaluation de la douleur

La douleur est un phénomène complexe, difficile à mesurer, qu'aucun outil ne peut objectivement quantifier.

Chaque patient doit être le témoin de sa propre douleur (le soignant ne peut en aucun cas en juger).

Les évaluations ont une grande utilité comparative, chez un même malade : est-il soulagé ou bien sa douleur est-elle plus forte ?

**Malade pouvant s'exprimer**

Il faut avant tout **écouter** et **observer** le malade.

Des échelles simples peuvent aider le malade à exprimer sa douleur (échelle d'auto-évaluation) :
- échelle verbale simple ;
- échelle numérique où l'on demande au malade de noter sa douleur de 0 à 10 ;
- échelle visuelle où l'on demande de déplacer un curseur sur une ligne allant de « pas de douleur » à « douleur maximum imaginable ».

**Malade ne pouvant s'exprimer**

L'observation devient essentielle. Des grilles permettent de recueillir les éléments de façon adaptée afin de mieux cerner la douleur.
- Ces grilles recherchent notamment : l'attitude du malade, les modifications de son comportement, les expressions du visage (crispation, grimaces...), les plaintes...
- Des grilles différentes existent en fonction du type de personne pris en charge, exemple : grille pour les personnes âgées non communicantes. Pour le jeune enfant, des méthodes adaptées permettent de recueillir des informations. Exemple : planche de visages pour l'enfant de 2 à 4 ans.

## 2 L'acharnement thérapeutique [1]

Trop souvent, les soins de réanimation ne servent qu'à prolonger de quelques jours la vie du patient, au prix de souffrances physiques intenses, en lui imposant, de plus, une séparation d'avec ses proches, à un moment très important de la vie, celui qui précède immédiatement la mort.

1. La loi du 9 juin 1999 instaure le respect de l'homme par le refus de l'acharnement thérapeutique, toutefois cette pratique existe toujours. Nous maintenons donc une réflexion à l'aide de ce paragraphe.

**Étude de cas**
*Marie* a perdu son mari après 8 semaines de soins intensifs à l'hôpital. Elle écrit au docteur X. pour lui faire part des souffrances que son mari a endurées. Sans remettre en cause les progrès de la médecine, elle se demande si on n'a pas dépassé les limites. Ce qui l'a le plus marquée a été l'impossibilité de communiquer avec lui. Elle n'osait faire un mouvement, de crainte de marcher sur les tuyaux dont il était entouré. Elle garde de cette période le souvenir tragique de son regard quémandant une communication devenue impossible, la trachéotomie étant indispensable au maintien d'un certain volume ventilatoire.

C'est un cas particulier dont il faut bien se garder de tirer des conclusions générales. À plusieurs reprises, le corps médical et le personnel soignant ont dit à la famille du malade : « *Notre devoir est de maintenir la vie jusqu'au bout.* »

## 1 Questions soulevées

Pour éviter que les soins ne deviennent de l'acharnement thérapeutique, il s'agit de concilier le *respect de la vie* avec l'usage des techniques audacieuses en chirurgie et en réanimation. Il n'est pas question de remettre en cause le *bien-fondé* de ces actions, et si l'on ne devait sauver qu'un patient sur dix, cela vaudrait toujours la peine.
Mais de nouvelles questions surgissent :
- *à quel moment décider de ne plus traiter et d'arrêter ces techniques ?*
- *quelle est l'attitude qui respecte le mieux la vie* :

– la poursuite de ces soins envers et contre tout (et contre l'avis du patient) ?
– ou l'attention raisonnée qui ménage les derniers instant d'un mourant ?

La première condition est d'ordre diagnostique. Pour décider d'interrompre une réanimation, il faut être certain que l'état du patient est tel que l'on ne peut raisonnablement espérer une récupération des principales fonctions. Cette certitude est très difficile à établir et on comprend que les membres du corps médical cherchent à s'entourer du maximum de précaution avant de la poser.

## 2 Problèmes fondamentaux

L'objectif visé est *de permettre à quiconque de vivre sa mort comme il l'entend ;* car le moment de la mort est une étape importante de la vie et il convient de permettre à chacun de la vivre pleinement, selon sa culture et sa foi. Cet objectif soulève (au moins) trois problèmes fondamentaux.

### a. *Un problème légal*

Lorsqu'une personne est capable de s'exprimer, quelle est la portée de sa volonté de refuser certains soins ?
Et quand elle en est incapable, quelle est la valeur de sa volonté exprimée antérieurement (par écrit ou verbalement à sa famille) ?

### b. *Un problème médical strict*

Quels sont les moyens de prédire avec certitude une issue irréversible ?

### c. *Un problème d'organisation des soins*

Peut-on envisager, dans les hôpitaux, de laisser séjourner les familles auprès des mourants, leur donnant la possibilité d'être « aux petits soins » pour leur parent ?
Peut-on faciliter l'organisation matérielle du maintien à domicile dans les derniers moments ?
La mort est aujourd'hui de plus en plus médicalisée. À partir des années 1960 où elle se déroulait encore majoritairement à domicile, la situation s'est inversée. Aujourd'hui près de 75 % des décès ont lieu à l'hôpital, la proportion étant plus importante en centre urbain (80 %) pour atteindre même 90 % en région parisienne. Or, la grande majorité de la population souhaiterait mourir à domicile (plus de 70 %). Mais les familles, elles, ne supportent pas bien cette fin de vie à domicile, aussi le mourant est-il souvent précipité en ambulance vers un centre hospitalier.
La mort n'est plus perçue comme une fin naturelle, mais comme une panne, un dysfonctionnement qui concerne le monde médical. La conséquence de cette mort hospitalière, c'est qu'elle anéantit les rituels autour de cet événement.

# 3 La mort

## 1 *Constatation de la mort*

### a. Certificat de décès

Quand le décès survient à l'hôpital, le médecin de l'établissement signe le *constat de décès.*
Si le décès survient au domicile, le médecin traitant procède au constat et délivre le *certificat de décès.*

### b. Déclaration du décès

La famille doit faire la déclaration du décès dans les 24 heures, au bureau d'état civil de la mairie de la commune où le décès est survenu.
Elle se munira de différents papiers :

- livret de famille ;
- pièce d'identité du défunt ;
- certificat médical constatant le décès ;
- pièce d'identité de la personne effectuant ces démarches.

## 2 *Présentation du corps à la famille*

À l'hôpital, un délai, habituellement de 2 heures et ne pouvant excéder 10 heures, permet à la famille de voir le corps avant le transfert en chambre mortuaire (décret du 14 novembre 1997).
Le personnel de soins doit préserver cette intimité.

## 3 *Transfert du corps à résidence avant la mise en bière*

Le transfert du corps d'une personne décédée dans un établissement hospitalier doit être autorisé par le maire de la commune où est situé l'établissement, et, à Paris, par le préfet de police (délai de 18 heures après le décès ou 36 heures si des soins de conservation sont donnés).

• *L'autorisation est subordonnée :*
– à la demande de toute personne ayant qualité pour pourvoir aux funérailles ;
– à l'accord écrit du directeur de l'établissement d'hospitalisation.
• *L'autorisation peut être refusée par le médecin :*
– pour un problème médico-légal ;
– en cas de maladie contagieuse ;
– si le corps ne permet pas le transport.

## 4 Les attitudes du personnel de santé avec la famille du mourant

Les qualités humaines du personnel de santé sont essentielles lors des derniers moments. Lors du décès, le personnel de santé doit révéler *quatre attitudes essentielles.*

### 1 *Une attitude d'écoute*

La famille a besoin d'affection, de sollicitude, d'une attitude faite d'ouverture et d'acceptation. La peine qui est la sienne a souvent besoin d'être communiquée, partagée.
Celui qui « accompagne » doit avoir une très bonne capacité d'écoute, il doit :
• laisser la famille s'exprimer et l'encourager à parler ;
• éviter les jugements de valeur ;
• avoir une attitude de disponibilité qui incite à l'échange.

### 2 *Une attitude d'aide*

Les unités de soins palliatifs ont beaucoup développé les aménagements qui permettent aux familles de disposer d'un lieu de repos où elles peuvent se reprendre, souffler, pleurer, et organiser leur repas.

### 3 *Une attitude de patience*

Les accompagnants les plus précieux sont ceux qui savent être *présents* et *patients* en silence, auprès du mourant et de sa famille.

### 4 *Une attitude de respect d'autrui*

La famille interroge souvent les différents membres du personnel les uns à la suite des autres. Chacun pourra renseigner la famille au niveau de sa compétence et avec le « tact » indispensable.
Ainsi, tant au plan affectif qu'au niveau de la réflexion, il s'agira toujours de trouver la bonne distance.
Une coordination avec tous les membres du personnel est évidemment nécessaire.

**Étude de cas**
*L'annonce du décès.* – le docteur A. est passé ce matin dans le service hospitalier où Pierre est en phase terminale de sa maladie. Il a demandé à voir la famille de Pierre et lui a dit rapidement, dans le couloir : « Pierre n'en a plus que pour quelques heures. Il faudra prendre vos dispositions. Rappelez-moi votre numéro de téléphone ? J'en ai un sur le dossier, est-ce le bon ?... Bien, c'est OK, je vous appellerai... Courage ! »

C'est au médecin que la famille demande « *pour combien de temps en a le malade ?* ». Or le médecin peut se comporter de diverses façons pour informer la famille.
Cette étude de cas montre une attitude pour le moins maladroite, que l'on ne peut généraliser à l'ensemble du corps médical. *Très souvent, c'est au personnel de santé à qui revient cette tâche bien difficile...* Il doit donc faire preuve de beaucoup de délicatesse et de tact.

## 5 Le processus de deuil et le soutien de la famille en deuil

Freud le disait déjà : « *le deuil est un parcours obligé et difficile qui demande du temps.* » Il faut successivement :
- admettre la mort de l'autre ;
- intégrer et conserver l'image du disparu en soi ;
- réorganiser sa vie.

### a. Le « bon deuil »

Ce travail de deuil est progressif et dure au minimum *un an*, pendant lequel l'endeuillé va, comme le mourant, vivre des temps difficiles qui vont passer par la *colère*, le *déni*, l'*angoisse*, la *régression*, la *dépression*, avant d'arriver à l'*acceptation* qui permettra la restauration progressive des instincts de vie et donc la possibilité de nouveaux attachements.

### b. Le « deuil pathologique »

*Le processus de deuil est une étape indispensable.* Son absence peut conduire l'endeuillé vers des conduites paradoxales, voire des suicides, encore trop nombreux, ou des fuites dans la démence et les troubles mentaux. Véritables démarches d'autopunition, ces deuils non résolus deviennent souvent des deuils pathologiques.

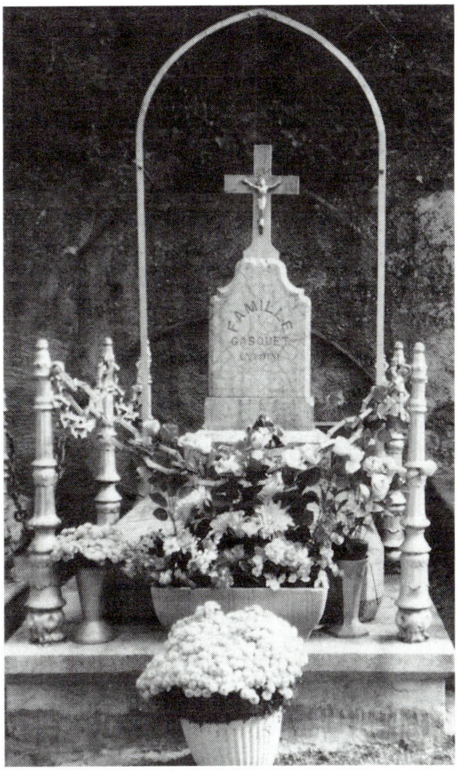

Le processus de deuil est une étape indispensable.

### c. Intérêt de l'accompagnement

Il est donc important pour l'endeuillé de reconnaître et d'exprimer sa peine, alors que notre société tient ces manifestations pour un signe de faiblesse et ne donne ni le temps ni les moyens de faire le travail de deuil.
- « L'accompagnement de la famille du mourant commence donc dès l'arrivée du malade, puisque nous ne pouvons, ni les uns ni les autres, déterminer le moment de la mort.

• Pour les familles « repérées » comme fragiles, l'accompagnement permet les « *deuils anticipés* » et, en instituant des lieux et temps d'écoute, il permettra une continuité dans la relation des uns et des autres, ce qui facilitera l'émergence d'une parole autour de la mort et de la perte que cela génère. » (Purce Joxe, *Jalmalv* n° 25, juin 1991).

## 6 L'éthique

L'éthique (du grec *ethos,* « mœurs ») est la morale des mœurs. Elle concerne les règles pour éviter le mal, faire le bien.
L'éthique n'est pas une discipline qui s'enseigne et que l'on apprend. C'est *un souci*, que chacun porte en soi, plus ou moins consciemment ; il ne saurait y avoir des maîtres en éthique ou des docteurs en éthique, mais plutôt des éveilleurs de conscience en éthique.

### 1 Don de son corps à la science

Ce don doit faire l'objet d'une déclaration écrite en entier, datée et signée de la main de l'intéressé.
Cette demande est à adresser à la faculté de médecine, rue des Saints-Pères à Paris (75006), ou à la faculté de médecine la plus proche du domicile.
• Ces corps serviront à des travaux d'anatomie et non pour des prélèvements d'organe.
• Le corps peut être restitué à la famille ou bien la faculté peut se charger des obsèques.

### 2 Prélèvements d'organes sur personne décédée

Ces prélèvements sont réglementés par la loi :
« Le prélèvement d'organes sur une personne décédée ne peut être effectué qu'à des *fins thérapeutiques* ou *scientifiques* et après que le *constat de la mort* a été établi dans les conditions définies par le Conseil d'État [1]. »

#### a. Prélèvements thérapeutiques

• Ces prélèvements peuvent être effectués dès lors que la personne concernée *n'a pas fait connaître, de son vivant, son refus d'un tel prélèvement.*
• Ce refus peut être exprimé par l'indication de sa volonté sur un *registre national* automatisé prévu à cet effet. Il est révocable à tout moment.
• Si le médecin n'a pas directement connaissance de la volonté du défunt, il doit s'efforcer de recueillir le *témoignage* de sa famille.
• « Si la personne décédée est un mineur ou un majeur faisant l'objet d'une mesure de protection légale, il faut un *consentement écrit* des titulaires de l'autorité parentale [2]. »
• Les prélèvements sont moins nombreux, car les médecins sont plus réticents à utiliser un organe s'il y a un doute sur le style de vie du donneur. Aussi les révisions des lois bioéthiques en 2001 encouragent-elles le prélèvement de son vivant, en étendant la possibilité de donner un organe (rein, lobe pulmonaire, lobe hépatique) non plus à un

1. Loi du 29 juillet 1994 (article L. 671.7).
2. *Ibid.* (article L. 671.8).

membre de la famille avec lequel il existe un lien de sang, mais à toute personne ayant avec le receveur un lien durable (conjoint, amis...). C'est une pratique très encadrée pour éviter tout risque d'abus : pression, paiement...

## b. Prélèvements scientifiques

- « Ces prélèvements sont soumis à *consentement* du défunt exprimé directement ou par témoignage de la famille [1]. »
- « *Aucun paiement*, quelle que soit la forme, ne peut être alloué à celui qui se prête au prélèvement [2]. »

1. *Ibid.* (article L. 671.9).
2. *Ibid.* (article L. 665.13).

# Annales ?

## 1. Section AS/AP du lycée J. Monod de Paris

***La blessure du deuil***

« [...] Aujourd'hui 70 % des personnes meurent à l'hôpital. La science et la technologie y ont relégué la mort. Mais en tentant de la cacher derrière les murs des structures hospitalières, on réduit le deuil au silence.

[...] Cette souffrance est normale, elle a un sens : celui de l'amour porté à la personne disparue. « Le deuil est un processus naturel et personne ne peut en faire l'économie. Mais on peut choisir de le court-cicuiter et c'est ce que la société nous pousse à faire », souligne Christophe Fauré. [...] »

*Valeurs Mutualistes,* n° 789, *droits réservés*

Quelles réflexions vous inspire ce texte ? Argumentez votre réponse.

## 2. EAS de Machecoul

Vous souhaitez être aide-soignante. Pourtant, vous allez côtoyer la mort de l'autre. C'est inévitable et douloureux.

Qu'en pensez-vous ?

## 3. EAS du CH de Mulhouse

Bénévoles et professionnels ont de plus en plus l'occasion de se côtoyer. Que pensez-vous du bénévole intervenant dans le monde de la santé (animations dans les maisons pour personnes âgées, accompagnement des malades, visites, accompagnement des mourants) ?

Quel est son rôle ?

## 4. EAP du CH de Bastia

Dons d'organes

– Donnez une définition de cette expression.

– Dans quels cas est-il possible de prélever des organes ?

– En quoi est-ce un progrès ou un danger pour la société ? Justifiez votre réponse.

## 5. EAS du lycée J. Monod de Paris

De nombreuses personnes sont en attente de greffe d'organe.

– À votre connaissance, quels sont les organes le plus souvent greffés ?

– Quelles conditions un donneur doit-il remplir ?

## 6. EAS de Machecoul

D'après la loi bioéthique de juillet 1994, toute personne est considérée consentante au prélèvement de ses organes et tissus après sa mort si elle n'a pas manifesté son refus de son vivant.

En utilisant vos connaissances, argumentez cette phrase.

## 7. EAS du CH du Santerre (Montdidier)

En France, beaucoup de malades ne peuvent se faire greffer un organe par manque de donneurs.

– Selon vous, pourquoi ?

– Expliquez votre réponse.

## 8. EAS du CH du Santerre (Montdidier)

L'euthanasie est une doctrine selon laquelle il est licite d'abréger la vie d'un malade incurable pour mettre fin à ses souffrances.

Quelle est votre opinion vis-à-vis de cette doctrine ?

## 9. EAS du CH du Santerre (Montdidier)

On parle beaucoup ces derniers temps de « *l'accompagnement en fin de vie* ». Qu'en pensez-vous ?

## 10. EAS du CH de Toulon-Hyères

**1.** Quelles attitudes attend-on du personnel de santé :

- envers la personne mourante ?
- envers sa famille ?

**2.** Quelles sont les manifestations de la douleur chez un patient ? Comment doit réagir le personnel de santé ?

**3.** Que pensez-vous de l'acharnement thérapeutique ?

**4.** Êtes-vous favorable aux dons d'organes ?

**5.** Que savez-vous de la déontologie relative à la mort ?

# 2. *Discussion avec le jury et motivation*

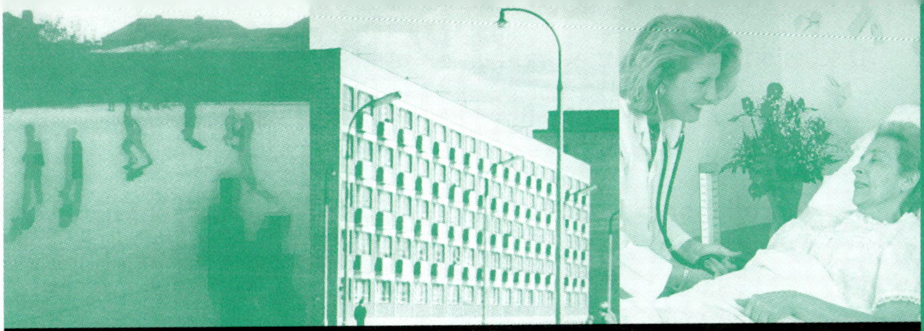

# 1 Les professions et les formations d'aide-soignant et d'auxiliaire de puériculture

L'épreuve orale d'admission a connu une légère modification, il est maintenant spécifié que l'autre partie de l'entretien avec le jury, notée sur 5 points, consiste en une discussion sur la connaissance et l'intérêt du candidat pour la profession qu'il a choisie (aide-soignant ou auxiliaire de puériculture). Votre motivation sera évaluée en fonction de la véracité de vos propos. Il faut dépasser le superficiel, c'est parce que vous aurez des informations précises, une vision réaliste du métier, englobant ses avantages comme ses inconvénients, des témoignages, des expériences que vous pourrez démontrer une réelle motivation devant le jury, mais aussi pour vous-même, car il est indispensable d'avoir une vision concrète et juste de la profession dans laquelle vous allez vous engager. Cela vous permet de nourrir votre désir d'être aide-soignant ou auxiliaire de puériculture et cela vous évite des désillusions.

## 1 Les professions d'aide-soignant et d'auxiliaire de puériculture

Vous allez trouver ici des descriptions et informations, ce sont des bases solides sur lesquelles il faut vous appuyer, mais que vous devrez être amené à développer. Là encore, soyez curieux, allez vous documenter, les CIO (centres d'information et d'orientation), le CIDJ (Centre d'information et de documentation pour la jeunesse), les antennes de l'ANPE (Agence nationale pour l'emploi) sont des lieux faits pour vos recherches.

### 1 *Rôles et missions*

Le rôle des aides-soignants (AS) et des auxiliaires de puériculture (AP) s'inscrit dans une approche globale, qui outre la participation aux soins, implique une prise en charge psychologique et comportementale de la personne soignée. C'est pourquoi, plutôt que de dresser une liste nécessairement incomplète et réductrice des situations dans lesquelles peut s'instaurer la collaboration entre infirmier et l'aide-soignant ou entre l'infirmier ou la puéricultrice ou l'auxiliaire de puériculture, il est préférable de définir de grands domaines d'activités qui peuvent être identifiés comme suit (article 2 du décret du 15 mars 1993) :

- **collaboration dans les soins d'hygiène et de confort auprès de l'enfant et de l'adulte :**
  - hygiène corporelle,
  - prévention des escarres,
  - installation des patients pour les repas et pour la nuit,
  - hygiène alimentaire, etc. ;
- **collaboration dans la surveillance des enfants et des adultes** reposant sur des observations permettant d'identifier les modifications de l'état et du comportement des patients et de transmettre à l'infirmier ou à la puéricultrice les informations recueillies en vue d'une action de soins adaptée (à laquelle ils pourront apporter leur concours) ;
- **collaboration dans l'aide apportée aux personnes ayant perdu leur autonomie** (de façon temporaire, définitive ou ne l'ayant pas encore acquise pour l'accomplissement des activités de la vie quotidienne :
  - aide à l'habillage,
  - aide à la prise des repas,
  - changement de position,
  - aide à la marche et au déplacement ;
- **participation aux activités occupationnelles** et collaboration aux activités d'éveil et d'éducation de l'enfant (pour l'auxiliaire de puériculture) ;
- **collaboration dans l'hygiène de l'environnement de l'enfant et de l'adulte** hospitalisé pendant son séjour et après son départ (nettoyage, décontamination, désinfection de la chambre, du mobilier, du matériel...). L'importance de ces tâches doit être réévaluée au regard non seulement de ceux qui les réalisent, mais aussi de l'ensemble de la communauté hospitalière. Il convient en effet de rappeler que les infections nosocomiales sont responsables dans les établissements de santé d'une morbidité très importante. Les aides-soignants et les auxiliaires de puériculture qui sont présents au sein des comités de lutte contre les infections nosocomiales jouent un rôle essentiel dans la prévention et la lutte contre les infections ;
- **collaboration aux soins relationnels.** Dans l'ensemble des domaines sus-énumérés, l'activité de l'aide-soignant ou de l'auxiliaire de puériculture comporte une dimension relationnelle très importante, compte tenu notamment du temps passé auprès de la personne soignée et de sa famille. Cette relation doit prendre en considération les habitudes de vie du patient, ses valeurs et son environnement, tout en respectant sa personnalité et sa dignité. Elle revêt une importance toute particulière notamment lorsque celui-ci est un enfant, une personne handicapée, une personne atteinte d'une maladie chronique évolutive, une personne âgée, un malade en fin de vie ;
- **participation aux transmissions écrites et orales.** Une attention particulière doit être portée à la qualité de la transmission des informations échangées entre l'infirmier et l'aide-soignant ou l'auxiliaire de puériculture. Au moment de la transmission de ces informations écrites et orales, les aides-soignants et les auxiliaires de puériculture ont un rôle actif à jouer. Ils doivent consigner dans le dossier de soins les observations réalisées ;
- **participation à la formation et l'encadrement des élèves** (aides-soignants et auxiliaires de puériculture) **en stage dans les services.**

## 2 Qualités requises pour la profession d'aide-soignant

Ce métier requiert une bonne *résistance physique*, il est déconseillé à ceux qui souffrent de maux de dos. L'aide-soignant est constamment debout, il se déplace de chambre en chambre et parcourt ainsi des kilomètres, il doit aider les malades à changer de position.

Un *solide équilibre psychologique* est également indispensable : il faut être capable de se confronter au quotidien à la maladie, la souffrance et la mort, notamment pour les aides-soignants travaillant auprès des personnes en fin de vie. Ce professionnel est donc doté d'un dévouement et d'une motivation à venir en aide aux malades.

Il lui faut également des *qualités d'écoute, de disponibilité et de patience*. Une relation de confiance s'instaure souvent entre le patient et l'aide-soignant et il entretient avec lui un véritable lien relationnel. Ce contact avec les personnes est une véritable richesse du métier.

Le travail est généralement organisé par rotation des équipes, *les horaires sont donc parfois contraignants* (travail de jour ou de nuit, le week-end, etc.), mais, comme dans tout travail, il faut faire des concessions et trouver une organisation satisfaisante entre sa vie professionnelle et personnelle. L'aide-soignant doit respecter des *règles d'hygiène strictes* : il doit se laver les mains très régulièrement afin de se protéger de tout risque de contamination et de prévenir les risques d'infections nosocomiales.

Les conditions d'exercice, vous avez pu le constater, peuvent être difficiles, mais en avoir conscience permet de s'adapter, de prendre de la distance, de relativiser et donc de les inclure dans son travail. De plus l'aide-soignant fait partie d'une équipe, et c'est là un des avantages majeurs car l'équipe a un rôle de soutien face aux difficultés de ses membres et permet de réfléchir à plusieurs aux problèmes et solutions d'une situation.

## 3 Qualités requises pour la profession d'auxiliaire de puériculture

Il est bien sûr nécessaire d'*aimer le contact avec les enfants* et d'avoir un grand sens des responsabilités, de la rigueur et de la disponibilité. Il faut être patient, apporter des soins à un enfant malade, fatigué ou encore réconforter un enfant peut s'avérer être un exercice difficile, non dénué des nuisances sonores que sont les cris, les pleurs ! Le travail peut être difficile émotionnellement lorsqu'il s'effectue auprès d'enfants malades ou en fin de vie. L'exercice de cette profession exige donc une bonne santé physique (porter les petits, courir et surveiller les plus grands, etc.) et un équilibre psychologique (vous participez au devenir d'êtres humains dépendants de l'adulte, ayant un développement physiologique et psychologique spécifique et des besoins particuliers).

L'auxiliaire de puériculture dispose de *qualités relationnelles* qui lui sont nécessaires tant pour assurer le lien avec les familles que pour son travail d'équipe. Il est amené à créer lui aussi une relation sincère de confiance avec les enfants et les parents et ce, pour une meilleure acceptation des soins et une facilitation des moments de séparation.

L'exercice du métier s'effectue dans des structures variées que nous avons développées plus haut, les horaires dépendent des lieux d'exercice, il n'est donc pas exclu de travailler de jour comme de nuit, les week-ends, les jours fériés, ou encore durant les vacances scolaires.

### 4 *Lieux d'exercice de ces métiers*

- **L'aide-soignant peut exercer dans différentes structures** : en milieu hospitalier, dans différents services (chirurgie, bloc opératoire, urgences, psychiatrie, gériatrie etc.), mais aussi en centre de rééducation fonctionnelle, en maison de retraite ou encore à domicile auprès des personnes handicapées, âgées ou malades, ce qui nécessite des déplacements. Les soins à domicile, dispensés par des centres de soins à domicile dépendants d'un centre d'action sociale, d'un centre associatif ou privé, ou encore d'une mutuelle, connaissent un grand développement. La politique de santé publique est confrontée aux manques de lits disponibles et souhaite favoriser le bien-être des patients en développant les HAD (hospitalisation à domicile). De plus, l'allongement de vie crée de nouveaux besoins d'assistance et d'aide à domicile, on compte plus de 500 000 personnes âgées dépendantes.
- **L'auxiliaire de puériculture peut s'occuper d'enfants en bonne santé, malades ou handicapés.**
  - Quand l'exercice se fait en milieu hospitalier il intègre généralement les services de néonatalogie ou pédiatrie.
  - S'il travaille en maternité, il accompagne la jeune maman jusqu'à sa sortie, en la conseillant et en l'informant sur l'alimentation et les soins du nouveau-né.
  - Lorsque l'auxiliaire de puériculture souhaite travailler auprès d'enfants bien portants, il va exercer dans des structures de garde telles que les crèches, les haltes-garderies ou les pouponnières.
  - Il peut choisir de travailler auprès d'enfants handicapés, ce sera le plus souvent dans des établissements spécialisés, son travail sera globalement le même mais il portera une attention particulière aux besoins spécifiques de chacun et utilisera des méthodes adaptées.
  - Enfin, il peut exercer son métier au centre de Protection maternelle infantile (PMI) ; auprès de spécialistes, il assistera aux consultations, aux visites dans les familles. Il assurera, en collaboration avec les autres professionnels, le suivi de l'enfant et tiendra à jour les dossiers. Il joue également un rôle dans l'information auprès des parents, et est responsable de la propreté du matériel et des locaux.

L'auxiliaire de puériculture veille donc à la sécurité et au bien-être des enfants, tout en assurant un lien avec les parents et la famille.

## 2 La formation des aides-soignants et des auxiliaires de puériculture

Une fois l'admission définitive dans un institut préparant aux diplômes professionnels d'aide-soignant et d'auxiliaire de puériculture, la formation se déroule sur 10 mois et comporte 41 semaines, soit 1 435 heures d'enseignement théorique et clinique, en institut et en stage. Elle est validée par le diplôme d'État (décret du 31 août 2007) :

- le DEAS pour les aides-soignants ;
- le DEAP pour les auxiliaires de puériculture.

Elle comprend à la fois des enseignements et stages communs aux deux professions, et des cours et stages spécifiques. L'enseignement en institut comprend au total *huit modules* qui sont dispensés durant 17 semaines (soit 595 heures), sous forme de cours magistraux, de travaux dirigés, de travaux de groupe et de séances d'apprentissages pratiques et gestuels. L'enseignement en stage, d'une durée de 24 semaines soit 840 heures, est réalisé en milieu professionnel dans le secteur sanitaire, social ou médico-social, en établissement, ou à domicile et comprend six stages.

## 1 Enseignements communs

| Modules de formation | Stages cliniques |
|---|---|
| N° 2 : L'état clinique d'une personne<br>Durée : 2 semaines | Correspondant au module, 4 semaines |
| N° 4 : Ergonomie<br>Durée : 1 semaine | Correspondant au module, 2 semaines |
| N° 5 : Relation-Communication<br>Durée : 2 semaines | Correspondant au module, 4 semaines |
| N° 6 : Hygiène des locaux<br>Durée : 1 semaine | Correspondant au module, 2 semaines |
| N° 7 : Transmission des informations<br>Durée : 1 semaine | Pas de stage |
| N° 8 : Organisation du travail<br>Durée : 1 semaine | Pas de stage |

## 2 Enseignements spécifiques

| Pour les élèves aides-soignants | Pour les élèves auxiliaires de puériculture |
|---|---|
| **Module N° 1** : Accompagnement d'une personne dans les activités de la vie quotidienne<br>Durée : 4 semaines<br>**Stage** correspondant : 4 semaines | **Module n° 1** : Accompagnement d'un enfant dans les activités d'éveil et de la vie quotidienne<br>Durée : 5 semaines<br>**Stage** : 6 semaines |
| **Module n° 3** : Les soins<br>Durée : 5 semaines<br>**Stage** correspondant : 8 semaines | **Module n° 3** : Les soins à l'enfant<br>Durée : 4 semaines<br>**Stage** : 6 semaines |

La formation est organisée conformément au référentiel de formation que vous trouverez en annexes des arrêtés du 22 octobre 2005 relatif au DPAS et du 16 janvier 2006 relatif au DPAP.

## 3 Les évaluations

Les capacités des élèves sont évaluées tout au long de l'année par des mises en situations professionnelles, des contrôles écrits, des épreuves orales et des épreuves pratiques. Un bilan est effectué par les enseignants et les professionnels à la fin des six stages afin de valider les acquisitions des futurs professionnels.

### 4 Les concours d'entrée, les écoles

Vous trouverez les dates des concours de votre département, ainsi que les écoles centres de formation auprès des DDASS (Directions départementales des affaires sanitaires et sociales) dont les coordonnées sont disponibles en mairie ou sur Internet (www.social.gouv.fr).

Vous pourrez suivre ces formations dans des écoles publiques et privées agréées par les DRASS (direction régionale des affaires sanitaires et sociales) et dans certains lycées. Les études sont payantes (sauf dans certains lycées professionnels), il est donc nécessaire de réfléchir au préalable aux moyens de financement. Vous pouvez faire des demandes d'aides auprès du Conseil régional, des Assedic, du Fongecif (congé de formation) et du ministère de la Santé (bourses).

### 5 Les passerelles

Il existe une **passerelle entre les deux professions** cela permet aux aides-soignants comme aux auxiliaires de puériculture d'obtenir l'autre diplôme et de changer d'activité au cours de leur activité professionnelle, il leur suffit de suivre les 2 modules spécifiques et de réaliser les stages correspondant (en structure d'accueil d'enfants de moins de 6 ans et en établissement accueillant des enfants malades pour le DEAP et pour le DEAS auprès d'adultes dont un stage au moins auprès de personnes âgées) en complément.

### 6 L'accès aux IFSI

**Après trois ans d'exercice professionnel** dans le secteur hospitalier ou médico-social, l'aide-soignant et l'auxiliaire de puériculture peuvent passer le concours d'entrée dans les Instituts de formation de soins infirmiers (IFSI) pour préparer le diplôme d'État d'infirmier. L'auxiliaire de puériculture peut également se présenter au concours relatif au diplôme d'État d'éducateur jeunes enfants.

## 3 Un peu d'histoire

### 1 L'aide-soignant

- Le grade d'aide-soignant est apparu en *1949* dans la fonction publique. Avec l'essor de la médecine et la professionnalisation des infirmiers (diplôme apparu en 1946), il y a eu besoin de créer un poste intermédiaire : l'aide-soignant.
- En *1956* cette fonction est sanctionnée d'une formation et du CAFAS (certificat d'aptitudes aux fonctions d'aide-soignant).
- En *1971*, ont été créées des conditions d'admission à la formation et un programme se déroulant sur 10 mois.
- En *1996*, le CAFAS est remplacé par le DPAS.
- Enfin en *2005*, le programme de formation s'est écourté à 41 semaines au lieu de 45, et des dispositions ont été faites pour intégrer les parcours de la VAE (validation des acquis de l'expérience).

## 2 *L'auxiliaire de puériculture*

- La fonction d'auxiliaire de puériculture est née en *1945* avec la création du diplôme de puéricultrice, il correspond alors aux personnes aidant la puéricultrice.
- En *1947*, le certificat d'auxiliaire de puériculture voit le jour, mais les formations sont très différentes d'une école à l'autre.
- Il faut attendre *1971* pour obtenir une certaine cohérence dans la formation avec un certificat délivré par la DDASS.
- En *1985*, un arrêté définit un programme d'études commun à toutes les écoles, (programme enrichi de nouvelles acquisitions sur les connaissances du bébé et de l'enfant), et les fonctions de l'auxiliaire de puériculture sont plus clairement définies.
- En *1996*, le CAFAP est remplacé par le DPAP (Diplôme professionnel d'AP).
- En 2005, la formation est modifiée et des dispositions intègrent le parcours de la VAE.

N'hésitez pas à enrichir ces informations théoriques. Il existe de bons ouvrages sur l'histoire du soin et les professions de santé.

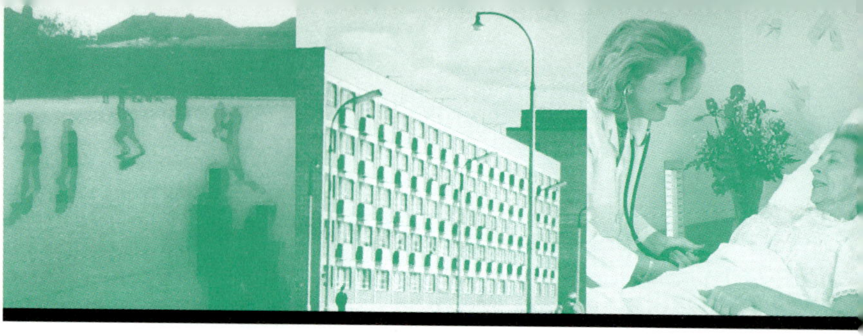

# 2 Construire son projet professionnel

Après la théorie, la pratique ! Il est essentiel que vos recherches et votre discussion avec le jury soient nourries d'expériences concrètes. Pour cela, il faut partir à la découverte des professions de santé. Si ce milieu vous est connu grâce à un des membres de votre famille ou de votre entourage exerçant dans le médical ou paramédical, vous avez pu déjà discuter avec lui de son expérience. Cependant, il faut poser votre propre regard sur la réalité ; partager une expérience, en discutant, n'est pas la même chose que vivre une expérience. Vous devez éprouver la réalité afin de vérifier si cette profession pourrait effectivement vous convenir. Si vous occupez déjà un emploi dans ces milieux, ne vous croyez pas dispensé d'interroger, d'écouter, de dialoguer avec les collègues qui exercent les professions d'aide-soignant et d'auxiliaire de puériculture. Ce sont des métiers spécifiques et différents du vôtre, vous avez certainement des choses à apprendre encore. Si le milieu vous est inconnu, vous avez la chance d'apporter un regard neuf sur le monde du soin !

## 1 La connaissance du terrain

### 1 *Les stages*

Si vous avez intégré une école préparant au concours, vous disposerez généralement de conventions de stage pour réaliser des stages d'observation. Si ce n'est pas le cas, renseignez-vous auprès de votre assurance pour voir si vous pouvez, avec votre responsabilité civile, bénéficier de la possibilité d'effectuer des stages. Attention, trouver un lieu qui vous accueille alors que vous n'êtes pas professionnel, ni même élève, n'est pas évident. Il faut s'armer parfois de patience, mais la recherche d'un stage (par l'envoi d'un CV, la prise de contact par téléphone, l'exposition de vos motivations et de votre projet, etc.) est un exercice enrichissant vous préparant pour l'oral du concours.

### 2 *Les rencontres à caractère professionnel*

Vous acquerrez par ces rencontres beaucoup d'informations. Ces professionnels pourront vous éclairer sur les réalités du métier, les relations d'équipe, et vous transmettre l'envie d'exercer. Pour retirer les plus grands bénéfices, vous aurez un travail de préparation à réaliser. En effet il ne s'agit pas d'arriver sans questions précises devant un professionnel. Il vous accorde du temps, donc, par respect pour lui et pour vous, vous aurez cerné au préalable vos interrogations et vérifié leur pertinence.

Nous vous conseillons :

- d'*établir une liste* et après votre rendez-vous de *noter* tous les éléments de réponse que vous aurez obtenus ;
- d'*interroger vos relations*, ils disposent peut-être de contacts (car leurs enfants vont à la crèche, ou leurs parents résident en maison de retraite, etc.) qui faciliteront vos démarches.
- de *participer aux journées portes ouvertes* chaque année, dans nombre de structures hospitalières, et aux salons professionnels, aux journées nationales de prévention ;
- d'entrer également en contact avec les *futurs professionnels*, les *étudiants* en formation, ils pourront vous parler des enseignements qu'ils reçoivent.

### 3 Les autres moyens

Approfondir votre intérêt pour le métier ne se limite pas à côtoyer des aides-soignants ou des auxiliaires de puériculture, il est d'ailleurs possible que vous ne puissiez pas en rencontrer. Il est important de développer des expériences professionnelles, vous trouverez ensuite par l'analyse de vos pratiques des liens à établir entre ces expériences et le métier auquel vous vous destinez. Il existe de nombreuses associations (visiteurs de malades, visiteurs en maisons de retraite, aide aux devoirs, etc.) où vous aurez la possibilité de mettre à profit vos compétences, d'apporter une aide et de tester vos aspirations au regard de la réalité. Attention, l'engagement associatif est quelque chose qui doit être réfléchi, il n'est pas question de s'investir un mois pour donner du poids à votre oral, et de vous désengager aussitôt.

## 2 Analyser son projet

Pour pouvoir communiquer sa motivation, élaborer une analyse de ses expériences est une étape importante. Vous allez retracer votre parcours, réfléchir à ce qui a pu vous influencer, vous remémorer vos rencontres importantes. Ces différents cheminements vous permettront de faire le point sur votre parcours et de construire une cohérence et une logique à votre projet professionnel.

### 1 Présenter votre parcours : le curriculum vitae

Afin de vous présenter aux membres du jury à l'oral, vous devez maîtriser les grandes étapes de votre parcours scolaire et/ou professionnel, ainsi que vos activités ou de vos réalisations personnelles. Mettez l'accent sur ce qui va dans le sens de votre projet professionnel. Vous n'aurez que deux ou trois minutes pour vous présenter, il faut donc bien travailler cet exercice, pour que ressortent les points marquants.

Pour vous aider à retranscrire synthétiquement tous ces éléments, réalisez un tableau qui vous servira de bilan.

N'oubliez pas de débuter votre présentation en présentant votre identité, votre âge. Vous pouvez mentionner votre statut social et si vous avez des enfants. Cherchez au maximum à établir des liens entre vos expériences et votre projet actuel. Parlez de votre

| | | | | |
|---|---|---|---|---|
| Période A | Études/ Formations Diplôme obtenu/ Lieux | Aptitudes et connaissances développées | Difficultés rencontrées | Liens avec votre projet |
| Période B | Expériences (emplois, jobs, stages, bénévolat)/Lieux | Description de votre fonction | Compétences, savoir-faire/ Difficultés rencontrées | Liens avec les qualités d'un AS/AP |
| Période C | Activités personnelles/ Lieux | Niveau d'engagement/ Exemples de réalisations | Compétences/ aptitudes Difficultés ou obstacles rencontrés | Liens avec le métier |

parcours de manière dynamique, il faut que votre présentation soit vivante afin que le jury y prête attention.

## 2 *Réaliser son autobiographie*

Il ne s'agit pas de rédiger un roman ; vous n'avez pas à rentrer dans les moindres détails de votre vie, vous allez réfléchir à tous les moments décisifs de votre vie scolaire. Ainsi vous pourrez être amené à retracer :

- votre parcours scolaire et les différentes professions que vous avez voulu exercer en essayant d'expliquer pourquoi et les raisons qui vous ont fait changer d'avis ;
- votre parcours professionnel en motivant son évolution ; les rencontres et les événements importants.

Expliquez le **déclic.**

- Quand avez-vous pensé la première fois à ces métiers ?
- Comment vous est venu votre désir de devenir aide-soignant ou auxiliaire de puériculture en essayant d'analyser les motifs de ce choix.
- Détaillez les valeurs que vous défendez et l'importance que vous y portez, etc.
- Cette rédaction de 5-6 pages va vous permettre de mettre en valeur les étapes de votre construction personnelle et professionnelle tout en mettant la lumière sur les diverses influences qui vous ont conduit à être ce que vous êtes aujourd'hui et ce que vous allez devenir. Vous pouvez effectivement réaliser que votre projet professionnel est né d'influence parentale ou autre, il y a bien des raisons extérieures qui vous ont motivé, mais vous devez montrer que vous vous êtes approprié ce choix par des démarches personnelles, qu'il vous appartient. Ce travail est un excellent exercice pour prendre du recul et vous servira lors de l'oral à démontrer que votre projet est réfléchi, personnel et motivé, tout en expliquant les étapes importantes de sa construction.

## 3 *Analyser sa personnalité*

Le jury sera attentif à vos qualités personnelles et jugera si elles sont en adéquation avec l'entrée en formation, la profession en elle-même et le travail d'équipe. Les métiers du soin exigent certaines aptitudes relationnelles ainsi qu'un bon équilibre psychologique. Vous souhaitez travailler au contact des personnes et pour cela il vous faut avoir développé une *assurance* personnelle (suffisante et pas surdimensionnée !), de la *maturité*, un *respect d'autrui et des usages*, et surtout une *ouverture d'esprit*. Interrogezvous sur vous-même mais aussi, c'est important, sur votre attitude face aux autres, vos réactions et le rôle que vous jouez en situation de groupe. Prenez le temps de la réflexion et la possibilité de penser à tout cela à différents moments.

## a. Identifier ses qualités et ses défauts

Vous avez acquis ou développé des qualités au cours de votre vie (selon vos expériences, votre quotidien, votre scolarité, etc.) qui s'expriment dans des comportements, des attitudes. Identifiez celles dont vous pourrez parler le jour de votre oral, sans fausse modestie. Le jury interroge souvent les qualités et défauts (personnels et/ou professionnels) des candidats, pensez donc aussi à vos défauts, à ce que vous avez à améliorer en vous. Vous pouvez vous aider de cette liste, non exhaustive, afin de faire le tour de ce qui pourrait vous qualifier.
Définissez chaque adjectif. Essayez pour chaque trait de personnalité repéré d'illustrer par une situation concrète en quoi vous pouvez vous définir ainsi, et dans quelles circonstances (personnelles et/ou professionnelles) vous présentez ces traits.

| Traits de personnalité | Tout à fait moi | Pas du tout moi | Traits de personnalité | Tout à fait moi | Pas du tout moi |
|---|---|---|---|---|---|
| Accommodant | | | Économe | | |
| Accueillant | | | Efficace | | |
| Actif | | | Émotif | | |
| Adroit | | | Énergique | | |
| Agile | | | Enthousiaste | | |
| Agréable | | | Franc | | |
| Agressif | | | Futé | | |
| Aimable | | | Gaffeur | | |
| Altruiste | | | Généreux | | |
| Ambitieux | | | Honnête | | |
| Anxieux | | | Impulsif | | |
| Appliqué | | | Infatigable | | |
| Attentif | | | Indulgent | | |
| Audacieux | | | Inquiet | | |
| Autonome | | | Inventif | | |
| Bagarreur | | | Jovial | | |
| Bavard | | | Judicieux | | |
| Bienveillant | | | Logique | | |
| Brusque | | | Méfiant | | |
| Calme | | | Méticuleux | | |
| Capricieux | | | Modeste | | |
| Catégorique | | | Prévoyant | | |
| Chaleureux | | | Paisible | | |
| Colérique | | | Perfectionniste | | |

| Traits de personnalité | Tout à fait moi | Pas du tout moi | Traits de personnalité | Tout à fait moi | Pas du tout moi |
|---|---|---|---|---|---|
| Combatif | | | Perspicace | | |
| Compréhensif | | | Pessimiste | | |
| Consciencieux | | | Poli | | |
| Courageux | | | Ponctuel | | |
| Courtois | | | Prudent | | |
| Craintif | | | Rationnel | | |
| Débrouillard | | | Réfléchi | | |
| Déterminé | | | Réservé | | |
| Discret | | | Respectueux | | |
| Distrait | | | Rigoureux | | |
| Doux | | | Sensible | | |
| Dynamique | | | Serviable | | |
| Spontané | | | Sévère | | |
| Strict | | | Sincère | | |
| Subtil | | | Sociable | | |
| Susceptible | | | Véhément | | |
| | | | Volontaire | | |

### b. Interroger les autres sur soi

Une autre manière d'obtenir des informations sur vous est de sonder vos proches, les personnes qui vous apprécient. Attention cet exercice n'est pas facile, vous allez peut-être entendre des remarques qui ne seront pas plaisantes.

- Soyez constructif, le regard de l'autre permet d'obtenir une image que l'on renvoie, image qui ne correspond pas toujours avec celle que l'on s'est faite. Il n'est donc pas question de passer à l'exécutoire, ni d'en vouloir à vos proches pour leurs réflexions. S'il peut être délicat pour vous d'entendre certaines choses, pensez bien que pour les personnes qui se livreront à cet exercice ce n'est pas une chose facile non plus, et qu'ils le font pour vous aider.
- Aussi après le recueil des réponses de votre entourage, comparez les différents points de vue, et réfléchissez en quelle mesure vous êtes en accord avec ce qui a été dit de vous. Cette prise de conscience vous permettra également de réfléchir aux différents moyens possibles pour améliorer ou du moins surveiller les points « sensibles » ou négatifs.
- **Un petit exercice** : vous pouvez par exemple demander à votre famille ou à vos amis :
  - de vous définir en dix termes ;
  - de dire ce qu'ils ont pensé de vous quand ils vous ont rencontré pour la première fois ;
  - d'énumérer ce qu'ils apprécient chez vous d'une manière générale ou ce qu'ils peuvent parfois vous reprocher ;
  - d'analyser votre place lorsque vous êtes en situation de groupe (discussion, repas, sorties, etc.) ;
  - de citer vos points forts et vos points faibles.

- **Un petit jeu** : afin de compléter votre analyse de personnalité, vous pouvez réaliser des exercices plus ludiques comme le portrait chinois : que seriez-vous si vous étiez un objet ? un animal ? un instrument de musique ? une qualité ? un pays, etc. ? Cherchez à chaque fois les raisons de ces choix. Vous pouvez également dresser la liste de ce que vous aimez et n'aimez pas, là encore, en détaillant et expliquant vos goûts.

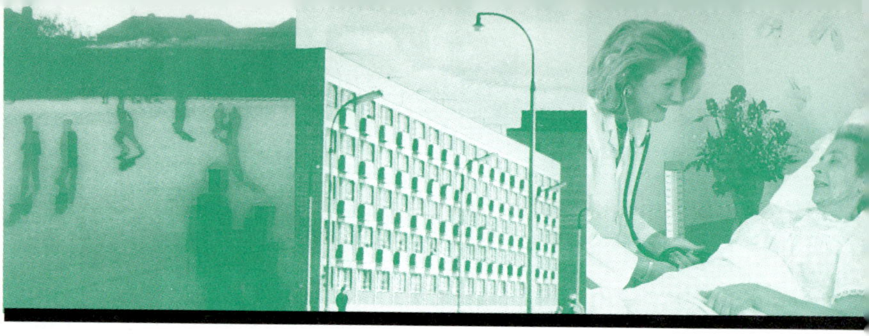

# 3 Le jour J

Vous ne devez pas oublier que l'épreuve orale est un échange avec le jury. Vous devez communiquer vos motivations, vos connaissances, mais aussi être à l'écoute du jury et de ses questions et lui répondre de façon adaptée. La communication ne passe pas que par les mots : votre voix, vos attitudes, votre écoute entrent également en jeu.

## 1 Quelques conseils pour mieux communiquer

### 1 *L'attitude d'écoute*

Il s'agit là beaucoup plus que d'une simple attitude de politesse. Vous avez déjà sûrement pu observer les situations où l'écoute n'est pas respectée, les interlocuteurs prêtent une oreille, entendent les propos mais ne les écoutent pas. Il en résulte bien généralement des débats stériles, des faux dialogues. Une écoute passive, le jour de l'épreuve, pourrait se révéler une catastrophe : difficultés de compréhension, hors sujet, mauvaise mémorisation de ce que l'on vous dit ou demande au cours de la discussion.

#### a. S'exercer à l'écoute active

Vous devez vous entraîner dès maintenant à pratiquer une écoute active, c'est-à-dire pleine de concentration et d'attention. Cela ne va pas sans effort, la *concentration* demande beaucoup d'énergie, c'est pour cela que les conditions extérieures à l'échange doivent être optimales. Vous devez *être en forme*, la fatigue influe beaucoup sur le processus d'attention. Les nuisances sonores doivent être minimales, vous devez vous mettre dans de bonnes dispositions pour apprendre à pratiquer l'écoute active. Entraînez-vous à écouter des débats à la télévision ou à la radio. Au fur et à mesure que vous développerez cette capacité, introduisez des éléments perturbateurs (demandez à un ami de venir vous déranger, mettez un fond sonore, etc.) car le jour J, il se peut que les conditions d'examen ne soient pas parfaites : bruit, chaleur, espace restreint, un candidat qui entre dans la salle par erreur…

Avoir une *écoute attentive* permet de ne pas se laisser déstabiliser et de développer en plus des capacités d'adaptation. Cela vous permettra de réajuster à tout moment en fonction du jury votre présentation de l'exposé, de vos connaissances et motivations. Par ailleurs, il existe des entretiens où le jury vous pose d'emblée plusieurs questions. Prenez votre temps pour mémoriser les énoncés et les comprendre, il serait mal venu d'oublier une partie de la question en commençant sa réponse.

### b. Repérer les réactions du jury

Utilisez votre écoute également pour repérer les réactions du jury, certains signes vous permettront de comprendre que vos propos ne sont pas clairs, que l'un des professionnels souhaite vous poser une question, ou bien encore que vous êtes trop long.

## 2 La communication non verbale

Elle participe pour une grande part à l'impression que vous laisserez au jury. Elle engage le corps tout entier et permet d'enrichir la dimension verbale de la communication. Dans des situations naturelles et spontanées, il est rare de faire attention aux expressions de son corps, or pour le jour J vous veillerez à faire attention à votre regard, vos mimiques et gestes et à votre posture.

### a. Exercez votre regard

Lors de l'entretien oral, vous aurez face à vous deux personnes. *Proscrivez les regards fuyants* et pensez à les regarder toutes les deux. Bien souvent, les candidats oublient un des membres ; même s'ils ne vous regardent pas, sont en train d'écrire, ne vous posent pas de question, essayez au maximum de « répartir » votre regard. On ne doit pas lire dans vos yeux de l'insolence, ni de l'agressivité. *Évitez également d'écarquiller les yeux* pour marquer votre étonnement ou votre incompréhension. Il est primordial de pouvoir établir un lien visuel avec vos interlocuteurs, cela facilite leur intérêt pour vos propos et établit une harmonie dans la relation.

### b. Maîtrisez vos expressions corporelles

Les mimiques peuvent accompagner votre discours, lui donner de l'intensité. Il ne s'agit pas de vous programmer tel un pantin, mais de prendre conscience que votre visage parle. Il est important que vos expressions de visage soient en adéquation avec vos propos. Si par exemple vous abordez votre passion pour les jeux créatifs avec un visage fermé, il y aura comme un décalage. Observez-vous devant un miroir afin de porter attention à vos expressions faciales, essayez de maîtriser cependant certaines mimiques d'habitudes comme faire la moue à chaque fin de phrase. Ne surjouez pas et restez naturel !

Les gestes, comme les mimiques permettent de communiquer des émotions. Ils accompagnent la parole et la rendent vivante. Bien entendu, il ne faut pas gesticuler dans tous les sens, ce serait déstabilisant, voire fatigant pour le jury. Là encore *soyez naturel* :

- ne réfléchissez pas à comment ou quand bouger les bras, les mains, suivez le rythme de votre discours, pour cela, il ne faut pas réciter mais bien *dialoguer* ;
- faites attention cependant à ne pas rester les bras croisés tout au long de votre entretien, cela pourrait laisser penser à une attitude fermée, ou désinvolte ;
- soyez attentif aux gestes réflexes ou à ceux liés au stress comme par exemple toucher ses cheveux machinalement, tordre ses mains dans tous les sens, bouger les jambes intempestivement, etc.
- enfin, votre position doit être en accord avec votre prestation orale. Vous devrez être tonique, *bien assis* sur votre chaise, vous *tenir droit*, être bien *en face du jury*, et ne pas vous avachir sur la table. Respectez une *certaine distance* entre vous et le jury. Déplacez légèrement la chaise ou rapprochez-la si vous estimez la distance non adéquate (trop près : impression envahissante, trop loin : impression de mise à distance).

## 3 La communication verbale

Elle repose sur différents paramètres qui seront évalués par le jury. Il prêtera particulièrement attention à votre richesse lexicale, à la structuration de votre discours et à l'intonation que vous adopterez lors de l'épreuve.

- **Employez un vocabulaire riche et diversifié.** Gardez à l'esprit qu'il vous faut toujours être clair et précis.
- **Évitez d'utiliser des termes techniques si vous n'en maîtrisez pas bien le sens.** Il en est de même pour les sigles, vérifiez bien leur signification. Le jury prête très souvent attention à l'utilisation par les candidats de termes professionnels, ou de concepts théoriques. Il peut très bien vous demander d'expliquer ce que vous avancez.
- **Évitez également d'utiliser des expressions familières** ; vous devez vous exprimer en tant que futur professionnel, cela implique un certain respect pour le choix des mots (ne dites pas par exemple les ados mais les adolescents). Il est désagréable d'évaluer un entretien où le candidat passe son temps à chercher ses mots, où se contente de dire « c'est intéressant » sans développer.
- **Prenez des précautions** aussi concernant la construction grammaticale et la tournure de vos phrases.
- **Évitez de ponctuer chaque phrase par un « en fait », « voilà »,** « c'est clair », etc. Il est bienvenu d'indiquer par une phrase de conclusion à vos interlocuteurs que vous avez fini et qu'ils peuvent à présent vous poser des questions.

## 4 La gestion du stress

Après avoir préparé le contenu de vos propos, il faut maintenant s'attacher à la forme et donc prêter attention à votre débit, rythme de parole et à votre intonation de voix. Les candidats, sujets au stress, ont tendance à parler beaucoup trop vite.

- **Prenez votre temps,** vous éviterez d'écorcher des mots, de balbutier, et vous permettrez au jury d'être plus attentif.
- **N'oubliez pas de bien respirer.** La respiration est importante dans les situations quelque peu angoissantes, vous adopterez ainsi un rythme naturel et serez plus détendu.
- **Veillez à ne pas avoir une intonation monotone ;** ce que vous vous voulez transmettre au jury passe par l'intensité de votre voix. Ne parlez ni trop fort, ni trop doucement, le jury pourrait y déceler là une assurance en soi trop grande ou une timidité gênante.

## 5 La tenue le jour J

Nous ne saurions trop vous conseiller d'adopter pour le jour de l'épreuve orale une tenue vestimentaire où vous vous sentirez à l'aise. Ne vous endimanchez pas, cela ne sert à rien, il faut tout simplement avoir une présentation respectueuse pour le jury. Veillez à ce que les couleurs de votre tenue soient harmonieuses, et surtout que vos habits soient propres. L'hygiène est indispensable pour votre futur métier, ayez donc une présentation soignée :

- pensez à **vérifier la propreté de vos mains et ongles**, à nettoyer les verres de vos lunettes ;
- coiffez vos cheveux, attachez-les s'ils sont longs (vous éviterez ainsi d'avoir à les toucher) ;

- enfin, vous soignerez votre entrée dans la salle, le jour J. Adressez un bonjour accueillant, évitez la désinvolture et installez-vous une fois que vous y serez autorisé.

## 2 Les questions du jury

Voici un aperçu des questions possibles qui pourront vous être adressées par le jury. Bien sûr ce ne sont que des exemples, des questions inattendues peuvent toujours intervenir, il faut vous y préparer et les envisager. Pensez aussi aux questions qui seraient susceptibles de vous déstabiliser. En vous y préparant, vous serez plus à l'aise. Les questions sont formulées pour que vous puissiez apporter une réponse développée, ne vous contentez pas d'un oui/non, ou d'un simple « je suis d'accord ». Exemples :
– Avez-vous déjà eu des *expériences professionnelles* dans le secteur paramédical ? Quel poste occupiez-vous ?
– Avez-vous déjà fait face à la *maladie*, à la *mort* ? Quelles ont été vos *réactions* ?
– Avez-vous déjà rencontré des *difficultés* dans vos expériences professionnelles ? Avec du recul, quelles réponses apporteriez-vous aujourd'hui ?
– Connaissez-vous des personnes qui exercent cette profession ? Que vous en disent-elles, qu'avez-vous appris ?
– Pouvez-vous parler des *avantages* et des *inconvénients* du métier ? Vous y êtes-vous préparé ?
– Que recherchez-vous dans ce métier que vous n'avez pas trouvé ailleurs ?
– Que pensez-vous pouvoir apporter aux personnes soignées ?
– Appréciez-vous le *travail en équipe* ? Qu'est-ce que cela représente pour vous ?
– Acceptez-vous les *remarques*, les *ordres* ? Savez-vous vous *remettre en question* ?
– Comment allez-vous *financer* vos études ?
– Pourquoi avoir *choisi* notre école ?
– Pouvez-vous nous parler du *contenu de la formation* ?
– Que ferez-vous si vous échouez au concours ?
– Comment vous imaginez-vous *dans 5 ans* ? (Projetez-vous en tant que futur professionnel.)

## 3 Les ultimes préparatifs

Vous avez pu au travers de cet ouvrage vous rendre compte de l'importance de la préparation de l'épreuve orale du concours. À l'aide des conseils, méthodes et cours que vous avez pu ici trouver, vous disposez de moyens et d'outils pour réussir cet examen.

- Alors saisissez-vous en bien, et n'hésitez pas à établir un programme de préparation (que vous afficherez au mur par exemple). La tâche peut vous sembler grande, mais il faut penser ce travail sur plusieurs mois.
- Préparez également bien l'organisation de l'épreuve, allez sur les lieux de l'examen avant le jour J, pensez à bien préparer vos affaires (matériel, papiers administratifs : pièce d'identité, convocation, coordonnées du centre d'examen, etc.), organisez-vous de sorte à être dans les meilleures dispositions pour le jour J.

- Lors de votre oral, ne cédez pas à la panique, vous aurez réalisé tout un travail sur votre présentation, vous serez donc prêt à être évalué. Si vous vous laissez au départ envahir par vos émotions, excusez-vous auprès du jury, reprenez votre respiration et repartez confiant !

Si vos motivations sont réelles et réfléchies, si vos connaissances sont approfondies, et enfin si votre préparation est à la hauteur de votre projet, vous pourrez alors voir vos espérances transformées en réussite ! Il ne reste plus qu'à vous souhaiter bon courage dans vos recherches et travaux et une bonne continuité pour la suite de vos projets.

# *Annexe*

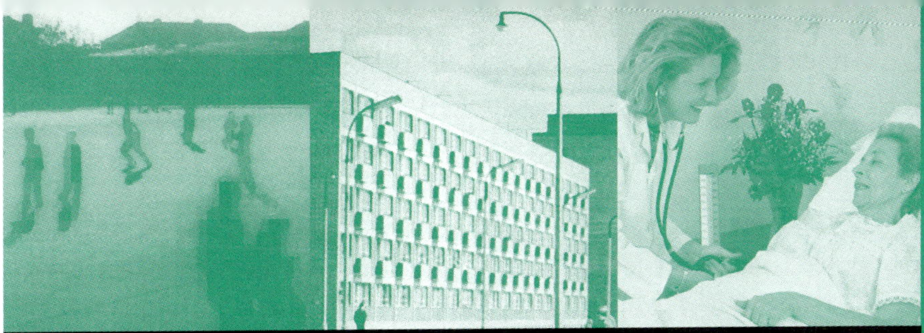

# Dessins langage

De nombreux centres d'examen choisissent pour sujets d'exposé de l'épreuve orale une illustration à commenter sur un thème à caractère sanitaire et (ou) social.
Un dessin est à lui seul évocateur d'une situation ; il révèle la psychologie des personnages par les expressions des visages, par leurs attitudes.
Certaines illustrations sont pourvues de légendes. Le candidat doit les commenter. D'autres ont des « bulles » qu'il faut remplir en imaginant un monologue, ou un dialogue, adapté à la situation.
Nous vous proposons ci-après un éventail d'illustrations très variées (*cf.* corrigé page 285).

## 1 Exemples de dessins langage

### *Planche n° 1 : l'hôpital*

Ces dessins sont extraits d'un « carnet illustré » remis à l'enfant à son arrivée à l'hôpital.
a) Commentez les différentes situations à l'enfant que vous accueillez.
b) Indiquez l'intérêt de ce carnet.

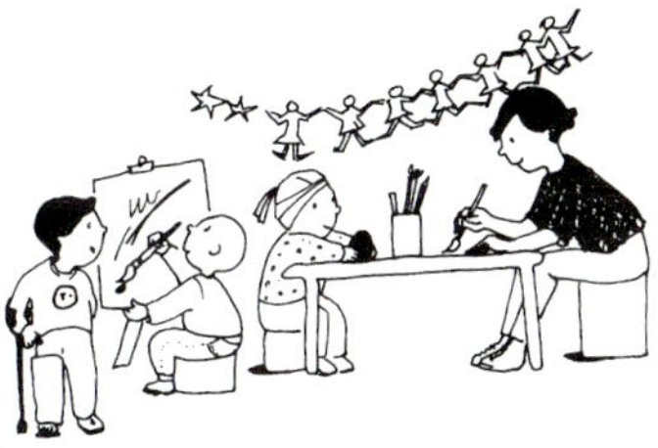

① ........................................

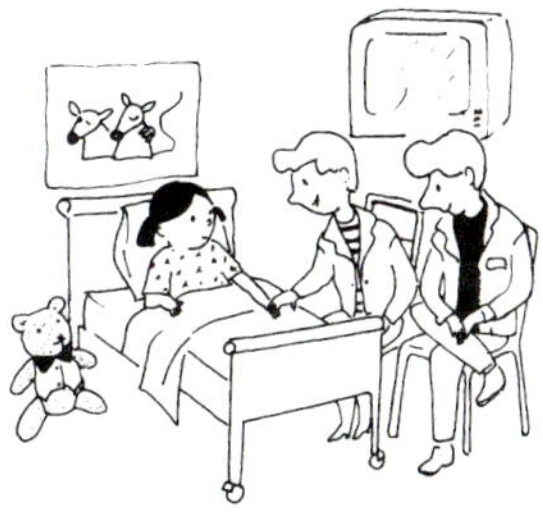

② ........................................

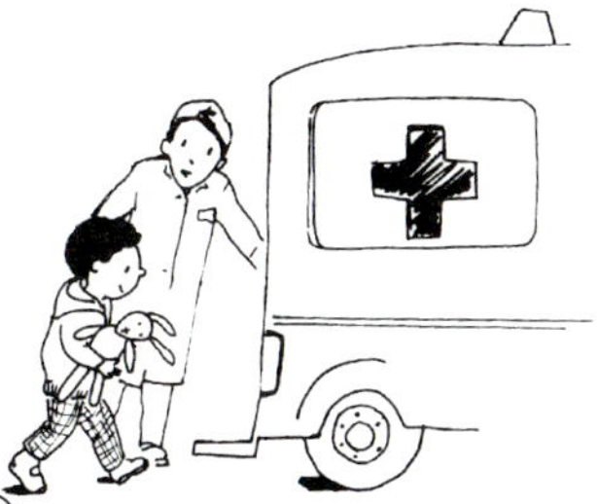

③ ........................................

## Planche n° 2 : la crèche

**Il est 10 h : c'est le moment de la collation à la crèche.**
a) Faites parler Marie (stagiaire AP) et les enfants : Guillaume et Émilie.
b) Commentez la réaction de Sophie (AP).

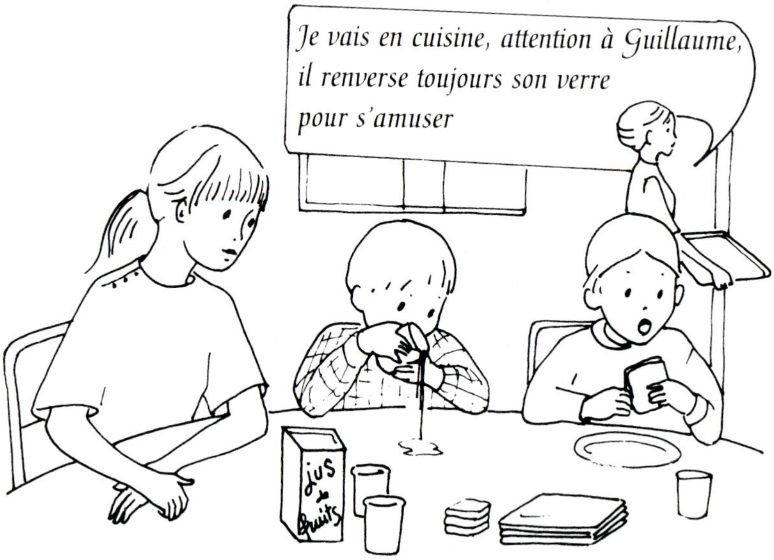


Marie Guillaume Émilie

## Planche n° 3

**Il est midi : c'est le moment du repas à la crèche.**
Commentez les légendes pour chaque situation.

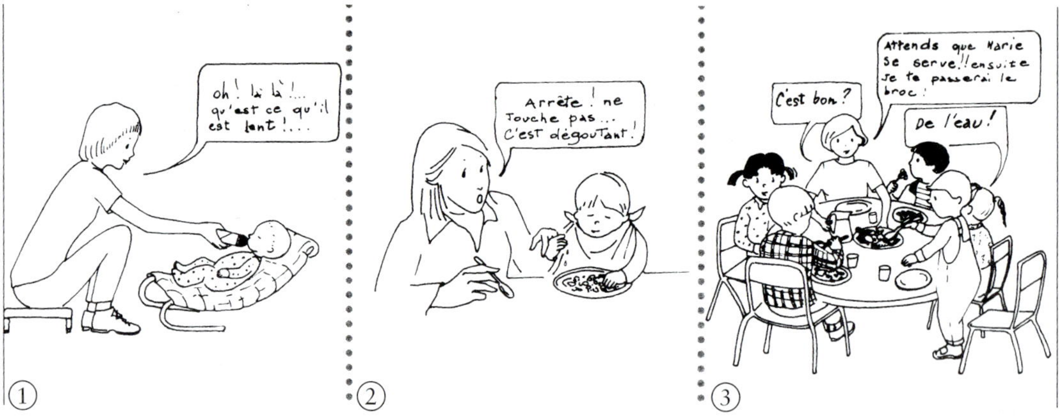

## Planche n° 4

**Il est 15 h : c'est le réveil de la sieste à la crèche.**
Commentez ces différentes situations et dites à quel thème sanitaire et social elles se rattachent. Indiquez pour chacune le rôle de l'auxiliaire de puériculture.

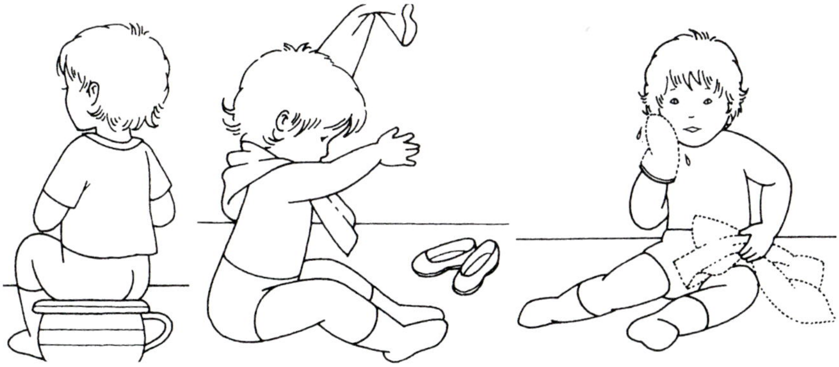

① ..........

② ..........

③ ..........

## Planche n° 5

**Il est 16 h : c'est le moment des jeux.** Benjamin (2 ans) joue aux encastrements, Benoit (3 ans) prend son tricycle.
Mettez des légendes dans les bulles et commentez.

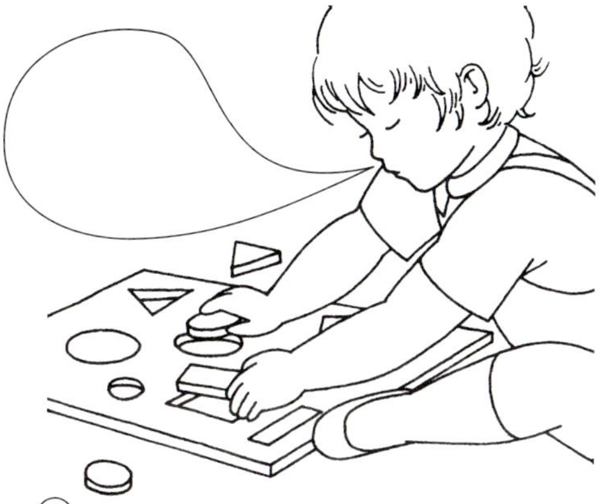

① ..........

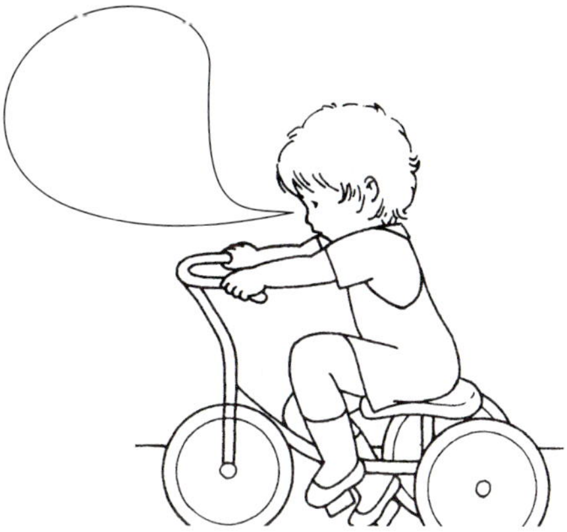

② ..........

## Planche n° 6 : les soignants et le malade

**Lundi 8 h à l'hôpital :** Sophie et Naty se retrouvent auprès du patient M. R. à l'occasion de la réfection du lit.
Imaginez ce que peuvent se dire ces deux aides-soignantes [1] et commentez la situation.

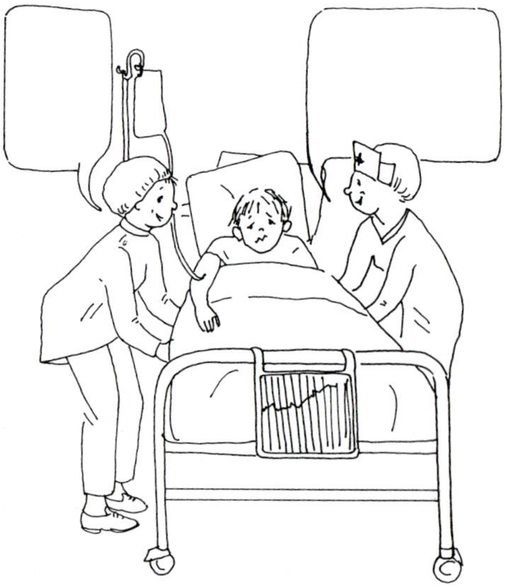

# 2 Éléments de réponse

## Planche n° 1

– *Situation n° 1* : il s'agit de faire comprendre à l'enfant hospitalisé qu'il y a une *école* à l'hôpital où l'on peut dessiner, peindre, avec de petits copains… que la vie continue malgré la maladie.

– *Situation n° 2* : il s'agit d'expliquer à l'enfant que ses *parents* sont autorisés à venir le voir tous les jours. Qu'il gardera son *nounours* près de lui, qu'il pourra regarder la télévision…

– *Situation n° 3* : il s'agit d'expliquer à l'enfant qu'il peut être emmené en *ambulance* pour aller passer un examen médical (dans certains cas) et qu'il pourra peut-être rentrer chez lui avec ce véhicule, qui est prioritaire (le présenter à l'enfant de façon ludique).

– *L'intérêt du carnet* est de familiariser l'enfant avec ce monde inconnu qu'est pour lui l'hôpital. Le lui présenter sous un aspect ludique pour le sécuriser, tout en parlant « vrai ».

1. Extraits d'un sujet de concours (EAS du CH de Paimpol).

## Planche n° 2

– *Marie : « Guillaume* que fais-tu donc ? Tu n'aimes pas le jus de fruits ?
Il faut nous le dire, on te donnera autre chose à la place.
Tu ne dois pas gaspiller (ou jeter) ton goûter. Ce n'est pas bien ! Que veux-tu boire ? N'as-tu pas soif ? »

– *Émilie : « Guillaume* n'aime pas le fruit. Il devrait me le donner. Moi j'aime bien. Ça pique un peu, mais c'est bon !... »

– *Sophie* (AP) fait un « jugement de valeur » regrettable et dévalorisant au sujet de Guillaume.

## Planche n° 3

– *Situation n° 1 :* l'auxiliaire de puériculture fait un commentaire dévalorisant et inapproprié sur le comportement du bébé, alors que son rôle est de comprendre ses besoins et de s'adapter à son rythme. De plus, le fait que l'enfant soit lent à boire traduit peut-être un problème de santé dont elle devrait se préoccuper.

– *Situation n° 2 :* l'auxiliaire de puériculture ne comprend pas le besoin naturel du bébé de « toucher à tout » pour connaître le monde qui l'entoure. De plus, elle emploie un mot, « dégoutant », dont l'usage est inapproprié pour les aliments.
Elle devrait, au contraire, mettre des mots sur l'attitude du bébé pour l'inciter, de façon ludique, à utiliser la cuillère.
Par exemple, elle peut lui dire : « Tu touches la purée parce qu'elle est molle, douce, comme le sable. Tu peux aussi la recueillir avec la cuillère. Regarde, fais comme moi ! »

– *Situation n° 3 :* dans le cas présent, l'attitude de l'auxiliaire de puériculture est éducative. Non seulement elle demande à l'enfant impatient d'attendre son tour, mais, en plus, elle observe et questionne les autres enfants sur le goût des aliments.

## Planche n° 4

– *Situation n° 1 : il s'agit de la propreté.*
Après la sieste, lorsqu'il est bébé, l'enfant, est changé sur le coussin de change. Lorsqu'il est plus grand, il est mis sur le pot ou sur le petit WC. L'AP doit le proposer sans l'imposer, en ayant soin de toujours respecter les besoins et la pudeur de l'enfant. Elle doit également veiller à adapter la mise au pot à l'âge de l'enfant.

– *Situation n° 2 : il s'agit de l'habillement.*
Après la sieste, l'enfant est habillé en fonction de l'activité qui lui sera proposée, de la saison et de la température ambiante.
En fonction de l'âge de l'enfant, l'AP l'aidera à s'habiller, tout en stimulant son autonomie. Elle associera les mots et les gestes (par exemple : « donne-moi ton bras », « soulève ta jambe », etc.) de manière à amorcer le dialogue avec l'enfant et à développer son langage.

– *Situation n° 3 : il s'agit de la toilette.*
Après la sieste, l'AP propose à l'enfant, lorsqu'il en a les capacités (vers 2-3 ans), un gant de toilette pour se laver le visage et les mains.

Ici aussi, elle respectera le rythme (toujours un peu lent) du jeune enfant, l'aidera si besoin, tout en continuant à stimuler son autonomie. Le fait est que l'enfant de cet âge entre bientôt à l'école maternelle et doit se socialiser. Ainsi, comme pour l'habillement, l'AP associera les mots et les gestes afin de garder le contact verbal avec l'enfant et développer son langage (par exemple : « n'oublie pas de nettoyer ton bout de nez », « l'eau est froide, aujourd'hui il fait chaud ça te rafraichit. », « n'oublie pas de t'essuyer, la serviette est très douce », etc.).

## Planche n° 5

– *Situation n° 1 :* on peut inscrire dans la bulle 1 : « Moi je sais enfoncer des ronds rouges comme papa. C'est facile. Je sais tout ranger sur la planche. Regarde ! ».
Le candidat fera des commentaires sur l'intérêt de ce jeu.

– *Situation n°* 2 : on peut inscrire dans la bulle 2 : « Moi je sais rouler vite, je double Matthieu, attention, gare-toi ! TUF ! TUF ! ».
Le candidat fera des commentaires sur le jouet (le tricycle), l'âge auquel on peut le proposer et sur la façon dont l'enfant l'utilise (besoin de vitesse, de doubler, sentiment de puissance, imitation, etc.).
Le candidat doit ici répondre aux questions du jury sur le rôle de l'auxiliaire de puériculture lors des jeux à la crèche. Le jury élargira le sujet à d'autres types de jeu en collectivité.

## Planche n° 6

On peut faire dire aux soignantes les phrases suivantes :

– « Bonjour Sophie. Qu'as-tu fait ce week-end ? Tu as vu Ted ? Vous êtes allés au ciné ? »

– « Oui, on a vu un film extra. Il faut que tu le voies (...). »

Attention : il est évident que ces deux soignantes ne se préoccupent pas du patient, alors qu'il devrait être au centre de leurs préoccupations. C'est à lui qu'elles devraient dire bonjour ; c'est de sa santé, de son état au cours du week-end dont elles devraient prendre des nouvelles. Leur attitude n'est ni professionnelle, ni correcte, ni humaine. Il faut donc imaginer une autre forme de dialogue avec le patient.

470235-I-(30)-CSBM90-PMS340-NOC

ELSEVIER MASSON S.A.S.
62, rue Camille-Desmoulins
92442 Issy-les-Moulineaux Cedex
Dépôt légal : janvier 2008

Composé chez Nord Compo
7, rue de Fives - BP 123
59653 Villeneuve-d'Ascq

Normandie Roto Impression s.a.s.
61250 Lonrai
N° d'impression : 07-3755

*Imprimé en France*